緊急事態ストレス・PTSD対応マニュアル

危機介入技法としてのディブリーフィング

ジェフリー・T・ミッチエル
ジョージ・S・エヴァリー 著

高橋祥友 訳

Ψ
金剛出版

Critical Incident Stress Debriefing

An Operations Manual for CISD,
Defusing and Other Group Crisis Intervention Services

Third Edition

Jeffrey T. Mitchell
George S. Everly

奉仕する道を探り，
その道を見つけた者こそ
真に幸福であることを私は知っている
Albert Schweitzer

All Rights Reserved. Authorized translation from the English language
edition published by Chevron Publishing Corporation.

Copyright©2001 by Chevron Publishing Corporation,
Japanese translation published by arrangement with
Chevron Publishing Corporation
through UNI Agency (Japan) Ltd.

謝　辞

　どのような本を書いても，謝辞を書く段になるとすっかり頭を抱えてしまう。本を書く者は誰でも，多くの人々に支えられてきたことをよく知っているからである。そして，すべての人に感謝を述べる機会は限られているのに，出版の締め切りに追われて，感謝することをうっかり忘れてしまうことが往々にしてある。

　私たちを支え，そしてさまざまな形で尽力を惜しまなかった何人かの人々に感謝の念を何とか伝えようとする前に，本書が世に出るにあたって少しずつではあるが貢献してくれた世界中の数千人もの名もない人々にまず感謝を申し上げる。そのような人々が緊急事態ストレス・マネジメント（CISM）の領域に興味を抱いてくださったからこそ，CISM は適切に修正され，必要な点を付け加えられ，曖昧だった点が明確にされてきた。これはまさに28カ国の700以上もの地域で CISM チームの一員として活動している数千人の人々のおかげである。彼らがこれまでに蓄積してきた貴重な経験について本書の各所で取り上げている。本書の中では名前を挙げることのできなかったが，長年にわたって多くの貢献をしてきたくださったすべての人々に感謝する。それらの人々の名前を一人一人挙げるだけの紙幅の余裕はないが，皆様の努力に対して一人一人に深く感謝を申し上げる。

　次に，私たちが自宅から遠く離れた土地で長い時間過ごすことに耐えながらも，愛し続けてくれた家族に感謝しなければならない。私たちが家族を真に必要としていたときには，いつもそこにいてくれた。その意味で，家族もこの第3版を書き上げるのに多くの貢献をしてくれたのだ。家族の愛情と，私たちの努力に対するサポートにただただ頭が下がる思いをしている。

　シェブロン出版社の Diane Gwin さんと Kathlean Conneely さんには出版の最初から最後まで多大な尽力をしていただいた。本書を企画し，出版の準備をしてくださった Peggy Johnson さんも同様である。締め切りまでの限られた時間の中で第3版を最高のものにするように努力を惜しまなかった。彼女たちが他の仕事を抱えながら本書を刊行するというプレッシャーは並大抵のものでは

なかったはずだ。しかし，この人たちが心理的なサポートをしてくださったおかげで，この企画は大成功をおさめた。

　さらに，CISMの活動に信頼を寄せてくださるすべての方々に対しても感謝する。私たちを個人的に信頼し，忠誠心と友情と愛情で支えてくれた皆様にとくに感謝したい。私たちは永遠に感謝の念を忘れない。

Jeffrey T. Mitchell
George S. Everly, Jr.

目　次

謝　辞 …………………………………………………………… 3

第1章　緊急事態ストレス・マネジメント（CISM） ……… 15
　はじめに　15
　重要な用語と概念　16
　触媒的連鎖　28
　まとめ　29

第2章　人間のストレスの性質 ………………………………… 30
　ストレスの定義　30
　ストレッサー　34
　認知の解釈　35
　感情の統合　35
　ストレス反応　36
　標的器官の刺激とそれに伴う症状　36
　ストレス関連疾患に関する理論　38
　ストレスに対処する：ストレス・マネジメント　40
　まとめ　42

第3章　心的外傷学 ……………………………………………… 44
　はじめに　44
　心的外傷学の定義　45
　PTSD：歴史的背景　46
　PTSDの診断基準（DSM-Ⅳの診断コード309.81）　46
　急性ストレス障害の診断基準（DSM-Ⅳの診断コード308.3）　48
　心的外傷後ストレスに関する統合的な理論　49
　心的外傷後ストレスに関する二因子理論　52

心理学的心的外傷免疫プログラム　54
　　まとめ　56

第 4 章　CISM の歴史的背景 …………………………58
　　はじめに　58
　　CISM に影響を及ぼした主な活動　58
　　戦争　59
　　災害　63
　　警察　66
　　医療一般，救急医学，消防　67
　　まとめ　70

第 6 章　CISM：その活動と効果 …………………………72
　　作用のメカニズム　72
　　理論的根拠　79
　　CISD の効果：初期の研究　81
　　CISD の効果：最近の研究　86
　　CISM の効果　90
　　CISM に関する研究：重要な点のまとめ　94
　　CISD の注意点　98
　　CISD 研究に関する注意点　101
　　まとめ　103

第 6 章　現場におけるサポート・サービス……………105
　　はじめに　105
　　「現場」とは　105
　　アプローチの方法　106
　　目標　106
　　一般的な効果　106
　　対象　107
　　誰が実施するか　107
　　実施時期　107

重要な規則　108
　　現場におけるサポート・サービスの効果を上げるためのガイドライン
　　　　108
　　精神保健の専門家や聖職者の現場での役割　110
　　フォローアップ　111
　　まとめ　112

第 7 章　ディモビリゼーション……………………………………113
　　はじめに　113
　　ディモビリゼーションの定義　114
　　実施　114
　　注意点　114
　　新たな工夫　115
　　目標　116
　　誰がディモビリゼーションを実施するか　116
　　ディモビリゼーションに必要とされるもの　117
　　構成　117
　　問題点　118
　　概略　119
　　過程　122
　　軍隊への応用　123
　　適応外の事柄　124
　　フォローアップ　126
　　まとめ　126

第 8 章　危機管理ブリーフィング（CMB）……………………127
　　CMB の 4 段階　128
　　CMB 介入チーム　129
　　CMB によって危機が軽減されるメカニズム　130
　　まとめ　130

第 9 章　ディフュージング………………………………………132
　　はじめに　132

ディフュージングの定義　132
    ディフュージングの目標　134
    ディフュージングの一般的な効果　135
    対象となるグループ　135
    ディフュージングを誰が実施するか　136
    実施の時期　137
    災害：特別な例　138
    ディフュージングの過程　139
    概略　140
    ディフュージングの平均的な長さ　143
    適応にならない事柄　143
    フォローアップ　144
    まとめ　144

第10章　緊急事態ストレス・ディブリーフィング（CISD）：考慮すべき重要な点とCISDの準備 …………………146

    はじめに　146
    ディブリーフィングの定義　147
    ディブリーフィングの目標　148
    緊急事態　149
    CISDチームの一般的な構成　150
    地域対応チーム　151
    出動の手順：CISDチームの活動を開始する　152
    CISDの必要性の評価　154
    CISDの準備　157
    ディブリーフィングにおけるチームのメンバーの役割　170
    まとめ　175

第11章　CISD：グループ過程の実施 …………………176

    グループの過程　176
    ディブリーフィング後の活動　191
    ディブリーフィングに関して考慮すべき他の重要な項目　193

まとめ　196

第12章　ディフュージングとディブリーフィングの一般的な問題点とその解決法 ……198
過度に柔軟性に欠ける方法で実施する　198
あまりにも熱狂的に介入を実施する　199
必要な心理的構造を活用することに失敗する　201
逆転移　202
基本的なCISDの原則を守らない　202
まとめ　205

第13章　CISMの上級概念 ……206
はじめに　206
CISDを含めたCISM介入の実施時期　206
防御壁としてのCISM　208
困難な介入　210
複雑なCISM介入：5つの主なタイプ　210
過剰かつ拙速　223
経験から学んだ教訓　227
象徴的なディブリーフィング　232
まとめ　233

第14章　多発災害CISD介入と地域対応チーム ……234
開発　234
急性CISDモデルと多発災害CISDモデルの比較　234
多発災害CISDモデルの活用　236
多発災害CISDの実施　236
地域対応チーム　237
まとめ　239

第15章　災害，テロ，暴力，その他の地域の危機における聖職者による危機介入の役割 ……240

聖職者による危機介入の定義　240
聖職者による危機介入の公衆衛生モデル　242
まとめ　245

付録A　緊急要員を対象としたCISMチームの構成 ………246
はじめに　246
概観　247
CISMチームの典型的な構成　249
チームのメンバーの選定　257
CISMに対する包括的なアプローチ　258
まとめ　259

付録B　緊急活動におけるCISMチームの編成と管理 ……260
はじめに　260
第1段階　260
CISMの必要性を見きわめ，管理者を説得する　261
チームの編成に関わる重要な課題　262
チーム編成の中間段階と終了段階　265
チームの訓練　266
CISMチームの構成　267
チームのメンバーの選定　268
CISMに対する包括的なアプローチ　268
主な陥穽を避ける　270
効果的なCISM実施のためのガイドライン　271
訴訟の危険を減らす　272
CISMチームの維持　275
チームの良好な機能を保つための二次的ガイドライン：メンバーのための
　内部教育　278
チームの記録　278
プロトコルと手続きに関する書類　279
新たなメンバーの補充　279
緊急活動に関する継続的な教育　279

地域教育プログラム　280
　　強い絆のある人に対する教育・サポート活動　281
　　ディブリーフィングを行った者を対象にしたディブリーフィングのメカニズム　283
　　過労状態のチームのメンバーについて　285
　　フォローアップ　287
　　資金集め　287
　　緊急要員から支持を得る　288
　　上司や管理者からさらに支持を得る　289
　　防災訓練　290
　　チームの評価　291
　　メンバの資格の一時停止と取り消し　294

付録C　さらに情報が必要な場合 ……………………295

文　　献 ………………………………………………296
訳者あとがき …………………………………………311
索　　引 ………………………………………………316

緊急事態ストレス・PTSD対応マニュアル
危機介入技法としてのディブリーフィング

第1章

緊急事態ストレス・マネジメント（CISM）

はじめに

　組織や社会にとって最も重要な資源とは人的資源である。本書はその人的資源を保ち，さらに強化するための実践的なマニュアルである。人的資源の保持と強化は，21世紀における通常のストレスや緊張状態においても困難な課題である。したがって，日常生活のストレスをはるかに超えた危険な状況で常に働いている人々にとってはさらに困難な課題となる。このような職種として，次のような特定の職業がただちに思いつく。たとえば，救急隊員，警察官，緊急のコミュニーケーション要員，軍人，看護婦，医師，災害援助要員などである。彼らは職務を遂行するうえで，ごく日常的に極度のストレスを受け，危険で，かつ心的外傷を負いやすいという指摘に対して異論はないだろう。しかし，心的外傷を受ける可能性は何もこのように強度の危険にさらされる人だけに限ったことではない点も指摘しておきたい。一般の人々も何らかの程度，この種の危険にさらされる可能性があるのだ。たとえば，爆弾テロ，飛行機事故，校内における銃の乱射，路上での暴力，職場での暴力，飛行機内での暴行，自動車事故，鉄道事故，地域における暴力などがしばしば起きているために，緊急事態におけるメンタルヘルス，とくに危機介入に対する関心が高まってきた。実際のところ，アメリカ人の9割は人生のある時期に心的外傷となり得る出来事を経験しているとの指摘もある。

　近年，職業上のストレスや心的外傷後障害の治療に画期的な進歩が見られたため（Everly & Lating, 1995），ストレスや心的外傷後症候群の予防に向けた努力が払われるようになったのは当然のことである（訳者注：後述するように，著者らは心的外傷後ストレス障害（PTSD）と心的外傷後症候群を区別して用いている）。とくに前述したようなきわめて危険な職業に従事する人々を対象とした予防活動には多くの関心が払われている（Butcher, 1980; Kentsmith, 1980;

Yandrick, 1990; Mitchell & Bray, 1990)。緊急事態ストレス・マネジメント (Critical Incident Stress Management: CISM) プログラムは，機能低下をもたらし，障害をきたしかねない心的外傷後症候群やストレス障害を和らげ，可能な限り，その発生を予防することをとくに目的としている。本書は世界中で最も広く活用されている危機介入システムである CISM を理解するためのマニュアルである。そして，同時に，CISM モデルを構成する各種の危機介入技法を段階的に示すことも大きな目的である。すなわち，緊急事態ストレス・ディブリーフィング (Critical Incident Stress Debriefing: CISD)，ディフュージング (defusing)，危機管理ブリーフィング (Crisis Management Briefing: CMB)，ディモビリゼーション (demobilization) について段階的に解説していく。

重要な用語と概念

　ストレス：ストレスとは，生体が何らかの要求やプレッシャーにさらされた場合に，直接的な結果として生ずる身体的・心理的過覚醒状態として特徴づけられる反応を指している。要求が過度であればあるほど，反応は強烈なものになる。有害なストレスばかりでなく，実際には有益なストレスもある。中程度のストレスには，有益な変化をもたらすために動機づけを高め，成長し，目標を達することに役立つストレスもある。ストレスが有益な結果をもたらす場合，善玉ストレス (eustress) と呼ばれる。一方，ストレス反応が長期化したり，過度になると，有害な結果をもたらす。このような破壊的なストレスは悪玉ストレス (distress) と呼ばれる。ストレスとは消耗した状態の総和として示され (Selye, 1956, 1974)，加齢の過程を促進するとも考えられる。

　ストレッサー：ストレッサーとは，個人，グループ，組織に要求を突きつける刺激として働くいかなる出来事も指す。中程度のストレッサーは中程度のストレス反応を，重度のストレッサーは過度のストレス反応を引き起こす。ストレスやストレッサーに関しては，第2章「人間のストレスの性質」で詳しく解説する。

　標的器官の緊張：標的器官の緊張とは，精神，身体，あるいはその双方に及ぼすストレスの悪影響と定義される。これはしばしば身体および心理に及ぼす消耗症状とも呼ばれる。過度の強烈なストレス，過度の慢性的なストレス，あ

るいはその双方の結果として標的器官の緊張が生じ得る（Everly, 1989）。

　緊急事態：緊急事態とは，危機反応を引き起こすと思われる危険な出来事を指し，個人の通常の対処機制をはるかに超えた事態である（Everly & Mitchell, 1999）。最悪の緊急事態とは心的外傷をもたらすような事態と考えられる。

　緊急事態のストレス：緊急事態のストレスとは，緊急事態に対して個人やグループが呈するストレス反応である。緊急事態のストレスでは，認知，身体，感情，行動面の症状が出現する。ほとんどの人は数週間で緊急事態のストレスから回復する。

　危機：危機とはある出来事に対する急性の反応であり，次のようなことが生じる。
・心理的なバランスが崩される。
・個人の通常の対処機制がうまく機能しない。
・苦悩，機能不全，障害を示す症状が生じる（Caplan, 1961, 1964）。

　危機における認知の障害：危機に陥った人はしばしば急性の認知機能の障害を呈する。この現象は，認知の歪曲，皮質抑制症候群，あるいは，すっかり落ち込んだ状態などと表現されてきた。これは危機状況にある人が「非合理的」で「非論理的」な行動を起こすことの理由でもある。犠牲者（被災者）が呈する一般的な認知の誤りとは，危機的状況において自らの行動の結果を理解できないということである。したがって，危機にある人はひどく衝動的な行動に及んだり，しばしば自己破壊的な振る舞いをするように見える。同様に，救急隊員，警察官，消防隊員，パラメディック，災害救助隊員といった，被災者の救援に当たる人々自身も非合理的な自責感といった二次的な認知の誤りに陥りかねないことを認識しておく必要がある。悲惨な結果が生じていることはけっして自分の責任ではないのに，根拠もなく自らを責める傾向も出てきてしまいかねない。

　心的外傷（trauma）：心的外傷とは通常の体験をはるかに超えたものであ

り，経験した者すべてに非常に強い苦痛をもたらす。アメリカ精神医学会が編集した「精神疾患の分類と診断の手引第4版（DSM-IV）」（APA, 1994）によれば，心的外傷は，きわめて重症の外傷，疾病，死といった出来事に，個人的あるいは他の人の代わりにさらされたときに限ると定義されている。したがって，心的外傷とは緊急事態の中でもより深刻な状況を指している。

心的外傷によるストレス：心的外傷によるストレスとは，極度の心的外傷体験を経験した際に生ずるストレス反応である。「心的外傷によるストレス」は緊急事態の一連のストレスととらえることもでき（Mitchell, Bray, 1990; Everly, 1989），心的外傷によるストレスは直ちに生じる場合もあれば，かなり遅れて起きる場合もある。

心的外傷後ストレス障害（Posttraumatic Stress Disorder: PTSD）：PTSDは正式には心的外傷を体験した結果として生ずる精神障害である（APA, 1980, 1987, 1994）。心的外傷後に以下の3つの特徴的な症状が生じた場合にPTSDの診断が下される。
・心的外傷を繰り返し思い出す。
・生理的過覚醒状態を呈する。
・鈍麻，引きこもり，回避といった症状を呈する。
心的外傷体験は身体的な外傷や死が現実に起きたり，そのように威嚇されたことに密接に結びつき，強烈な不安，恐怖，絶望感が生じる（APA, 1994）。

危機介入：危機介入とは，直ちに心理的援助を行うことであり，「心理的な救急処置」と呼ばれることもある。従来から危機介入の特徴として，**即時性**（初期介入），**近接性**（介入はしばしば緊急事態が生じた場所の近くで行われる），**期待**（被災者と危機介入にあたる者の双方が期待するのは，介入は直ちに行われて，症状の安定や軽減という目標に向けられ，完全な治癒を目指すものではない），**単純**（比較的具体的で，複雑ではない介入方針を取り，複雑な精神療法的手法を用いるものではない），**短期間**（全介入期間は短期間に限り，典型的には1回から3回までである）。危機介入には以下の目標がある。
・苦痛や障害の症状や兆候を直ちに和らげる（あるいはさらに悪化するのを予防する）。

・症状の軽減を促進する（介入は急性の苦痛や機能不全の軽減を目標とする）。
・適応的で自立的な機能を直ちに回復させる（障害の軽減をもたらす）。
・必要であるならば，より高度で持続的な水準のケアを受けられるように援助する（Caplan, 1961, 1964; Everly & Mitchell, 1999）。

緊急事態ストレス・マネジメント（Critical Incident Stress Management: CISM）：CISM は包括的，統合的，かつさまざまな要素からなる危機介入システムである（Everly & Mitchell, 1999; Flannery, 1998）。職業安全衛生局も CISM を推奨し，多くの機関が活用している。たとえば，米国空軍・海軍，沿岸警備隊，パイロット組合，アルコール・煙草・火器局，FBI，オーストラリア海軍・陸軍，香港病院局，シンガポール陸軍，各国の警察，消防，学校，従業員支援プログラム，北米・スカンジナビア・ヨーロッパ・オーストラリア・アジアの病院などである（Everly & Mitchell, 1999）。上級のゴルファーがたった1本のクラブだけで試合に臨まないのと同様に，危機介入に熟練した者も，危機や災害に対して介入するという複雑な任務にあたる際にたったひとつの危機介入技法に頼るわけではない。既に述べたように，CISM は包括的でさまざまな要素からなる危機介入システムである。表1-1にCISMの危機介入へのアプローチの基本的な要素をまとめておいた。

CISM システムの基本的な介入方法には以下のようなものがある。

・**事前準備（pre-incident preparation）**：緊急事態に対する事前準備は，心理学的な「免疫力」を高めておくようなものと考えることができるだろう。この目標は，心理的な危機や心理的な外傷を受ける危険の高い人に対して，抵抗力を高め，心理的な回復力を増強させることである。フランシス・ベーコンはかつて「情報そのものが力である」と述べた。予測に反する事柄が起きると，多くの危機的状況や心的外傷が生じる。したがって，現実に起こり得る事態を前もって示しておくことによって，一般に予測されていなかった事態が起きた場合に生じる混乱から人々を守ることになる。事前準備には，行動反応の準備やリハーサルも含まれる。たとえば，現場の人々に対して，一般的なストレッサー，ストレス・マネジメント教育，ストレスに抵抗する訓練，危機緩和訓練などについて，前もって情報を与えて，十分に準備させておくことなどが含まれる。

表1-1 CISMの主要な要素（Everly & Mitchell, 1999より）

	介入方法	時期	実際の行動	目標	対象
1	危機前準備	危機が生じる前の段階	危機に対する準備	生じ得る事態に備える、対処法を改善する、ストレスマネジメント	グループ、組織
2a	ディモビリゼーション スタッフのコンサルテーション（救援者に向けて）	任務を交代する時	緊急事態発生時	情報を与え、助言し、心理的な救済を図る。ストレスマネジメント	大グループ、組織
2b	危機管理ブリーフィング（CMB）（市民、生徒、従業員に向けて）	いかなるときにも			
3	ディフュージング	危機発生後（12時間以内）	一般的には症状に焦点を当てる	症状の緩和、軽減、トリアージ。	小グループ
4	緊急事態ストレスディブリーフィング（CISD）	危機発生後(1-10日後：大災害時は3-4週間後)	一般的には症状に焦点を当てる。緊急事態に焦点をあてることもある	心理的な安定、症状の軽減、トリアージ。	小グループ
5	個人を対象とした一対一の危機介入	いかなる時、いかなる場所でも	症状に焦点を当てる	症状の緩和、できれば以前の機能の回復、必要があれば、専門家へ紹介する。	個人
6	聖職者による危機介入	いかなる時、いかなる場所でも	必要な時いつでも	信仰に基づくサポートを与える。	個人、グループ
7a	家族CISM	いかなる時にも	症状、あるいは出来事に焦点を当てる	サポートとコミュニケーションの促進を助ける。症状緩和、可能ならば、心理的な安定を図る。必要に応じてさらに専門家を紹介する。	家族、組織
7b	組織に対するコンサルテーション	いかなる時にも			
8	フォローアップ、紹介	いかなる時にも	一般的には症状に焦点を当てる	精神状態の評価。必要に応じてさらに高いレベルのケアを提供する。	個人、家族

・災害あるいは大規模な危機介入プログラムには，ディモビリゼーション（demobilization），スタッフに対する助言（staff advisement），**危機管理ブリーフィング**（Crisis Management Briefing: CMB）がある。ディモビリゼーションは，緊急事態を経験した直後に行う一時的な心理的緩和処置である。この技法は当初は救急隊員に向けて開発された。スタッフに対する助言は，指揮に当たるスタッフ（救急隊員，軍隊，災害救援チーム）や，ビジネスや産業界の管理職を対象としている。CMB は，テロ，学校や職場における危機的事態，地域における暴力事件，大規模災害などに対応するのに最適である（Everly, 2000a; Newman, 2000）。

・ディフュージング：これは3段階からなり45分間続き，構造化され，小グループが対象となる。緊急事態後数時間以内に実施され，評価，トリアージ，急性症状の緩和が目的である。ディフュージングのほうが緊急事態後の心理的な衝撃により大きな効果を上げる例もある。

・**緊急事態ストレス・ディブリーフィング**（Critical Incident Stress Debriefing: CISD）：CISD は特定の心理的ディブリーフィングを指す特別な用語である。CISD は7段階からなり，一般的には緊急事態が発生して1〜10日後に実施される（ただし，大規模災害の場合は，3週間以上経ってから実施されることもある）。このグループ危機介入の手法は Jeffrey T. Mitchell によって開発された。CISD は，緊急事態や心的外傷をきたすような事態の後に心理的な回復を目指すとともに，より高いレベルでの心理的援助を可能にするための心理学的トリアージの役目を果たす。心理的修復とは，危機や心的外傷の後に心理・行動面での回復を図ることと一般的には考えられている。CISD は4〜25人（理想的には8〜10人）といった小さなグループを対象として実施されるように開発されている。一般的には2〜4人の特別に訓練を受けた危機介入の専門家がチームを組み，CISD を実施する。

CISD はまず全体の過程を紹介する話から始めて，ディブリーフィングの雰囲気を伝える。CISD の各段階を受け入れ，それに協力し，話し合いの実質的なルールを作っていくように参加者の動機を高めていく。CISD の第2段階では事実に焦点を当て，緊急事態において実際に何が起きたか参加者自身が語る。第3段階は思考段階であり，緊急事態を経験したときに最初に浮かんだ，あるいは最も強烈な考え方について参加者に質問する。そして，反応段階は第4段

階になる。参加者にとって最悪であった状況を詳しく話し合う。CISDの第5段階では，緊急事態の最中やその後に経験した苦悩の兆候や症状について話し合う。これは症状段階と呼ばれる。第6段階は教育段階で，チームのリーダーやピア・ディブリーファーが十分な時間をかけて，情報や助言を与えて，ストレスのもたらす衝撃を和らげるように働きかける。最後の第7段階は再入（re-entry）段階で，参加者の質問に答え，未解決の問題を収拾するように試みる。ディブリーフィングの最後では，危機介入のチームがグループの討論をまとめて，感情の安定化を図り，残された不安に対して応えるようにする。

標準化されず，十分な定義づけもされていない，他のいわゆる心理学的ディブリーフィングと，CISDはしばしば混同されている（Dyregrov, 1997, 1998, 1999; Everly & Mitchell, 1999）。しかし，CISDによる介入こそが唯一の一貫した妥当なグループを対象とした心理学的ディブリーフィングである（Everly & Boyle, 1999; Everly & Piacentini, 1999; Watchorn, 2000; Deahl, et al., 2000）。

独特の構造のために，CISDを実施するには2～3時間かかる。CISDは時には危機管理ブリーフィングやディフュージングに引き続いて実施されることがある。また，CISDはほとんどすべての場合，その後に，個人的な介入が必要な人を対象とした介入へと引き継がれていく。精神保健の専門家に紹介することも必要に応じて行われる。

既に述べた点は非常に明解なものに思われるかもしれないが，これまでの経緯を振り返ると，CISDの実態にはいくつかの混乱があったことも事実である。したがって，ここで手短にこれまでの経緯を振り返ってみることは有益だろう。もともと，Mitchell（1983）がCISDという用語を用いて，次の4つの要素を含む包括的な危機介入方法について述べた。

（a）個人あるいはグループを対象とした現場における危機介入
（b）「ディフュージング」と呼んだ初期の小グループによる話し合い
（c）「公式のCISD」と呼んだ正規の6段階からなる小グループによる話し合い
（d）フォローアップ

Mitchell自身がCISDという用語を，（a）の包括的な危機介入アプローチについても，そして（b）の正規の6段階からなる小さなグループによる話し合いについても用いたので，深刻な混乱が生じてしまったことは容易に想像で

きるだろう。後には，(a) についてはCISDは用いないようにしてCISMの一技法として誤解を生じないように配慮した（Everly & Mitchell, 1999）。さらに，最近ではCISDは，一次，二次，そして三次的な参加者にとっても，緊急事態や心的外傷を引き起こすような事態の後に，心理的な安定を図るための7段階からなる危機介入を指すようになっている。

・**一対一の危機介入やカウンセリング**：これはあらゆる危機状況において行われる心理的援助である。CISM 介入で最も広く実施され，典型的には危機にある人に対して1～3回の接触が試みられる。危機の性質や深刻さに応じて，各回の接触は15分間から2時間以上にも及ぶ。柔軟性に富み効果的でもあるのだが，この危機介入の方法はグループを対象とした介入がもたらす利点に欠けるという面もある。極端に時間の制約があるので，すべての危機介入法と同様に，この方法では逆説的な介入や，無意識の過程についての解釈や，直面するような技法は特に避けることが重要である（Everly & Mitchell, 1999）。

・**聖職者による危機介入**（Everly, 2000b, 2000c）：これは聖職者による一般の説教以上のものであり，信仰に基づいた援助を用い，伝統的な危機介入法を統合した技法である。従来の危機介入の技法に加えて，聖職者による危機介入では，魂の教育，祈り（個人的な祈り，集団としての祈り，他者への祈り），儀式，聖職者ならではの独特の精神が活用される。危機介入の特別な技法であるので，聖職者による危機介入がすべての人々，すべての状況に適するわけではない。しかし，この技法も包括的な CISM 手法の重要な一面を形成している。

・**家族危機介入，組織に対するコンサルテーション**：これは異なるレベルに応じた危機介入を指している。家族に対する危機介入も組織に対する危機介入も，効果的に実施されれば，危機前および危機後の対応に効果を発揮する。

・**フォローアップ，評価と治療のための紹介**：必要ならば，これも実施する。緊急事態の種類によってはそのもたらす悪影響があまりにも深刻であり，より集中的かつ高度の介入が必要になる（場合によっては，精神科薬物療法さえ必要になる）点を認識していなければ，どのような危機介入のシステムも不完全と言わざるを得ない。したがって，いかなる危機介入システムもフォローアップや正規の精神科治療への紹介の基準を用意しておくことが重要である（Everly, 1999）。

CISMシステムは現在，世界中で最も広く活用されている危機介入システムであると考えられ（Everly & Mitchell, 1999; Flannery, 1998），他のナラティブな総説（Everly & Mitchell, 1999; Everly, Flannery & Mitchell, 2000; Flannery & Everly, 2000）や統計学的な総説（Flannery, Everly & Eyler, 2000; Everly, Flannery & Eyler, in press）によって，その妥当性が証明されてきた。きわめて活用可能で，経験的にも妥当性が検証されていることから，CISMは危機介入の領域における標準的な手法であると言っても過言ではない。

現代社会において，専門家は厳しい評価の対象であるとともに，説明義務が要求されており，「標準的な治療」を実施できるようにしておかなければならない。そして，そのような標準的なケアに基づかない方法を用いるならば，その点について自己の行為の正当性を証明できなければならない。危機介入にあたる臨床家は最新かつ妥当で包括的な介入技法を実施すべきである。

ディブリーフィング：ディブリーフィングとはJeffrey T. Mitchell博士が創案したCISDの一般的な用語である。そしてこれは緊急事態の後に行われる「心理学的ディブリーフィング」と呼ばれるあまり明確に定義されていないさまざまな心理的介入方法にも用いられる用語でもある。「ディブリーフィング」という用語を使うときには，慎重かつ正確に用いるべきである。この用語を正確に用いることができないと，危機介入の領域で混乱した雰囲気が生じてしまう。

特殊なディブリーフィング：このディブリーフィングは，介入チームが通常負っている責任領域を超えたような人々に対して実施される。この種のディブリーフィングで重視されるのは，自己を率直に表現することよりも，むしろディブリーフィングの教育的な側面である。そこで，ピア・サポート・スタッフよりも，精神保健の専門家の役割が強調される。

ピア・サポート・スタッフ：ピア・サポート・スタッフは危機対応チームのメンバーであるが，精神保健や信仰の分野で基本的な訓練を受けているわけではない。彼らは，救急隊員，消防士，警察官，看護婦，スポークスマン，アルコール・煙草・火器局職員，FBI，保安官事務所職員，教育関係者，軍人などである。過去10年間において，全米旅客公社（Amtrak），自動車メーカー，ほとんどの大手航空会社が，ピア・サポートにあたる要員を訓練してきた。そ

表1-2 集団を対象とした危機介入

名称	対象	時期	内容
危機管理ブリーフィング(CMB)	犠牲者(被災者)あるいは救援活動に当たっている以外の人々からなるグループ	緊急事態発生の最中あるいはその後に実施。45分間-75分間	全員集合，情報の提供，反応について教育，対処するための資源について説明
ディモビリゼーション	救援活動に当たった人々や警察官などからなる大グループ	任務のシフト交代時に直ちに実施。10-20分間	導入，情報提供栄養のある食物の提供
ディフュージング	小グループ(3-20人)	緊急事態が去ってから6-12時間後に実施。20-45分間	導入，問題の探索，情報の提供
緊急事態ストレスディブリーフィング(CISD)	小グループ(3-20人)	一般的には緊急事態後1-10日に実施。災害の場合は3-6週間後。1-3時間かける。	導入，事実，思考，反応，症状，教育，再入

して，ピア・サポート・チームを組織してきた職種が築き上げてきた前例を，他にも多くの企業も見習うようになっている。同じ職種の中からピア・サポート・スタッフを養成することは，ストレスに対する危機介入にとって非常に重要である。というのも，各組織はそれぞれに独自で，他とは異なり，また集団の団結力も強く，一般の人々に比べて，自分たちはきわめてユニークな立場にいると確信しているからである。しかし，ほとんどの私企業は精神保健の専門家であるサポート要員により強く依存している。このような企業は時には従業員支援プログラム（Employee Assistance Program: EAP）を利用するか，心的外傷をもたらすような事態に対して，医学の専門家に援助を求めている。

精神保健のサポート・スタッフ：このサポート・スタッフには，精神保健の専門家と聖職者の2種類ある。彼らには特殊の知識や技術があり，専門領域において特別な訓練も受けている。一般的に，精神保健の専門家は，学術的な訓練，学位，学会認定証，免許証，その他の訓練や技術を認定する証書を有している。聖職者に関しては，彼らは正規に任命された聖職者であったり，特別な訓練や経験があるために任命された病院付きのチャプレンであったりする。ほとんどの人々は大学や神学校から学位を得ている。

同様に，精神保健の専門家は，緊急事態におけるストレスに対する介入に関して，適切な教育や訓練を受けていて，知識を積んでおかなければならない。精神保健の専門家とは，臨床心理士，ソーシャルワーカー，精神科医，精神科看護婦，認定を受けた精神保健のカウンセラーなどである。緊急事態ストレス対応チームにおいて，専門家としてのサポート・スタッフになるには，最低，精神保健の領域で修士号を有している必要がある。

緊急事態ストレス対応共同チーム：これは緊急事態ストレス（Critical Incident Stress: CIS）対応チームを作るうえでの基本的な概念である。ひとつのCISチームが多くの機関の必要性に応えることを意味する。多くの機関とは，たとえば，警察，病院，消防，救急部，コミュニケーションセンター，災害救援隊，スキーパトロール，矯正施設，山火事消防隊，公園管理隊，他の初期対応組織などが含まれる。それぞれの組織が共同の危機対応CISチームに人員を送り，そのチームはメンバーに対して訓練，監督，事例検討，サポートの提供，組織内教育，チーム作りプログラムを行う。この共同チームは，緊急事態が起きた後に初期対応を行ううえで援助を必要としている組織に適切な人員を派遣する。もしも，警察が援助を必要としていたら，その組織を助けるためにチームから警察関係の人員を選ぶ。消防署を援助するためには消防担当の人員を選び，緊急事態で看護職員が影響を受けていたら，チームに所属する看護婦を活用する。他の組織に関しても同様である。さまざまな機関がCISMの訓練を一緒に受けることになるので，共同緊急サービスCISチームは常に訓練を続けていくことになる。また，さまざまな緊急事態に対応する組織のために働く精神保健の専門家の数はきわめて限られているのだが，それを活用するより効果的な方法でもある。しかし，最も重要なことは，共同緊急サービスCISチームは，各組織の中で深い心の傷を受けた職員に対して適切な援助を行ううえで，同じ組織の内部の人員をその仕事に割り当てる必要性を減らすことができるという点である。これがきわめて重要であるのは，互いにあまりにもよく知っている者によって援助を与えられることは，その援助を受ける者にとっても，援助を差し伸べる者にとっても，心理的に健全な結果をもたらさないことがわかっているからである。しかし，ここで注意すべき点は，共同CISチームがあるからといって，各機関が自ら臨床心理士や，従業員支援プログラムや，チャプレンや，他の人的援助プログラムを用意しなくてもよいというわ

けではない。CISチームは，一般の人的サービスや人員に対する援助プログラムの補助であって，けっしてこれらのプログラムの代わりにはならない。

現場におけるサポート活動：緊急事態が実際に起きている最中の現場で直接サポート活動が実施される場合，それは現場におけるサポート活動と呼ばれている。現場では次の3種の活動が実施される。1）苦痛に満ちた症状を呈している救急隊員に対して行われる短期危機介入，2）指揮官に対する助言とカウンセリング，3）緊急事態に直接巻き込まれた被害者，生存者，家族に対する援助。現場ではグループを対象とした活動はほとんど実施できないという点を忘れてはならない。現場における救急隊員に対するサポート活動は典型的には一対一の援助に限られる。

配偶者や，精神的に重要なつながりのある人に対する援助活動：配偶者や，精神的に重要なつながりのある人に対する特別な援助活動も含まれなければ，救急隊員や他のグループの人々に対する援助は十分なものとは言えない。救急隊員にとっての愛する人々へのサポートは特に強調しておかなければならない。彼らは，緊急事態に対応している人員が影響を受けている出来事と同じ現象から，間接的ではあっても，深刻な影響を受ける可能性がある。多くのCISMチームでは精神的に重要な絆のある人もチームの一員として迎え，悲惨な出来事で強い影響を受けた救急隊員の家族に対して有益な援助を差し伸べている。多くの特別なプログラムが既に存在し，緊急事態に対応する人々の家族を援助している。教育的プログラム，緊急事態後のディブリーフィング，同時進行的な小さなサポート・グループ，悲嘆に関するセミナー，家族の集まりなどがある。

フォローアップ：現場におけるサポート活動，ディモビリゼーション，ディフュージング，ディブリーフィングが実施されたら常に，何らかのフォローアップ活動を実施する必要がある。実際のところ，個人的な相談から公式のディブリーフィングまで，いかなる介入も何らかの形のフォローアップが必要である。フォローアップ活動としては，電話による問い合わせ，職場への訪問，チャプレンによる訪問，小グループでの討論，指揮官やマネージャーへの問い合わせ，仲間同士の訪問，一対一の面接，家族への問い合わせと，さまざまな形

が取られる。

触媒的連鎖

　本章の最後に，危機介入のCISMモデルの最も発展した事柄について取り上げる。それは触媒的連鎖（catalytic sequences）についてである。触媒的連鎖という用語は，CISMのさまざまな要素が互いに影響しあい，最も強力な結果を生じることを指している。この用語自体はTheodore Millon (Millon, Grossman, Meagher, Millon & Everly, 1999) の業績から借用した。さまざまに異なる精神療法の介入法がもたらす潜在能力や触媒連鎖の持つ力を統合することの重要性についてMillonは議論した。本書では精神療法について言及するつもりはない。むしろ，CISMのさまざまな要素が最も効果的に結びつき触媒効果を生むことについて述べる。CISMの触媒的連鎖を生むための完全な方法はないのだが，たとえば，次のようないくつかの原則を念頭に置いておく必要がある。

1）CMBとディモビリゼーションは常にCISDの前に実施する。
2）ディフュージングはCISDの前に行う。
3）CISDはけっしてそれだけを単独で実施してはならない。
4）CMB，ディモビリゼーション，ディフュージング，CISDを実施した後にはいつも，一対一の個人的な働きかけが必要かどうか考慮する。これは他の介入が必要となる場合も同様である。
5）現場におけるサポート活動は常に何らかのフォローアップの介入を必要とする。

　CISMの触媒的連鎖を最も効率的に起こすひとつの方法として，3つのTの概念を活用する。すなわち，TARGET（目標），TYPE（タイプ），TIMING（時期）である。目標とはCISM介入が目指すものを指す。タイプとはさまざまなCISM要素のどれを用いて対象となるグループに活用するかである。そして，時期はCISM介入が実施される時期とその結果を指している。これらの概念について，これまでに最高の議論をしてきたのはEverlyとMitchell (1999) である。
　目標，タイプ，時期の概念を用いるときに考えなければならない点がもうひ

とつある。それは状況の概念である。対象とすべき緊急事態の環境や状況を同定し，介入法やそれを実施する特定の時期を選択しなければならない。たとえば，警察官が銃で撃たれて殺されたとする。容疑者はすでに逮捕されているかもしれないし，あるいは，まだ逮捕されていないかもしれない。そのようなときに，援助活動を実施に移すことに対して上司や上層部から協力が得られるか，それとも抵抗があるかといった点が，状況に関連した問題として浮かび上がってくる。危機介入を計画するに際して，関係者にとっていまだに何らかの危険が存在しているかどうかを見きわめることが重要である。緊急事態が既に終わり，援助を必要とするグループが均一な集団で，危機的な出来事の結果として同程度の衝撃を経験していることを，介入チームは確認しておかなければならない。状況は緊急事態と相互に密接に関連し，いつどのように介入を実施できるかという点に重要な影響を及ぼすことは明らかである。

まとめ

本章では，危機介入の CISM モデルを理解するために必要となる重要な用語と概念について概説した。緊急事態における新しい標準的なケアの代表的な技法として，CISM は危機介入に対して包括的かつ統合的で，多くの要素からなるアプローチである。CISM の技法は単に多くの異なる CISM 介入をいかに実施するかという点を理解するかだけでは済まずに，CISM のさまざまな介入法を巧みに組み合わせて，整理し，効果的に実施することが重要である。

第2章

人間のストレスの性質

　実際に CISM 介入について直接取り上げる前に，ストレスや心的外傷とは何かを考えてみるのは有用だろう。当然のことであるが，病的ストレスや心的外傷が存在しなければ，CISD のような特別な危機介入法をはじめとする CISM の必要性はないのだ。したがって，身体的外傷と同様に，過度のストレスや心理的外傷が深刻な問題をもたらしかねないという事実に対応するために，CISM の全容や CISD の過程が作りあげられてきた。それでは，その基礎を見ていくことにしよう。

ストレスの定義

　1676 年に自然科学の分野で Hooks の法則が，「負荷」あるいは「身体的なストレス」はある対象に対して身体的な「緊張」を生じる現象について明らかにした。1926 年には，オーストリアの Hans Selye は心と体の一貫した反応と思われるパターンを発見し，それを「何らかの要求に対する身体の非特異的反応」と呼んだ (Selye, 1974, p.14)。Selye は後にそのパターンを「身体の消耗の程度」と述べた (Selye, 1976)。研究者として活躍を始めた初期に，彼はフランスの大学に招かれてこの学説について討論した。前述した概念を最もよく表す用語は何かと考えて，彼は自然科学の「ストレス」という用語を使うことにした。このように，Selye 学派は伝統的に，身体に課せられた要求に対する非特異的な反応を意味するために「ストレス」という用語を使っている。何らかの要求に対する身体の反応について用語を新たに作るには，要求（あるいは刺激）自体を記述する新しい用語を作り出す必要があった。そこで，「ストレッサー」という用語が生まれた。この関係は図 2-1 にまとめておいた。

　混乱を避けるために著者らは「心理的ストレス」と「身体的ストレス」と使い分けることにする。このように述べることで，Selye の概念ではストレッサーに対する反応が心理的なものであるか身体的なものであるのか曖昧であるの

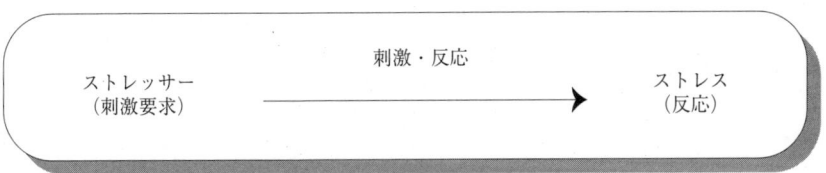

図 2-1

だが,著者らの記述はより明白なものになると考えるからである。歴史的な前例があるものの,ストレスに関する正確な性質について十分な合意に達してはいないのだ。

他の無数の定義について議論するよりは,本書では次のような意味で「ストレス」を定義しておく。Selye の定義に沿って,ストレスは心と身体の反応で,それはストレッサー刺激(一連の条件あるいは心理社会的出来事)とストレス関連の標的器官病を仲介している(Everly & Sobelman, 1987; Everly, 1989)。図 2-2 がこの関係を示している。

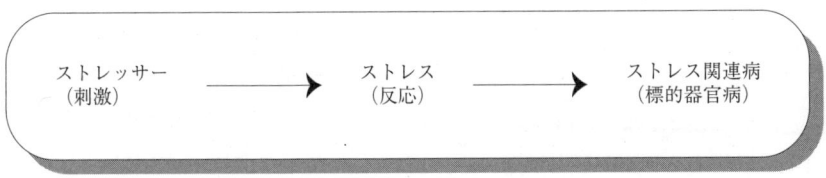

図 2-2

図 2-2 が示すように,ストレス反応自体には仲介する作用(仲介機能)があり,それはストレッサー刺激がストレス関連の身体病や障害(標的器官に対する影響)を引き起こし得る。

なお,すべてのストレスが有害であるわけではないという点を銘記しておくことが重要である。この概念を図 2-3 に示した。

図 2-3 を詳しく見ていくと,当初は,ストレスの程度が高まっていくとともに,作業量や能率も高まっていく。コーチが選手に喝を入れたり,ある活動を行う前に何らかの形で自らを鼓舞することなどもこの効果をねらっている。ポイント (a) のストレスの強度で,最高の作業量 (a1) がもたらされる。しかし,横軸でストレス強度が (a) を超えると,何が起きるだろうか。ストレ

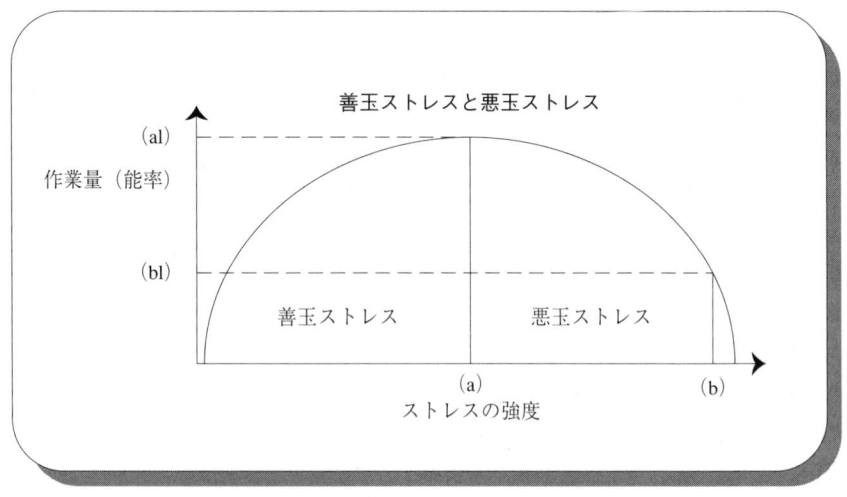

図 2-3

スの強度が (b) になると，作業量は (b1) にまで落ちてしまう。

　Selye (1974) は，肯定的で，動機づけを高めるようなストレスを「善玉ストレス」(eustress)，機能の低下や病気を引き起こすようなストレスを「悪玉ストレス」(distress) と呼んだ。

　1940 年代から 1960 年代初期にかけては，ストレス関連の病気は「心身症」と呼ばれていた。この種の病気では，過剰なストレスによって引き起こされたある器官の病理が明白に認められた。1968 年に，アメリカ精神医学会は精神疾患の分類と診断の手引第 2 版 (DSM-II) を出版した。この公式の診断基準マニュアルでは，ストレス関連疾患に対して「心理生理学的疾患」との診断名を採用した。同時に，感覚や運動機能の障害をきたすが，明らかな器質的な障害を認めない神経症に対して，転換性障害，ヒステリー障害との診断名をあてた。心身症はしばしば転換性反応と混同される。ストレス関連心身症は現実の病気であると認識することが重要である。この病気では実際の組織の損傷をきたし，生命の危険が及ぶ場合もあるのだ。一方，転換性反応は心理的機能低下であり，生命の危険が迫ることはない。

　1980 年にアメリカ精神医学会は DSM-II を改定し，さらに DSM-III を刊行した。DSM-III では，ストレス関連疾患は心理生理学的疾患とは呼ばれなくなり，

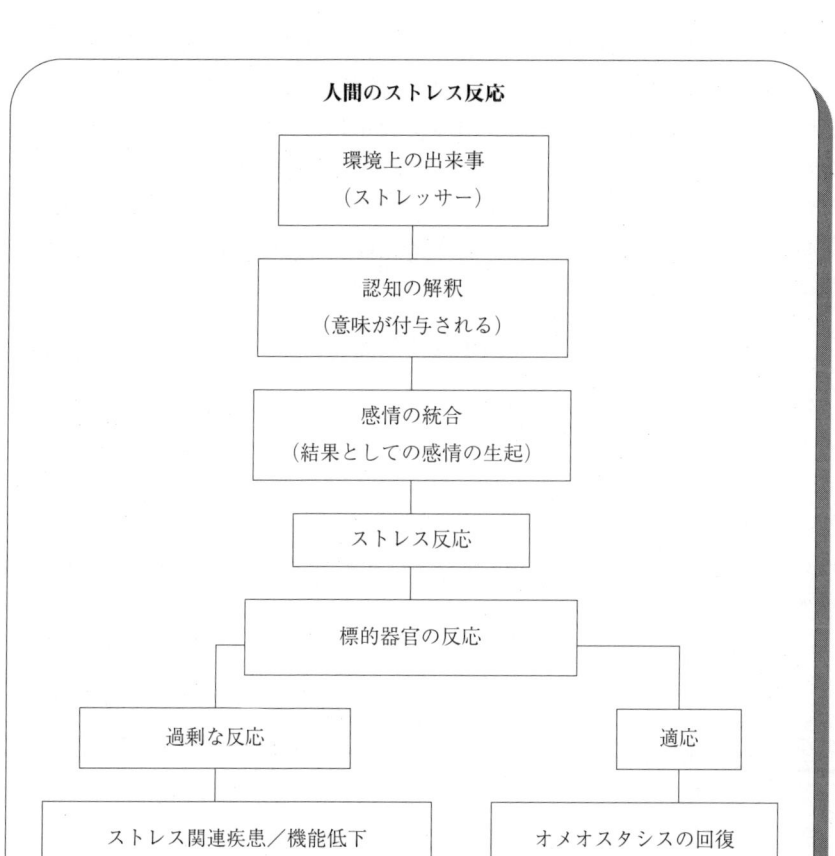

図 2 - 4

「身体疾患をきたす心理的要因」の診断項目に含まれるようになった。この改定によって，ストレス関連疾患がいっそう広く認識されるようになった。神経症様の転換性障害は「身体表現性障害」という幅広い診断項目に変更になった。この分類は DSM-Ⅳ にも引き継がれている（APA, 1994）。

　前章では，人間のストレス反応を理解するうえで基本的な用語や概念について解説した。そこで本章では，個人の置かれた環境においてなぜ心理社会的な

出来事が，身体的な問題を引き起こすのかという点について考えていく。ストレス反応は多元的なシステムモデルという状況で最もよく理解できることが知られている。図2-4は，人間のストレス反応について，システムに基づいたモデルを詳しく示している。

図2-4に示したストレス・システム・モデルはLazarusとFolkman(1984)，Selye (1956)，Everly (1989)，SmithとEverly (1992) らの研究をまとめたものである。それでは個々の要素を見ていくことにしよう。

ストレッサー

ストレッサーには，1) 有機物的ストレッサーと，2) 心理社会的ストレッサーの2種類がある (Everly, 1989)。有機物的ストレッサーとは人体に影響を及ぼす生化学的作用を通してストレスを引き起こす刺激物である。これらの物質に対する嗜好（ときには乱用）は，もともとストレスを和らげるのが目的であったのに，かえってストレスを強めてしまうことがある。有機物的ストレッサーには次のようなものがある。

・カフェイン
・アンフェタミン
・ニコチン
・フェニールプロパノールアミン
・テオフィリン

カフェインは，コーヒー，紅茶，多くのソフトドリンク，薬に含まれる。カフェインは，約150ccのコーヒーには150mg，5分間煎じた紅茶にはおよそ50～60mg，カフェイン含有の約300ccのソフトドリンクには30～65mg，約30gのチョコレートにはおよそ40mgが含まれている。さらに市販薬にもカフェインが含まれている（注：米国での市販薬のため，その量は省略した）。

有機物的ストレッサーがストレスを惹起する可能性があることを銘記しておくべきである。3～6時間内に200～300mgのカフェインを服用すると，人によっては不安やストレス関連症状が引き起こされる可能性がある (Greden, 1974; Girdano, Every & Dusek, 1993)。有機物的ストレッサーを過度に服用した場合に生じる一般的な症状としては，睡眠障害，不安焦燥感，神経過敏，過緊張などがある。

2つ目の重要なストレッサーとして心理社会的ストレッサーがある。有機物

的ストレッサーとは異なり，心理社会的ストレッサーは直接ストレスを引き起こすわけではない。対人関係を通じてストレス反応を徐々に形成していく。すなわち，心理社会的ストレッサーとは，美のようなもので，魅入られたものの目にしか入らないともいえる。単純に述べると，多くの社会心理的ストレッサーはストレスを引き起こす可能性はあるのだが，それを挑戦とか，脅威とか，危険とか考える者にとっては，社会心理的ストレッサーになり得るのだ。次の段階として，認知の解釈に至る。

認知の解釈

5世紀のローマの哲学者Epictetusはしばしば「人は事物そのものによって煩わされるのではなく，それをどのようにとらえるかによって煩わされる」と述べた。Hans Selyeも「ある人に何かが起きることが問題なのではなく，それをどうとらえるかが問題なのだ」と述べて，Epictetusに賛同した。また，神経生理学者のMagda Arnoldも「現象をどのように評価するかが行動を決定するのであって，単にそれを経験するだけでは，行動に移すことはない」と述べている（Arnold, 1984, p.125）。単純に述べれば，社会心理的現象は常にわれわれの周囲で生じている。これらの現象が過度のストレスとなり得るのは，1）特別の意味があり，2）挑発的，脅威的，あるいは危険を伴うと解釈された場合である。ある出来事を特定の形で評価する傾向というのは，経験や性格に左右される。SmithとEverly（1992）による最近の研究によれば，解釈のメカニズムは，会計士の職業上のストレスや病気が生じるうえで中心的な役割を果たしている可能性がある。

感情の統合

Magda Arnold（1970）は人間が経験する心理社会的現象をどうとらえるかによって感情が生起されると述べた。また，Rosenman（1984）は，出来事そのものではなく，出来事をどのように解釈するかによって，感情が生ずると述べている。認知の解釈によって感情が生ずるという理論は，「認知至上」の原理とも呼ばれる。感情が常に認知によって生起されているという点についてはすべての専門家の意見が一致しているわけではない。しかし，人間のストレスを研究している専門家の間で意見が一致しているのは，感情やストレス強度は，認知が第一にそして（たとえ，現象学的な現実ではなくとも）実質的な現実と

なるように機能する点である。
　前述の内容をまとめると，世界はストレスの源で満ちている。このようなストレスの源のほとんどがストレッサーとなるのは，われわれがそれを挑発的で，脅威的で，危険なものと学習し，解釈する場合に限られる。そのような解釈に基づいて，人間の感情のメカニズムが活性化される。しかし，この点では，ストレス反応は生理学的に明らかではない。感情が強まっていき，心理的評価を，身体的健康に影響を及ぼす身体的な実態へと，脳が変化させていく。この変化をもたらすものを辺縁系・視床下部複合体と呼ぶ。より強度のストレスを経験すると，この辺縁系はより神経学的に過敏になる（すなわち，わずかな刺激でもって容易に賦活されるようになる）。

ストレス反応

　ストレス反応が実際には何であるかを理解するには，神経解剖学や神経内分泌学を研究するとよい。ストレス反応の主な特徴をここで簡単にまとめておこう。
　ストレス反応自体は次のような3種の主要な系からなる。1) 神経系，2) 神経内分泌系，3) 内分泌系（Everly, 1989）。このメカニズムは正常な人間の生理学的機能に必要な側面であるので，常に賦活されている。しかし，これらの系が過度に刺激され，必要以上の高水準で賦活されたままでいた場合にストレスや病気が起きるので，それを研究するのは大変に興味深い。
　神経ストレス系は，交感神経系，副交感神経系，神経筋神経系からなる。交感神経系と副交感神経系を合わせて自律神経系と呼ばれる。
　神経内分泌ストレス系は，交感神経系とその副腎髄質への神経支配からなる。この系が刺激されるとアドレナリンとノルアドレナリンというホルモンが副腎髄質から分泌される。この系は1930年代にWalter Cannonが研究したいわゆる「闘争か逃走か」の反応に関連している。
　最後に，内分泌系は，下垂体前葉とその副腎皮質を結ぶ系で，副腎皮質からはコルチゾールやアルドステロンが分泌される。同様に，エストロゲン，プロゲステロン，テストステロンなどがストレスによって変化を受ける。図2-5はこの3種のストレス反応系を示している。

標的器官の刺激とそれに伴う症状

　「標的器官」とはある人物においてストレス反応の身体的な「標的」となる

```
                    ストレス反応系

                         神経系
                         ┌─────┐
                         │下垂体│
                         └──┬──┘
              ┌─────────────┼─────────────┐
         ┌────┴─────┐  ┌────┴─────┐  ┌────┴─────┐
         │ 交感神経系 │  │神経筋神経系│  │副交感神経系│
         └──────────┘  └──────────┘  └──────────┘

         神経内分泌系              内分泌系
         ┌─────┐                ┌───────┐
         │下垂体│                │下垂体前葉│
         └──┬──┘                └───┬───┘
         ┌──┴───┐                ┌──┴──┐
         │交感神経系│              │副腎皮質│
         └──┬───┘                └──┬──┘
         ┌──┴──┐              ┌─────┴─────┐
         │副腎髄質│          ┌──┴───┐   ┌────┴────┐
         └──┬──┘            │コルチゾール│ │アルドステロン│
      ┌────┴────┐           └──────┘   └─────────┘
  ┌───┴──┐ ┌────┴────┐
  │アドレナリン││ノルアドレナリン│
  └──────┘ └─────────┘
```

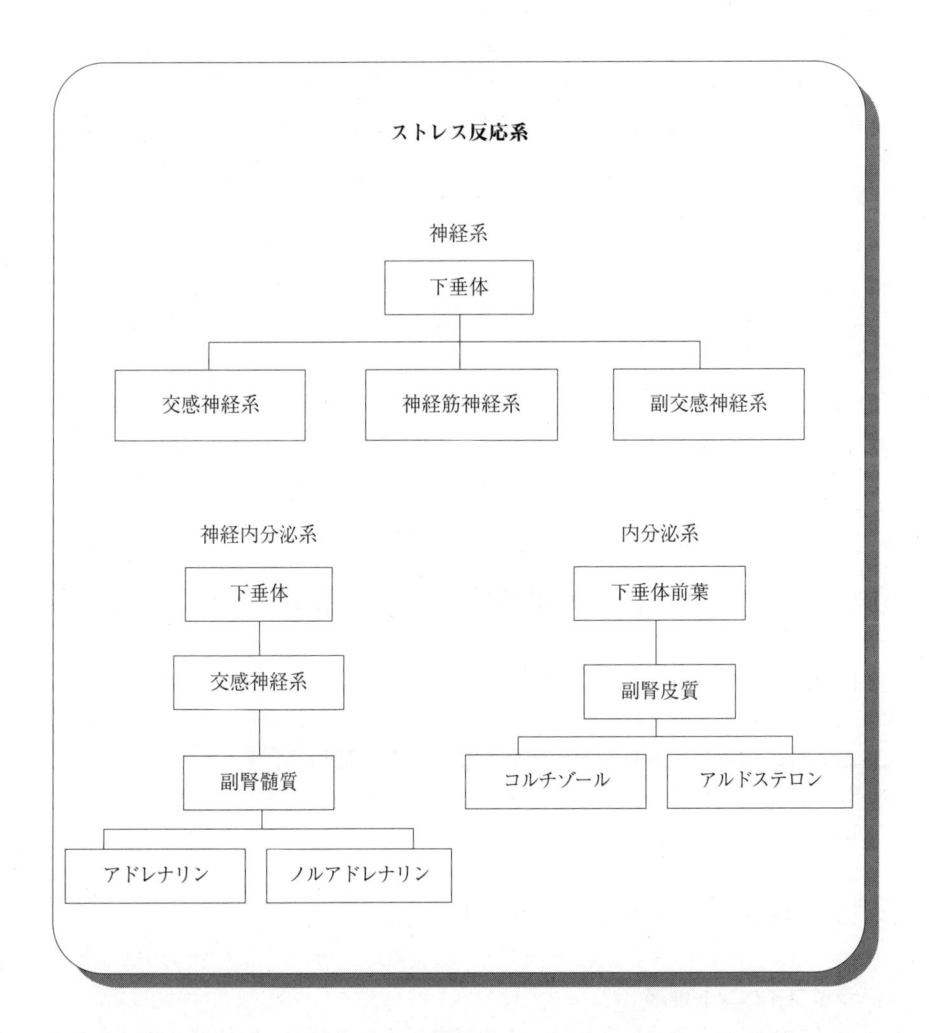

図 2-5

臓器を指す。前項で3種のストレス反応系について解説したが，過度のストレスによって影響を受ける可能性のある標的器官は多岐にわたる。表2-1に，過度のストレスによって引き起こされる標的器官の一般的な兆候や症状をまとめておいた。

表 2-1
過度のストレスに伴う一般的な兆候や症状

認知	身体
思考の混乱	過度の発汗
決断を下すのが難しい	めまい
集中力の低下	動悸
記憶力の低下	高血圧
高度の認知機能の低下	過呼吸
感情	行動
感情のショック	通常の行動パターンの変化
怒り	食行動の変化
悲しみ	衛生に構わなくなる
抑うつ	引きこもり
圧倒された感じ	口数が減る

ストレス関連疾患に関する理論

　図2-4で示したように，対処機制が十分に機能していれば，病的なまでにストレスが強まることはない。しかし，対処機制が破綻すると，標的器官に対する刺激が強まり，それがある閾値を超えると，標的器官が病的な状態になったり，機能低下を引き起こすのは時間の問題である。すなわち，長期間にわたる消耗の結果，標的器官が障害を起こす。
　ストレスが特定の病気や障害を引き起こすことに関していくつかの学説があるので，それを手短に検討していくことにしよう。

ライフイベント理論

　ライフイベント理論によれば，人生における変化が適応を妨げるというものである。適応の生理はストレスである。あまりにも多くの過度の変化が身体を疲弊させてしまう。その結果，ストレス関連疾患が生じる。この重要な学説は当初，転居，離婚，卒業といった人生における重大な変化に焦点を当てていた (Holmes & Rahe, 1967)。しかし，その後，一見些細な変化の影響も考慮するようになってきた (Lazarus & Folkman, 1984)。このライフイベント理論は，単に過度のストレスが標的器官の疲弊を引き起こすと主張しているだけで，変化が

いかにして病気をもたらすかという点については十分に説明できていない。

脆弱器官理論

脆弱器官理論とは，すべての人間が何らかの弱い器官を持って生まれたか，生後すぐにそのような弱々しく傷つきやすい器官を獲得したという理論である。過度の刺激が加わると，このもともと脆弱な器官がさらに負担を強いられる。抑うつ的になればなるほど，脆弱な器官に対する刺激が高まり，結果的に病気の状態にまでなってしまう。病因として重要なのは，繰り返し起きる刺激が器官にとって過度の負担になってしまうことである。

ホメオスタシス破綻理論

この学説は1960年代から1970年代の心理生理学者によって提唱された。ストレス刺激が生ずると，すべての器官が同様に刺激を受けるわけではない。ある特定の器官がより強く影響を受け，もともとの機能のレベルまで回復することができなくなる。そのような器官が過度のストレスの結果，病気になってしまう（Sternbach, 1966）。病因として重要なのは，過度の負荷にさらされた器官がもとの機能のレベルに戻れなくなってしまうことである。

過感受性理論

最も新しい理論のひとつは，過感受性理論でストレス関連疾患を説明しようとするものである。この理論では，過度のストレス（慢性的かつ過度のストレス）にさらされると，脳内のストレスを検知する部分が必要以上に過敏になるのだとEverlyとBenson（1989）は提唱した。この過感受性のために，ストレス反応が容易に引き起こされてしまう。すべてのストレス関連疾患は，過度の強烈で慢性的な刺激が脳や他の関連器官に影響を及ぼすことによって起きるのだと，この理論は主張している。標的器官は過度の緊張を強いられ，消耗し，結果的には，機能低下が引き起こされてしまう。

機能低下理論

心臓病の専門家であるKrausとRaab（1961）は，ストレスは身体の活動を準備するための正常な準備メカニズムであると述べた。さらに，ストレス反応を身体的に現すことに失敗したことこそが病因であって，単にストレス反応が

存在するということだけが問題ではないと主張した。したがって，理論的には，身体的な活動につながらないストレスが，時間経過とともに病因になる可能性が高いというのだ。

ストレスに対処する：ストレス・マネジメント

ストレス・マネジメントの技法を詳しく解説するのは本書の目的ではないので，いくつかの重要なポイントに簡単に焦点を当てることにしよう（Mitchell & Bray, 1990; Girdano, Everly & Dusek, 1993）。

ストレスに対処するためのさまざまな技法を検討すると，健康を促進するためには次のような4つの基本的な方針が挙げられる。

1．ストレッサーを避ける
2．認知を再解釈する
3．刺激の強度を下げる
4．ストレス反応を表現させる

ストレッサーを避ける

過度のストレスに対処する最も効果的な方法は，ストレス源を避けるか，あるいは，少なくともそのようなストレッサーにさらされる機会を減らすことである。問題解決技法や時間管理といった技法は有効な介入法となる。単に刺激物の摂取を避けたり，控えたりするだけでも，過度のストレスを減らすきわめて有効な方法となる。刺激物を多く取れば取るほど，辺縁系や交感神経の神経細胞は不安定になる（Everly, 1989）。さらに，これらの神経が不安定になるほど，救急隊員や他の人々が過度の心的外傷を負う危険も高まってしまう。

認知を再解釈する：リフレーミング

ストレッサーを除くことが最も有効なストレス対処手段であることは疑問の余地がほとんど無いのだが，多くのストレッサーにはそのような介入を行う余地は残されていない。「ストレッサーは，美のようなもので，それに魅入られている人の目だけに存在している」としばしば言われる。同じように，「良いも悪いもない，それをどちらに考えるかだ，ホレーショウ」とハムレットは言った。うつ病，ストレス，不安障害に対して認知療法は，ストレスに対処する

最も柔軟な治療法であると証明されてきた（Beck & Emery, 1985; Ellis, 1973）。認知に基づく対処技法は，ストレスや心的外傷を伴う出来事に対する解釈を変えることによって，その出来事が心理面にもたらす悪影響を劇的に和らげることができる。認知療法的な対処技法としては，ストレッサーという暗い状況の中に明るい希望を見出そうとすること，失敗を成功と再解釈すること，ストレッサーを貴重な経験のために用いること，ストレッサーはけっして悪いものではなく，おそらく自分の成長や人格形成に役立つから自分は幸運だと考えるといったことである。

刺激の強度を下げる

ストレスの本質は刺激の強度，すなわち消耗の程度である（Selye, 1974）。したがって，ストレスの反対の概念は Herbert Benson（1975）が述べた「リラクゼーション反応」である。リラクゼーション反応を用いてストレス強度を下げると，健康を促進する作用があることが研究によって証明されている（Benson, 1983; Benson, Alexander & Feldman, 1975; Everly & Benson, 1989; Everly, 1989）。リラクゼーション反応とは代謝機能が低下した状態と定義できるかもしれない。瞑想，バイオフィードバック，深呼吸，催眠，神経筋リラクゼーションなど多くの技法で，刺激の強度を下げることができる（Everly, 1989）。

ストレス反応を表現させる

ストレス反応を発散したり表現することも有効な対処法である（Roemer & Borkovec, 1994）。ここで銘記しておくべき2種類の重要な技法は，カタルシスと運動である。感情を表現することはストレスの心理生理学的指標を下げるのに役立つことを Kahn（1966）は発見した。同様に，Pennebaker（1985, 1990）の重要な総説によれば，感情を言語化することによって心的外傷を和らげ，ストレスの軽減に役立つという。運動も安全で合理的な方法で行えば，健康を促進し，ストレスを軽減する効果があることが知られている（de Varies, 1981; Weller & Everly, 1985; Sinyor, et al., 1983）。実際に，運動機能の低下が病気を引き起こすという理論では，ストレス反応を運動で発散させることに失敗すると，それが病気の原因になり得ると Kraus と Raab（1961）が主張している。

適応力の低い対処法

すでに述べたような有効な対処法を用いるのではなく，過度のストレスに圧倒されてしまい，自己破壊的で健康を損なうような対処法を用いる人もいる。適応力の低い対処法としては，アルコールや違法な薬物を用いる，自分勝手に薬を用いる，怒りを爆発させる，暴力を振るう，引きこもるなどである。適応力の低い対処法を長期間用いると，ストレスがつのるばかりでなく，かえって問題も増えてしまう。

まとめ

本章の目的は人間のストレス反応について詳しく分析することであった。重要なポイントのいくつかについてもう一度焦点を当てておくことにしよう。

1. 「ストレス」とはなんらかの要求に対する身体の非特異的反応であり，個人の「疲弊」した状態ともいえる。
2. すべてのストレスが有害であるのではない。実際に，ストレスの強度がある程度まで高まることは作業量や能率を上げる。しかし，許容できる点を超えてしまうと，ストレスは機能低下をもたらす。
3. ストレッサーとは，ストレスを引き起こしたり，その準備状態を作るような，環境上の出来事である。有機物的ストレッサーとは，生化学的な作用を通じて人体に影響を及ぼす刺激物であり，たとえば，カフェイン，ニコチン，アンフェタミンなどがある。心理社会的ストレッサーとは，ストレス反応が生じる準備状態を引き起こすような環境上の出来事を指す。これらの出来事を解釈し，それが意味があり，挑発的，脅威的，かつ危険であるとみなされると，ストレス反応が起きる。
4. 認知・感情の領域はほとんどのストレス反応にとって重要である。ある出来事をストレスに満ちていると解釈すると，感情面での混乱が生じて，生理学的なストレス反応が起きる。
5. 身体的なストレス反応は以下の3つの系の過剰刺激によって起きる。1）神経系，2）神経内分泌系，3）内分泌系。これらの系が持続的に刺激されると，標的器官の障害が生ずる。
6. 対処の機制は，標的器官に対するストレス反応の衝撃を和らげる役割を果たす。そして，環境，身体，心理といった各側面で，過剰のストレス

とそれに伴う問題に対処する。
7. 非適応的な対処法できわめて強度のストレスに立ち向かうと，標的器官の障害（病気）や機能低下が引き起こされる。過剰のストレスのために影響を受ける標的器官としては，神経系，循環器系，消化器系，神経筋系，免疫系，呼吸器系などがある。

第3章

心的外傷学

はじめに

　心的外傷後反応（posttraumatic stress reaction）はさまざまな臨床症状からなる。たとえば，短期精神病反応，解離性障害，適応障害，急性ストレス障害（APA, 1994），そして境界性人格障害も含まれるかもしれない（Herman & van der Kolk, 1987）。もちろん，最も広く知られているのは，心的外傷後ストレス障害（Posttraumatic Stress Disorder: PTSD）である（APA, 1993）。

　かつて考えられていたこととは反して，PTSDは戦闘以外の出来事でも引き起こされる。たとえば，

- 大事故
- 自宅や地域の破壊
- 災害
- テロ
- 自然災害
- 強姦
- 犯罪の被害にあう
- 自分あるいは他人に対して危害の及ぶ恐れが存在する
- 自分あるいは他人に対して身体的な危害を加えられたり，それを目撃する
（APA, 1987; WHO, 1992; APA, 1994）

　さらに，一般に信じられている以上に，PTSDの率は驚くほど高い。具体的には，

- 都市部の外傷治療センターに入院した患者の約半数は，身体的な外傷に加

えて，PTSDに罹患し，さらに31％が中等度の心的外傷後ストレス反応を呈していた（Norman & Getek, 1988）。
・PTSDの生涯有病率は，戦闘以外の外傷的体験をした人の23.6％に上る（Breslau, et al., 1991）。
・強姦，身体的外傷，生命の危険を経験した犠牲者ではPTSD症状の発生率が80％と推定される（Kilpatrick, et al., 1989）。
・都市部で働く消防士の16％がその職についている間にPTSDを発症する危険があると推定される（Corneil, 1992）。
・報告されていない例が多いために，PTSDの率は実際の率よりもはるかに低く報告されていると考えられる。

　救急隊員や災害救援隊員の間では，心理的問題が存在するという事実を認めることに対して伝統的に強い抵抗があるため，PTSDの実態がさらに曖昧にされている。こういった問題を抱えていると認めると，仲間から見放され，力強くて逞しいという幻想が打ち砕かれ，個人の弱さがさらけ出され，弱点が暴れるのではないかと恐れてしまうのかもしれない。

心的外傷学の定義

　「心的外傷学」（psychotraumatology）という用語は心的外傷について研究する学問と定義される。具体的には，心的外傷学は，以下の事項についてその過程や要因を研究する。

1．心的外傷に先行する現象
2．心的外傷と同時に存在する現象
3．心的外傷から発展して生じる現象（Everly & Lating, 1995; Everly, 1993a）

　この用語は「外傷学」と対比するために使われるようになった（Donovan, 1991）。というのも，外傷学は既に広く用いられていて，身体の外傷を取り扱い，主として身体医学の治療に限定されているからである（Schnitt, 1993）。
　心的外傷学という用語を用いることで上記の試みを定義し，言葉の上での混乱を減らし，この領域の発展に役立つことを目指している（Everly & Lating,

1995)。

　前項で述べたように，さまざまな心的外傷後ストレス関連疾患の中で，最も多く，そして広く知られているのはPTSDである。この意味で，PTSDが心的外傷学の領域で重要な位置を占めている。

PTSD：歴史的背景

　PTSDは心的外傷体験に反応して生じた心理的結果を示す公式の診断名として最も広く用いられている。しかし，この現象は，公式の診断名ができ上がるはるか前から，その存在が知られていた。

　心的外傷を経験した後に激しいストレス症状を呈した現象について，すでに1666年のロンドンの大火災において詳しく記録されている (Trimble, 1981)。しかし，心的外傷後ストレスに関する歴史的な記述の多くは，戦争の記録の中に残されている。軍医は「砲弾ショック」(shell shock)，「戦場の心臓神経症」(soldier's heart)，「心的外傷後神経症」などという用語で，戦闘に関連した心的外傷後ストレスを記述した。南北戦争にまでさかのぼる医療記録にも戦闘関連の心的外傷後ストレスが記載されている。第一次世界大戦，第二次世界大戦，朝鮮戦争でも，心的外傷後ストレスに関する知見が蓄積されていった。しかし，いよいよベトナム戦争において，現代の精神医学が心的外傷後ストレスを公式な精神障害として正式に認知し，PTSDと呼ぶようになった (APA, 1980, 1987, 1994)。

　本章の冒頭で述べたように，PTSDは戦闘ばかりでなく，いかなる心的外傷体験に対する反応としても生ずることが最近では広く認められている。それでは，次にPTSDの特徴について見ていくことにしよう。

PTSDの診断基準（DSM-Ⅳの診断コード309.81）

　PTSDは1980年のDSMにおいて初めて公式の精神科診断名として認められた (APA, 1980)。PTSDはその後もさらに，DSM-Ⅲ-R (APA, 1987)，DSM-Ⅳ (APA, 1994) にも引き継がれていった。1) 心的外傷体験，2) 出来事の再体験，3) 回避と鈍麻の反応，4) 過覚醒症状の，とくに4つの特定の診断基準について検討していくことにしよう。

心的外傷体験

　PTSDと診断するうえでの必須条件は，心的外傷ストレッサーが存在することである。実際に何が心的外傷体験であるかという点には議論の余地があるのだが，DSM-Ⅲ-R（APA, 1987, p.250）によれば，心的外傷体験とは「人間の一般の経験をはるかに超え，ほとんどすべての人に著しい苦悩をもたらす体験」と定義されている。

　DSM-Ⅳ（APA, 1994）では，心的外傷体験を「実際のあるいは今にも迫り来る死や深刻な外傷を経験するか目撃する。自分自身のあるいは他人の身体的安全に対する脅威を経験する」ことと定義している。さらに，DSM-Ⅳでは，恐怖，絶望感，戦慄で特徴づけられる反応が存在することも必要であるとした。このように，DSM-Ⅳでは，DSM-Ⅲ-Rに比べると，心的外傷体験の定義をより厳しくそして個人的なものに限定した。DSM-Ⅳは心的外傷体験を決定するうえで，その認識や解釈が重要な役割を果たすという点を特に強調した。なお，DSM-Ⅳの弱点は，直接人命に脅威を及ぼさないような大災害の意味を十分に認識しなかったことである。

　心的外傷体験の定義に関してより現実的であると思われるのは世界保健機関による国際疾病分類第10版（ICD-10）である（WHO, 1992）。ICD-10では，心的外傷体験を「きわめて脅威的かつ破局的」な体験と定義している。さらに，先行する出来事がPTSDを発症しやすくするかもしれないが，それはPTSDの発症に必要かつ十分なものではないともしている。そして，ICD-10はPTSDが慢性化し，心的外傷ストレッサーの直接の結果として，長期にわたる性格変化をもたらし，ある種の「心的外傷後人格」さえ生み出す可能性も指摘している。

　表3-1に心理的な外傷を示唆する主な要素を列挙しておく。

出来事の再体験

　これらの一連の症状のうちでとくに重要な要素は，心的外傷体験に関連した考えが繰り返しよみがえってくることである。この再体験は次のように記述されている。「外傷的体験が繰り返し侵入的に苦痛に満ちてよみがえる」「体験がありありとよみがえる感じがする」「体験を象徴するような，あるいはそれに似たような体験にさらされるように感じられて，強烈な心理的苦痛を伴う」「心的外傷体験にさらされて生理的反応が再現する」（APA, 1994, p.428）。

表 3-1　心理的外傷を予想される主な要素

- 実際の重症の身体的外傷，身体的損傷，手足の切断，障害
- 重症の身体的外傷，身体的損傷，手足の切断，障害の恐れ
- 生命を失う恐れ
- 拷問
- 拷問を受ける恐れ
- 性的暴行
- 性的暴行を受ける恐れ
- 他人が死亡したり，極度の苦痛や身体的な暴行を受けることを目撃する
- 他人に危害が加えられたことに対して責任ある態度が取れなかったとの自責感
- 自分だけが生き残った，あるいは危害を加えられることから逃げ出したことに対する自責感
- 裏切ったとの確信
- 子供が死んだり，大怪我をした
- 「大切な信念」や「重要な期待」を破ったり，裏切った（例：神，友情，忠誠心，公正さ，正義，貞操，競争）
- 前述した事柄以外に関連する恥辱感
- 前述した事柄以外に関連する罪責感
- 戦争
- 環境上の災害

注：疲労，脱水，高温，寒冷，ある種の化学物質が，上述した要素から心理的外傷が生じる危険を高める可能性もある。

回避と鈍麻の反応

これらの一連の症状のうちでとくに重要な要素は，心的外傷体験に関連する出来事を執拗なまでに避けようとすることである。一般的な反応性が鈍麻することも認められる。

過覚醒症状

これらの一連の症状のうちでとくに重要な要素は，心的外傷体験に遭遇する前には認められなかった過覚醒の症状やストレスが存在することである。睡眠障害，焦燥感，怒り，過度の警戒心，過剰な驚愕反応などがある。

急性ストレス障害の診断基準（DSM-IVの診断コード308.3）

PTSDの診断を下すためには，症状が1カ月以上持続していなければならな

い点に注意すべきである。急性ストレス障害の診断は，ストレッサーとその後1カ月の間を一時的に埋める役割を果たしている（APA, 1994）。急性ストレス障害がアメリカの分類として初めて登場したのはDSM-Ⅳであった（APA, 1994）。

急性ストレス障害の診断の本質的な特徴は，特異的な症状，解離症状，反復して記憶に想起される思考，感情の鈍麻，引きこもりといったPTSDにも認められる症状が出現することである。しかし，急性ストレス障害はこれらの症状が2日以上持続すれば直ちに診断を下すことができる。ただし，症状が1カ月以上続いていれば，PTSDに診断を変更することになる。

心的外傷後ストレスに関する統合的な理論

前述したPTSDの診断基準にさらに現象学的な価値を加えるとともに，この障害に対する臨床的な理解を深め洞察を加えるために，Everly（1993a, 1993b）はPTSDを構成するさまざまな要素を統合するモデルを考案した。

図3-1は心的外傷後ストレスのさまざまな要素が相互にどのように関連しているかを示している。

心的外傷後ストレスについてのこの解釈を簡単に検証してみよう。

既に述べたように，PTSDの必須条件は心的外傷体験そのものが存在することである。それは人間の通常の体験をはるかに超えるものであり，犠牲者の対処法や自己防衛の機制を圧倒するものでなければならない。19世紀末にPierre Janetが強調したように，ある程度は，心的外傷体験がもたらす心理的悪影響は，犠牲者自身がその体験を心理的にどのように評価し，解釈するかによって，強められもすれば，和らげられもする。これは臨床家が留意して置かなければならないこのモデルの重要な点である。というのも，この要素を変化させていくことは回復の過程において非常に重要であるからだ（Everly, 1994）。

現象学的には，図3-1のモデルを詳しく検討することによって，心的外傷体験が繰り返し（時には時間ごとに，あるいは毎日のように）侵入的に記憶によみがえることと，過度で慢性的で強烈な過覚醒状態が結びついて，PTSDの重要な要素を形成していることが明らかになる。第三の主要な症状群は，繰り返し現れる侵入的な記憶や覚醒状態の二次的かつ付随的なものととらえることができる。すなわち，引きこもりの症状は繰り返し現れる外傷体験の記憶とか

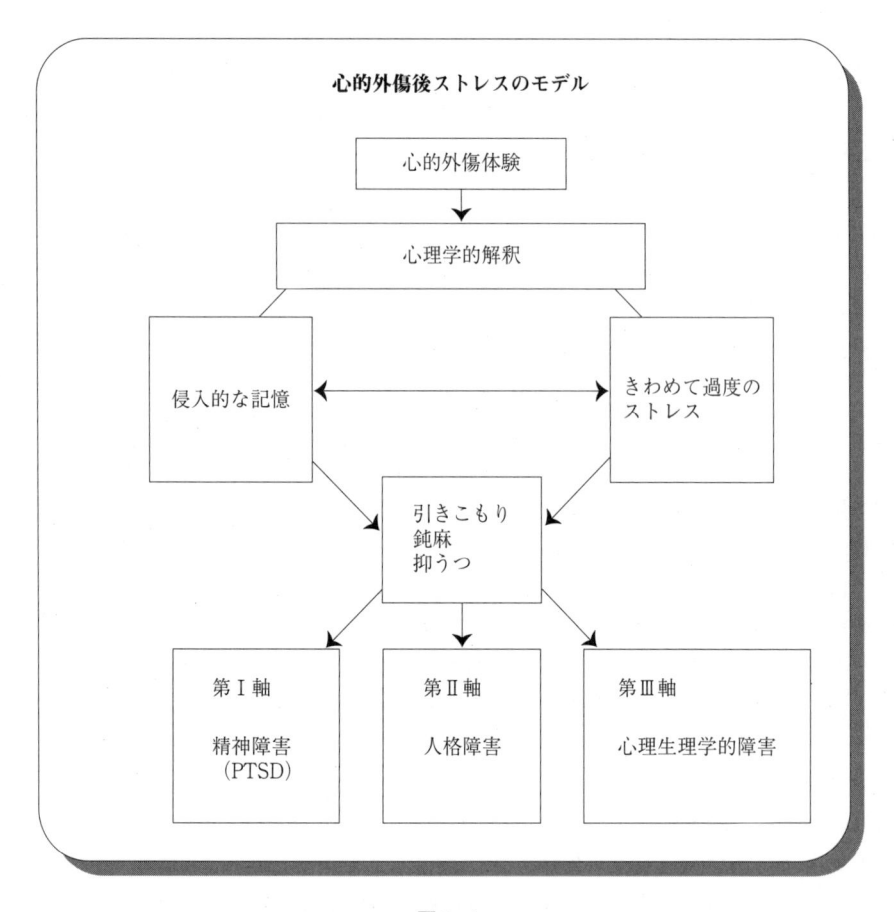

```
┌─────────────────────────────────────────┐
│          心的外傷後ストレスのモデル          │
│                                         │
│              ┌─────────────┐            │
│              │  心的外傷体験  │            │
│              └──────┬──────┘            │
│                     ↓                   │
│              ┌─────────────┐            │
│              │  心理学的解釈  │            │
│              └─────────────┘            │
│                                         │
│     ┌─────────┐         ┌─────────┐     │
│     │ 侵入的な │ ←―――→  │きわめて過度│     │
│     │  記憶   │         │ のストレス│     │
│     └─────────┘         └─────────┘     │
│              ┌─────────────┐            │
│              │  引きこもり  │            │
│              │   鈍麻      │            │
│              │   抑うつ    │            │
│              └─────────────┘            │
│         ↓         ↓         ↓           │
│  ┌────────┐ ┌────────┐ ┌────────┐       │
│  │ 第Ⅰ軸  │ │ 第Ⅱ軸  │ │ 第Ⅲ軸  │       │
│  │精神障害 │ │人格障害 │ │心理生理学│       │
│  │(PTSD) │ │        │ │ 的障害  │       │
│  └────────┘ └────────┘ └────────┘       │
└─────────────────────────────────────────┘
```

図 3-1

覚醒状態の間の相互作用の重症度の結果として生じていると見なされる。

　さらに，このモデルは単に PTSD の症状を超えて，心的外傷に関連する他の症状も引き起こす可能性があることを示している。PTSD，パニック発作，健忘症候群，薬物乱用などは，心的外傷に反応した症候群と考えることも可能だろう。同様に，境界性人格障害，多重人格も心的外傷ストレスによってもたらされたものと考えられるかもしれない。心的外傷はおよそありとあらゆる心理生理学的反応や障害を起こし得るのだ。

　適切な治療は正確な診断に不可欠であるから，PTSD の早期診断と治療は重

表3-2　PTSDの可能性を示す初期症状

・フラッシュバック
・心的外傷体験を夢に見る
・記憶障害
・自分で勝手に薬物を服用する
・薬物乱用（例：アルコール依存症）
・コントロールできない怒り，焦燥感，敵意
・頑固な抑うつ，引きこもり
・ボーっとした，弛緩した表情
・パニック発作
・恐怖症

要である。表3-2にPTSDを診断するための有用な兆候と症状の一覧を挙げておく。これらはPTSDの可能性を示す初期の警戒兆候と考えられる。

既に述べたように，PTSDだけが心的外傷後ストレスの精神医学的兆候ではない。心的外傷後ストレスの悪影響に悩まされている犠牲者の中に，実際にはPTSDの診断基準に当てはまらない者も数多い。表3-3は（PTSDの診断は下されないものの）心的外傷後ストレス症候群のさまざまな症状を掲げたものである。

最後に，たとえば，急性の高血圧症，消化器系の炎症，緊張性頭痛，偏頭痛などといった，非常に多くのストレス関連の身体疾患が，心的外傷を体験した

表3-3　心的外傷後ストレス症候群の可能性

・急性ストレス障害
・心的外傷後ストレス障害
・複雑部分発作
・適応障害
・うつ病
・薬物の自己投与、薬物乱用
・（境界性，反社会性，分裂病型）人格障害，多重人格
・パニック症候群
・職場での不合理な振る舞い
・外傷性健忘ではない記憶障害
・心的外傷に関連する健忘症候群
・ほとんどすべての心理・生理・医学的障害

結果として生じる。したがって、身体医学的治療と精神療法を組み合わせて用いることが重要である。

心的外傷後ストレスに関する二因子理論

PTSDの兆候や症状を診断的に認識し理解することはもちろん重要であるが、これらの兆候や症状はあくまでもこの障害の骨格部分を代表しているに過ぎない。PTSDをより効率的に予防し治療するためには、さらに深いレベルで理解しなければならない。最善の介入を行うために、その基礎や核心部分を探っていく必要がある。

PTSDを現象学的に分析するために、Everly（1993a, 1993b）はこの障害には実際には2種の重要な要因から成ると仮定した。すなわち、1）神経学的過敏性と2）心理学的過敏性である。

要因1：神経学的過敏性

心的外傷ストレスは正常の神経系の過程を変化させる神経・内分泌系の一連の現象を代表していると考えられる。たとえば、心的外傷ストレスは正常レベルよりもはるかに高い神経伝達物質を放出させるばかりでなく、正常の神経系を緊張させ、感受性を過度に高めてしまう。この状態が神経学的過敏性と呼ばれている。

PTSDに固有の前述した神経学的過敏性は扁桃核や視床下部の領域の神経細胞の脱分極閾値を低下させると考えられている（Everly, 1989; Everly & Benson, 1989）。PTSDでは神経学的過敏性をもたらす以下のようないくつかのメカニズムが存在するようだ。

・シナプス間隙に興奮した神経伝達物質が過剰に存在する。
・抑制的な作用をするガンマアミノブチリック酪酸（GABA）が欠乏している。
・ニューロン自体に超微形態学的な変化が起きていて、ニューロンの興奮が低下している。たとえば、樹状突起の増加やα_2抑制受容体の減少が認められる（Everly, 1993a, 1993b）。

極度のストレスによりもたらされた生化学的変化は、遺伝子の書き換えさえ

引き起こして，遺伝的な基盤を有する永続的な神経系の過敏状態をもたらすことさえあり得ると Post (1992) は仮定した。さらに，Everly と Horton (1989) は PTSD の患者において瞬時記憶や短期記憶の機能低下を発見した。この機能低下は特定の出来事，課題，テーマの内容とはとくに関連しない。過度のストレスは生化学的に神経系の過感受性をもたらすばかりではなく，ある種の興奮毒性のメカニズムを通じて脳の細胞を破壊する可能性すら考えられている (Sapolsky, Krey, McEwen, 1984; Olney, 1978; McGeer & McGee, 1988)。

神経学的過感受性を解決するには，個人の過敏性を和らげる必要がある。薬物療法やリラクゼーションが有効であると証明されている。

要因2：心理学的過感受性

PTSD に固有の心理学的過感受性は患者の世界観のある側面が挑戦を受けることから生じるようである。すなわち，心的外傷は正常過程では全体像に組み入れられるべき人生の謎の一部を代表している。身体的な生存ばかりが重要なのではなく，それ以外にも，「安全」であることを人間は最も必要としていると Abraham と Maslow (1970) は述べた。複雑かつ漠然とした世界を「安全」なものととらえるには，人間は自身の経験を説明するのに役立つ包括的な世界観を築く傾向がある。この世界観に適合しない何か恐ろしいこと（すなわち，心的外傷）が生じると，その結果，心的外傷後ストレスとなる。世界はもはや安全ではなく，世界が再びある程度理解でき予測できるようになるまでは安全感は戻ってこない (Everly, 1993a, 1993b, 1993b, 1994)。

心理学的過感受性を解決するには，以下の3種の治療のうちのどれかが必要になると思われる。

1. 心的外傷を既存の世界観に組み入れる。
2. 世界観に「例外」を認める。
3. 古い世界観を放棄して，新たな世界観を築く (Everly, 1994)。

PTSD や関連の心的外傷後ストレス症候群は個人の人生を文字通り破壊する危険がある。この障害は反復される性質があり，個人の世界観は不完全で，それ故に安全ではないという心的外傷の事実を前にして，世界の意味を常に見出そうとすることでもある。Horowitz (1976) は心的外傷後ストレスが反復さ

れる傾向を「完璧傾向」と呼んだ。いかなる妥当な治療的処方も心的外傷後の現象に対してこれまでに述べてきた2種の要因に働きかけていかなければならない。

心理学的心的外傷免疫プログラム

PTSDおよびそれに関連した心的外傷後ストレス症候群が公式に承認されて，これらの問題を理解し治療する能力が格段と進歩した。PTSDになったからといって，もはや将来を絶たれるわけではない。今では，PTSDを発病した人の大多数が，自分の選択した職業に非常に早期に復帰している。ほんのわずかな期間さえも実際の任務から離れる必要のない人も多い。治療を成功させる鍵は，心的外傷についての訓練を積み，その治療を専門としている，知識や経験豊富な専門の精神療法家によって早期に集中的な治療を受けることに尽きる。

まず治療について述べたのだが，PTSDおよび関連の心的外傷後ストレス症候群を積極的に予防するのも同様に重要である。ピア・カウンセリング，危機介入，ディフュージング，緊急事態ストレス・ディブリーフィング（CISD）は，PTSDとその関連の心的外傷後ストレス症候群の症状を和らげたり，予防したりする介入法である。これらの技法は現在では，「心理学的心的外傷免疫プログラム」として構造化されたものになっている。以下に述べるのはこの種のプログラムのひとつである（表3-4）。

オリエンテーション

実際の任務に就く前に，すべての新人，訓練生，ボランティア，その他の要員は，任務によって心理的に要求される事柄についてオリエンテーションを受ける必要がある。訓練生がこれから始める仕事をありありと感じられるように，オリエンテーションでは，ビデオ，録音テープ，写真などを用いる。ストレス，不安，ストレスに関連した身体疾患，過剰なストレスや心的外傷によって引き起こされる兆候や症状について基本的な知識を授けることが必須である。PTSDに関する簡単な解説も含まれるべきである。第2章で解説した個人的なストレス・マネジメントの技法も訓練生に対して基本的な点を教えておく。実際のところ，第2章で列挙した，適応力の高い，健康を促進するストレス・マネジメントの技法は，非常にストレスの強い事態や災害の前にも，その最中に

も，そしてその後にも過剰なストレスがもたらす危険を和らげるのに重要である。

現場に配属される前に，その現場の実状について全員が簡単に説明を受けておくべきである。自分たちが直面する特定の災害の性質についてオリエンテーションが必要なのだ。緊急事態に備えるうえで，ビデオや写真は非常に有効である。過剰なストレスや心的外傷の兆候や症状についてもあらかじめ教えておく。直ちに作戦を開始する必要があり，事前に準備するだけの十分な機会がなければ，この方針を実行するのは不可能かもしれない。しかし，大規模災害のような場合には，この方法はぜひとも推奨される。

現場における危機介入

要求度の高い現場，長引く緊急事態，大災害などに伴うストレスに対処する方法を第2章で解説したが，すべての緊急隊員はこのようなストレス・マネジメントの技法を使うように働きかけられるべきである。災害救援にあたる人々に対して十分な食事，宿舎，休憩時間が与えられるとともに，困難な任務から比較的負担の軽い任務へと定期的に交代させる。心的外傷ストレスがもたらす生理的・心理的な影響についても定期的にモニターする。必要ならば，ストレスの悪影響を減らすために，現場において一対一のコンサルテーションが受けられるようにサポート要員を派遣する（Mitchell & Bray, 1990）。現場のサポート要員には，精神保健の専門家，ピア・サポート要員，サポート・チームなどがあたる。現場における緊急の危機介入について詳しくは第6章を参照してほしい。

アフターケア

緊急事態や災害の後にディフュージングやCISDを実施するのは有益である。カタルシスをもたらすような初期介入を実施することによって，理解を図り，少なくともある程度の正常化をもたらし，心的外傷を経験した後の自己の世界観を修復する手助けになると著者らは信じている。CISDやディフュージングはまさにこの目的のために計画されたものである。早期介入は強度のストレスを軽減し，心的外傷が固定化する傾向を和らげるのだが，この点については後の章で詳述する。さらに，基本的なストレス・マネジメント技法は，緊急援助隊員がストレスの強い任務から回復したり，災害現場での疲労から立ち直

表3-4 心的外傷に対する心理学的免疫についての基本

1. 着任前のオリエンテーション
   a）実際に任務に就く前
   b）訓練中の教育
   c）特定の事態に配備する前のブリーフィング
2. 現場におけるサポート
   a）精神保健のサポート
   b）ピア・サポート
   c）休憩、食事、任務の交代に配慮するとともに、緊急事態への極度の暴露を減らす
   d）明らかに心理的に消耗している人に対する短期的援助
   e）必要ならば、上司への助言
   f）必要ならば、被害者（被災者）、家族、その場に居合わせた人へ限定的な援助
3. アフターケア
   a）ディフュージング
   b）CISD
   c）家族への介入
   d）フォローアップ
   e）精神保健の専門家への紹介
   f）緊急事態後の教育

るのに有効に応用できる。繰り返しになるが，個人的なストレス・マネジメントは非常に有効である。

同様の技法が家族に対するあらゆる援助においても応用できる。公式な家族援助サービスも非常に価値がある。公式・非公式どちらも家族サポート・グループを活用することを考えるとよいだろう。必要ならば，何らかの形の公式あるいは非公式のフォローアップも推奨する。精神保健の専門家への紹介も常に選択肢として考えておく。表3-4には心的外傷に対する心理学的免疫に用いられる標準的なプログラムをまとめておいた。

まとめ

本章では，人間が経験する最も強いストレス，すなわち心的外傷後ストレスについて議論してきた。心的外傷学という用語は，心的外傷に先行して，あるいはその最中に，あるいはその後に起きる心理学的要因に対する学問として定義され，用いられている。本章で焦点を当てたのは，心的外傷後ストレスの各

種の病態，すなわち，DSM-ⅣやICD-10によるPTSDや急性ストレス障害などである。PTSDに関して，その特徴，予防，治療についての最近の知見も短く解説した。緊急事態に対処する救援隊員や災害援助隊員にPTSDが引き起こす長期的な悪影響を軽減するのに，これらの最新の知見が役立つと確信している。

　第2章の初めに述べた点をここで繰り返すのは適切であると思われる。CISMは広く認められた必要性があって存在している。緊急事態に対処する者は，他の多くの人々と同様に，過剰なストレスによって障害（とくにPTSD）が生じる危険が高いので，CISMの必要性が認識されている。Leonardo da Vinciは「最初に科学を学び，次に芸術へと進め」と述べた。まず最初に，効果的な予防と介入のプログラムは，直面している問題を分析し理解することにかかっている。十分に包括的ではないが，第2章と第3章では，ストレスと心的外傷の基本的な「科学」について解説し，CISMの「芸術」を実践できるようにするのが目的であった。第2章と第3章はいわば導入部分ないし概説であり，完全な総説ではない。したがって，CISMを実施するに当たっては，より詳しく「科学」の側面を探っていくことが望ましいだろう。

第4章

CISMの歴史的背景

はじめに

　人生において非常に重要なことを成し遂げようとするならば，その歴史的背景について理解していないと十分に意味あるものにはならない。過去における人々の体験やその理論には大きな意義がある。したがって，過去の成功や失敗を振り返ることで多くを学ぶことができる。実際のところ，CISMのように比較的新しい領域において現在の活動の質を高めるうえでも，過去の教訓は貴重である。過去から学ぶことによって，CISMチームはストレスに苦しむ緊急要員を援助するのに正しい方策を取ることができる。さらに，これまでに専門家が歩んできた道を踏襲することで，不必要な試行錯誤をしなくて済み，時間を節約し，良質のサービスを確保できる。理論的・歴史的基礎を徹底的に検証して，CISMを実施するうえで重大な過ちを避けることもできる。とくにCISDとして知られている複雑なグループ介入ではこの点が重要である。

　本章では，CISMおよび特別なグループ介入法であるCISDの基本的な歴史や理論の基礎について総説する。

CISMに影響を及ぼした主な活動

　緊急事態（歴史上に起きたきわめて重大な転機となるような出来事，心的外傷，災害）がなければ，CISMもそしてその重要な要素であるCISD（緊急事態ストレス・ディブリーフィング）も作られなかっただろう。人間というのは，状況に反応する傾向があるのだが，かならずしもいつも問題に対処するために事前に準備をしているわけではない。歴史上，人間の思考や行動に変化をもたらした破局的な出来事の例が数多くある。人生において重大な破局や苦痛を経験すると，しばしば過去に行っていたことを変えようと試みる。悲劇が新しい思考や発見や技術を生み出すのだ。CISMやCISDといった，心的外傷ストレ

スの領域における最近の知識は過去における葛藤や混乱から生まれたものである。

CISMの基礎となる次のような4種の重要な出来事があった。

・戦争
・災害
・警察官の心理
・医療一般，救急医学，消防

数千年にわたる人間の経験のこれらの領域のひとつひとつの経験が徐々に積み重なっていき，心的外傷ストレスの最近の概念や，現在の援助サービスが生まれた。われわれは過去から学び，事態をより良いものに変え，より健康な未来を作るという希望を持つのだ。

戦　争

まさに歴史のはじまりから，ストレスは人間の体験の一部であった。ストレスがなければ誰も生存できないだろう。最良の場合は，ストレスは，人々が生き延び，幸せをつかみ，重要な事柄を達成するための創造的な原動力となる。しかし，最悪の場合には，ストレスは破壊的な力となり，喜び，身体的・精神的な健康，対人関係，そして生命そのものさえ奪い取ってしまいかねない（Selye, 1980）。

人間に影響を及ぼす多くのストレッサーの中で，戦争ほど破壊的で，心理的に悪影響を及ぼすものはまず考えられない。「すべての戦争は地獄だ」と述べた南北戦争時代のWilliam T. Sherman将軍の言葉に対して，その恐怖を味わった者はけっして反論しないだろう（Holmes, 1985）。戦争は，人類が経験する最も極度の破壊的なストレッサーに満ちている。わずかな例外はあるが，ほとんどすべての世代が戦争のもたらす心的外傷を経験してきた。戦争は参戦した者ばかりか，遠くから見守っていた者のほとんどにも心の傷を残す。戦争のストレスは個人や地域全体を永遠に変えてしまうほどの影響力がある。

紀元前603年ごろから，戦闘に伴うストレスが軍隊で目撃され，記録されてきた。ほとんどの軍隊は戦闘に伴う悪影響を熟知している。たとえば，南北戦争では，実際に数千人の兵士が戦闘ストレスを経験し，多くの人々がその影響

で深刻な障害を負った。ナポレオン戦争で，Sir Thomas Picton 中将は，ワーテルローの戦いで英国軍を指揮した Wellington 卿に宛てた手紙の中で自身の戦闘ストレスについて書き送った。

「Wellington 卿，私はもう駄目です。ひどく神経質になってしまい，戦闘に加わらなければならないのに，神経がすっかり参っています。夜も眠れません。立っていることもできません。私は除隊させてもらわなければなりません」
(Holmes, 1985)

残念ながら，当時は心的外傷ストレスについてほとんど理解されていなかったし，その治療についてもほとんど何も知られていなかった。実際のところ，第一次世界大戦以前には，ストレス反応は何の治療もされずに放置されていた。治療を受けるどころか，そのような多くの兵士は馬鹿にされ，投獄され，あるいは，発狂した士気の低い憶病者や裏切り者と戦友から見なされて，殺されたことさえあった (Holmes, 1985; Nakanomiya, 1975)。

南北戦争と第一次世界大戦の間に戦争は劇的な変化を遂げた。戦争を遂行するうえでの技術も戦術も変化した。その結果，広く密かに別種の敵が20世紀の戦争では現れてきた。歴史上初めて，莫大な数の精神障害が戦闘の際に生じたのだ。南北戦争では，その率は兵士1,000人あたり2.34人であったのが，第一次世界大戦では兵士1,000人あたり4.0人になった。長期間戦闘行為を続けた部隊では精神障害の出現する率はさらに高かった (Holmes, 1985)。

任務を遂行できる軍隊はその力を比較的温存できなければならない。負傷したり，砲弾ショックに陥った兵士を回復させ，前線に可能なかぎりすみやかに戻すことが重要であった。第一次世界大戦では，新たな技法が試されて，経験豊富な兵士の多くが前線に戻っていった。たとえば，より良い医療であるとか，精神医学的介入が試されたのだ。砲弾ショックに陥った兵士は，前線から遠く離れた後方の病院ではなく，前線に近い野戦病院で治療された。ストレスに対してただちに治療を受けた兵士の65％が戦闘に復帰できた。しかし，ストレスに対する治療が遅れたり，後方の病院で治療を受けた兵士は，約40％しか戦闘に戻れなかった (Holmes, 1985; Brown & Williams, 1918; Salmon, 1919)。

第一次世界大戦で実施された援助活動のほとんどが，個人の，一対一の精神医学的介入であった。グループ介入など考えられもしなければ，実行もされなかった。ピア・サポートの正式なプログラムもなかった。同様の状況が第二次

第 4 章　CISM の歴史的背景　61

世界大戦の半ばまで続いた。第二次世界大戦における戦死の 10 ％近くは精神科的なものであった。たとえば，米国第二機甲師団は 1944 年にイタリアで 44 日間も連日にわたり戦闘を行い，持続的な精神障害の率は 54 ％にまで達した (Holmes, 1985; Appel, Beebe & Hilger, 1946)。

　1944 年半ば（すなわち，連合軍によるノルマンジー上陸作戦の頃）までには，ある種の精神医学的介入の原則を実施することによって，戦闘ストレスのもたらす障害の率を効果的に下げることができると軍隊は経験した。戦闘ストレスの率は 1944 年 6 ～ 7 月にヨーロッパに侵攻した時は 20 ％であったのが，1945 年 4 ～ 5 月には 8 ％にまで下がった（Holmes, 1985; Appel, et al., 1946）。このような原則は現在でも軍隊のストレス軽減のために実施され，現場におけるサポート・サービスに不可欠であり，緊急対応要員に対するディフュージング，ディモビリゼーション，ディブリーフィングなどとある側面では類似している。その原則とは以下の通りである。

・単純である
・十分に工夫されている
・短時間で実施できる
・実際的である
・ただちに実施できる
・現場の近くで実施できる
・効果が期待できる

　CISM のような危機介入では，単純な介入が最も成功すると思われる。すべての状況が教科書通りにはいかないので，創意工夫が危機介入の領域ではきわめて重要である。CISM は，短時間で実施しなければならない。苦痛に悩んでいる人に対して，長期にわたる，複雑な介入をする時間はない。実際的であることも重要である。あまりにも理論的な介入は実施が難しいばかりか，失敗に終わることも多い。心的外傷をもたらすような事態が起きたら，ただちに介入を実施しなければならない。また，現場にできる限り近く，かつ安全が確保された場所で，介入が行わなければならない。後方への移送は，現場付近での介入に対して状況が許さないような場合か，当事者の苦痛があまりにも深刻で，現場付近での効果的な介入が不可能な場合に限られる。救援者からの助けによ

って，苦痛に満ちた人の心に何らかの癒しの効果が上がることを期待できるようにする必要もある。ストレス反応が軽減され，自分は回復しつつあると実感し，もとの任務に復帰できて，普通の日常活動に戻れると思えるようになると，実際にその目標に向かって努力するようになる（Appel, et al., 1946; Noy, 1991）。

最初のディブリーフィングは1944年6月6日のDデイにノルマンジー海岸で行われた。しかし，これはディブリーフィングと呼ばれていなかったし，十分に構造化されたものでもなかった。ペンシルバニア州ピッツバーグ出身の神経精神科医 Glenn Strodes 博士がノルマンジーのユタ海岸で「精神科的応急処置」を実施した。博士は兵士たちと一緒に海岸に座り，彼らが上陸作戦の際に遭遇した心的外傷体験について語るように働きかけた。感情を率直に表出する機会を与えられた兵士たちは，意識もはっきりし，翌日の戦闘に対する心の準備もできたことに博士は気づいた。この評判は他の精神科救急部にも広まり，戦闘の持続した半年間，他の精神科医たちもこの初歩的なディブリーフィングを試みた。このサービスを与えた者も，受けた者も双方とも，こういった十分に構造化されてはいないセッションでもきわめて効果があったと感じた（Pittsburgh Post Gazette, 1984）。このような援助を受けられなかった部隊では戦闘ストレスによる被害が一層大きかった。そして，介入が遅ければ遅いほど，兵士が軍務に戻るのが遅れる傾向があった（Appel, 1966）。

1980年代後半まで，戦闘部隊に対して精神科医が行った介入にはほとんど変化は認められなかった。第二次世界大戦の末期や朝鮮戦争において小グループに対する介入が明らかに成功したにもかかわらず，心理学的介入は基本的には一対一の個人的な介入にとどまっていた。たとえば，1970年代後半から1980年代前半にかけて，米国海軍はSPRINTプログラムを開発した。SPRINTとは「特別精神科救急介入チーム」（Special Psychiatric Rapid Intervention Team）のことである。海軍病院にいくつかのチームが編成され，海軍の要員に悪影響を及ぼすような心的外傷体験が生じた場合に，ただちに特別な依頼に応えたのだ。チームは精神科医によって指導され，精神科ケアワーカーが精神科医を補佐した。彼らはたしかに役に立ったのだが，しかし，あくまでも一対一の接触や，精神医学に基づく介入法を強調した。最近の10年間に，チーム名は特別要員緊急介入チームと変わり，CISMプログラムとCISDモデルに基づいて訓練され，いまでは，海軍の要員の心的外傷ストレスをグル

ープ単位で緩和するようになっている。2000年11月にイエメンで起きた米艦コール号に対するテロ攻撃の際には，個人およびグループ双方のCISM介入が実施された（Kennedy & Hartiens, 2000）。

　ベトナム戦争では米国戦闘部隊に対して時折グループに対する介入法が用いられたが，グループ介入が正式なものへと構造化されたのはベトナム戦争後のことであった（Mitchell, 1983）。一方，イスラエル軍はより構造化されたグループ介入法を実施してきた。さらに，1982年のレバノンにおける戦闘では，他の兵士をサポートするのにピアを活用していた。精神科的問題のために前線から避難した600人の兵士のうち，わずかに60人しか，それ以上の治療や長期のケアを必要としなかった。全般的に見て，戦闘部隊に対してサポート・サービスを行ったところ，イスラエル軍では精神障害の発症率が60％減少した（Holmes, 1985; Breznitz, 1980; Solomon, 1986）。

　戦闘要員に対する心理学的救急処置とグループ・サポート介入の効果を最初に真剣に研究対象としたという点でイスラエル軍は高い評価を得ている。彼らによる十分に管理された研究とその事実の記載によって，CISM運動と，CISMの中核をなすグループCISDの過程を築く確固とした基礎ができ上がった（Pugliese, 1988）。

災　害

　災害は歴史上いつの時代にも起きていた。20世紀になるまで正規の研究は行われなかったが，災害が被災者に強度の心理的悪影響をもたらすことは何世紀にもわたって考えられてきた。しかし，戦争と同様に，20世紀になるまでは災害のもたらす心理的な被害についてほとんど治療もされずに放置されていた。個人や地域に災害が及ぼす心理的な影響についてほとんど知られていなかった。精神医学はまだ比較的新しい科学であったし，災害に効果的に介入する方法をまだ編み出してはいなかったのだ（Raphael, 1986）。

　1943年に起きた大惨事が危機介入理論とその実践を発展させることになった。マサチューセッツ州ボストンのココナッツグローブというナイトクラブで火災が起きて，400人以上が亡くなった。その結果，アメリカばかりでなく世界の多くの国々で消防法が改正された。この大火災は，生存者や遺族ばかりでなく，アメリカ人の心に大きな傷を残した。そこで，精神保健の専門家が集まって，この大混乱から何らかの教訓を得ようと試みた。Gerald Caplan博士と

Eric Lindemann博士が行った生存者や遺族に関する研究は，近年の危機介入の原則を作る上での基礎になった。この研究はCISMとCISDの理論と実践の中核となった（Caplan, 1964; Lindemann, 1944）。

　Caplan, Lindemannや，その他の理論家や臨床家が行った危機介入に関する研究が強調したのは，被災者に焦点を当てた点である。実際のところ，災害に関する文献や研究報告書は被災者の苦悩に関する情報を満載している（Cohen & Ahearn 1980; Gist & Lubin, 1989）。しかし，警察官，救急隊員，消防士，看護婦，搬送者，医師，他の災害救援要員が経験したストレスに対してはほとんど考慮されなかった。災害のもたらすストレスを克服するには訓練だけで十分であると考えられていたのだ。たとえば，1954年に発表された「地域の災害における心理学的応急処置」という報告書がアメリカ精神医学会の民間防衛対策委員会によって公表され，災害はその救援に当たる要員に対しても何らかの心理的な悪影響をもたらす可能性があると警告した。1964年にその報告書は改定され，同様の警告を発している。しかし，次の段落で，「災害救援要員として受ける訓練自体がストレスから身を守る」と記述し，救援要員に対する特別な対策の必要性を軽視してしまった（APA, 1964）。

　1900年から1975年までの災害に関する文献を総説したところ，救援に当たる要員に及ぼす災害の影響についてほとんど情報は得られなかった。1975年になって，災害救援に当たる緊急要員に及ぼす悪影響に関するいくつかの情報が文献に現れてきた（Kliman, 1975）。オーストラリアのシドニーのBeverly Raphael博士も，救急援助要員が抱えるストレスに対してほとんど注意が払われていないことを指摘した，例外的な一人である。彼女は1970年代後半にそれほど構造化されていない柔軟な形式のディブリーフィングの技法を応用した（Raphael, 1986）。

　2つのきわめて悲劇的で広く報道された災害の結果，被災者および救急要員の双方に災害が及ぼす心理的な悪影響の現実について焦点が当てられるようになった。そのひとつは，1978年にパシフィックサウスウエスト航空機がサンデイエゴの住宅地に墜落した事件であった。もうひとつは，1979年にアメリカン航空191便がシカゴ近郊に墜落した事件であった。この2つの事故が，救急要員に及ぼすストレスに対して介入する必要があることを認識するきっかけとなった。両事故において，現場で救援活動に当たった者も，病院のスタッフも，事故の1年後においても深刻なストレス反応を経験していた（Graham,

1981a, 1981b; Mitchell, 1982; Duffy, 1979; Freeman, 1979)。

　CISD を発展させていく決定的なきっかけとなったのはもう 1 件の飛行機事故であった。1982 年 1 月 13 日にフロリダ航空 90 便がワシントン DC のナショナル空港を離陸した後，高度を上げるのに失敗した。飛行機はポトマック川にかかる 14 番街の橋に激突して，76 人の犠牲者が出た。しかし，救急要員に対して，ただちに支援は行われなかった。救援に当たった人々の中に 3 週間以内に，深刻なストレス症状が出現し始め，援助を要請してきた。そして CISD を実施する決定が下された。ディブリーフィングは当時はまだ実験的段階の介入法と見なされていた。フロリダ航空機墜落以前の 8 年間，CISD はそれよりも深刻度の少ない事態に応用されてきた（Mitchell, 1976, 1981）。ワシントン DC で起きた航空機墜落事故が，正式な CISD を大惨事に応用する最初の試みとなったのだ。CISD に参加した救急要員には，消防士，警察官，医療補助員，救援指揮にあたった者などが含まれていた。参加者の反応はきわめて肯定的であった。ディブリーフィングの過程がたいへん役に立ったと彼らは報告した (Mitchell, 1982)。

　フロリダ航空機墜落以来，CISD は多くの災害に活用されてきた。ディブリーフィングが実施された多くの大災害のうちのいくつかを上げておく。

　　ウィスコンシン州，バーネベルト：竜巻，1984 年
　　メキシコシティ：地震，1985 年
　　カリフォルニア州，セリトス：航空機事故，1986 年
　　エルサルバドル：地震，1986 年
　　フロリダ州，パームベイ：銃の乱射，1987 年
　　コネチカット州，ブリッジポート：ビルの倒壊，1987 年
　　カリフォルニア州，サンフランシスコ：地震，1989 年
　　ニューヨーク：爆破事件，1990 年
　　サウスカロライナ州，チャールストン：ハリケーン・ヒューゴ，1990 年
　　ペルシャ湾：砂嵐，1991 年
　　カリフォルニア州，ロサンゼルス：暴動，1992 年
　　フロリダ州，マイアミ：ハリケーン・アンドリュー，1992 年
　　ハワイ：ハリケーン・イニキ，1992 年
　　クウェート：戦闘，1992 年

ユーゴスラビア：内戦，1993 年
ルワンダ：大量殺人，1994 年
日本：地震，1995 年
オクラホマ州，オクラホマシティ：爆弾テロ，1995 年
ニューヨーク州，ロングアイランド：TWA 機墜落事故，1996 年
ケンタッキー州：州全体の洪水，1997 年
ドイツ：高速電車の衝突事故，1998 年
ホンデュラス：ハリケーン，1999 年
フィージー：内乱，2000 年
イエメン：米艦コール号における爆弾テロ，2000 年
オーストリア：スキー場のトンネル火災，2000 年
エルサルバドル：地震，2001 年
ニューヨーク，ワシントン DC：同時多発テロ，2001 年

警　察

　組織的な警察活動はヨーロッパでは約 2000 年，米国では 350 年の歴史があるのだが，警察活動に行動科学の手法が応用されたのはようやく 20 世紀に入ってからである。警察活動に行動科学の手法が最初に応用されたのは，警察官採用時の心理学的評価であった（Reese, 1987）。緊急要員，とくに警察官の性格を理解する基礎を築くうえでこの方法を応用したことは重要であった。

　警察官の仕事は非常にストレスに満ちていることはすぐに認識されるようになった。たとえば，1930 年代半ばには，Fiorello H. La Guardia ニューヨーク市長は警察官の自殺に関する研究を命じた。しかし，残念ながら，ストレスの問題を認識するのは不十分で，問題解決には至らなかった。ストレスに悩む警察官を援助するための簡便に応用できる介入プログラムがなかったために，この問題は放置されてしまったのだ。1976 年に，警察官のストレスに関する 2 人の研究者が「職場のストレスの領域ではほとんど専門家がいないのだが，警察官のストレスの専門家となるとさらに少ない」と述べている（Kroes & Hurrell, 1976, p.iii）。警察活動に伴うストレスに関する研究の大部分は最近の 20 年間に実施されてきた。さらに，警察官のストレスに対する介入法の開発はようやくこの数年のことである（Reese, 1987）。

　カウンセリング，配偶者に対する援助プログラム，結婚・家族カウンセリン

グ，ストレスに対する準備訓練，その他の警察官のストレス教育プログラム，といった警察官を援助する各種の方法は 1960 年代後期に先駆的な試みがあった。Martin Reiser 博士は警察に最初に正式に採用された心理学者であった。彼は 1968 年にカリフォルニア州のロサンゼルス警察に採用された。カリフォルニア州サンホゼ警察も間もなく Michael Roberts 博士を心理学者として採用した。ニューヨークをはじめとして他の市もロサンゼルスやサンホゼの例にならった。1980 年代初期までには，米国で活動している警察の心理学者の数は数百人に増えた。1980 年には，FBI もその職員のカウンセリングにあたる心理学的なプログラムを始めている（Reese, 1987）。

警察官のストレスに対する最初のプログラムは，1970 年代半ばに開発されたのだが，それは 1950 年代から 1960 年代にかけてのアルコール依存症カウンセリングを応用したものだった。実際のところ，警察官のストレスに対するプログラムは，AA（アルコール依存症者互助会）を手本にしたものであった。それはピア・サポートのタイプのプログラムで，緊急要員を援助するために同僚を活用したという意味で評価されるべきものであった。

1979 年にシカゴ郊外で起きたアメリカン航空 191 便墜落事故の際に活動した警察官に対して一種のディブリーフィングが実施された。これを受けた警察官からはディブリーフィングが役立ったと評価された。しかし，残念ながら，そのディブリーフィングがどのような形で実施されたのか詳しい記録がない（Wagner, 1979, a-b）。現在用いられているディブリーフィング・チームを作るモデルとなるような，ディブリーフィングの過程が十分に詳しく記載されたのは 1983 年になってからである（Mitchell, 1983, 1991）。

最近では，警察は CISM プログラムや CISD 過程を今まで以上に積極的に活用している。米国および他の国々において 700 以上の CISM チームがあり，多くの警察官が参加している。さらに，警察に所属する多くの心理学者の仕事や FBI の行動科学部門の主導的な活動の結果，事前ストレス教育，家族・結婚カウンセリング，銃撃後心的外傷対応チーム，個人カウンセリング，といった数多くの援助活動が広く行われるようになってきている（Reese, 1991）。

医療一般，救急医学，消防

CISD のグループ危機介入法を初めとして，多くの活動を含む，包括的な CISM が発展してきたことに重要な影響をもたらしたのは，単一の組織だけで

はない。医療一般，救急医学，消防などにおけるストレス・マネジメント活動などが複合的に作用して，CISM の基礎となり，それぞれがすべて相互に影響しあっている。実際に，この最後の過程は，軍隊，警察，災害救援が築きあげてきた業績がなければ達成できなかっただろう。

ボルチモアのショック外傷センターはスタッフに援助サービスを提供した最初の大病院として知られている。家族サービス部門のソーシャルワーカー Marge Epperson-Sebour は経験豊かな看護スタッフがしばしば退職してしまうことを憂慮していた。彼女は一連のストレス・マネジメント教育や危機介入プログラムを 1970 年代半ばに実施した（Epperson, 1977; Epperson-Sebour, 1985）。このセンターで開発された理論と実践の一部が，最近活用されている CISM や CISD が発展していくうえでの中核になったのである。

救急医療の分野におけるストレスやバーンアウトに関する Nancy Graham の論文は，救急医療に携わる技師や医療補助員が経験するストレスの問題を報告した最初の業績のひとつであった（Graham, 1981a,b）。しかし，救急医療従事者のストレスについて関心を払ったのは米国だけではなかった。ニュージーランドの Tony Taylor 博士は南極で起きた飛行機墜落事故後の死体収容に関して研究した（Taylor & Frazer, 1982）。オーストリアのメルボルンの Robyn Robinson 博士とシドニーの Beverly Raphael 博士は消防，救急医療，病院のスタッフに及ぼすストレスの悪影響について調査した（Robinson, 1986）。Robinson 博士は複雑なピア・カウンセリングとディブリーフィングの開発の責任者となり，その技法はメルボルンの消防と救急医療の分野に貢献した。小児の外傷ストレスが専門のノルウェーの心理学者 Atle Dyregrov 博士も病院のスタッフ，憲兵，消防士，工場労働者などの職場における心的外傷に関心を抱いた（Dyregrov & Thyhodt, 1988）。彼はヨーロッパの心理学雑誌に多くの論文を発表し，ヨーロッパ中に CISM を広めた功績がある。

Jeffrey T. Mitchell 博士は CISD の詳細についにとくに焦点を当てた最初の論文を書いて，1983 年 1 月に救急医療雑誌に掲載された。この論文はディブリーフィングの過程を記述し，世界中で CISD チームを生むきっかけになった（Mitchell, 1983, 1988）。

この 1983 年の論文は最も頻繁に引用される CISD に関する論文であるが，今では最新の概念というわけではなく，1984 年と 1988 年に改訂されている。1983 年に最初に論文に掲載されて以来 CISD 概念の本質的な部分は変わって

いないが，いくつかの改良が加えられた。新たに生じたストレス介入過程に起こり得る概念や手順に対応して，当然の改訂を行った。当初，CISD は 6 段階からなっていた。1983 年から間もなく書かれた論文では 7 段階に変更された。最初の論文では「事実」段階に含まれていた「思考」段階が，「事実」と「反応」段階の間に加えられた。「反応」段階は当初は「感情」段階と呼ばれていた。「感情」段階が「反応」段階へと名称を変更したのにはいくつかの理由がある。第一に，自らの感情について語ることに抵抗を示しがちな救急要員には「感情」という言葉はふさわしくないことが明らかになったからである。第二に，ある心的外傷状況に対して人によってさまざまな反応を示すことが認識されたからである。感情はそれらの多くの反応のひとつに過ぎない。当初のCISD 過程と最近用いられている過程の比較を読者が理解しやすいように表 4-1 にまとめておいた。

　1983 年の文献で Mitchell はたったひとつの介入技法を用いることを示唆していたわけではないことを銘記しておくべきである。というのも，この点がしばしば誤って報告されてきたからである。Mitchell の論文はむしろ，組織が体験するストレスを管理するための系統的で複数の技法を組み合わせたアプローチについて述べた。1983 年の論文は CISM プログラムを発展させていくうえでの第一歩となったが，事前教育，ディフュージング，家族サポート，現場におけるサポート，フォローアップ，紹介が必要であると指摘していた。実際，これは最近の CISM プログラムの中核的なすべての要素なのである。

　本章を終える前に他にもいくつか発展した点について指摘しておくことが重要である。CISD 過程について多くの知見が蓄積されてきたので，過去 10 年間にさまざまなタイプのディブリーフィングに変更が加えられてきた。最近ではピア・サポート要員をこれまで以上に重視するようになった。しかし，これは精神保健の専門家の価値を否定するものではなく，その重要な役割は今でも変わらない。しかし，ピア・サポート要員の役割が一段と広く認識されるようになってきた。現場における専門家だけが行うサポート機能は今やディブリーフィングの一形態とは考えられていない。その代わりに，訓練を積んだピア・サポート要員による一対一の援助を行い，精神保健の専門家によって非常に極端な状況で援助が行われることは稀になった。これは常に個人的介入であって，グループに対する技法ではない。

　「初期ディブリーフィング」という名称はもはや用いられなくなったが，「デ

表 4-1　CISD 段階の比較

1983 年から 1984 年	1984 年以降
1．導入	1．導入
2．事実	2．事実
3．感情	3．思考
4．症状	4．反応
5．教育	5．症状
6．再入	6．教育
	7．再入

(Mitchell, 1983, 1988, 1993)

ィブリーフィング」という用語は今でも使われている。さらに，ディフュージングはピアによって行われることがますます多くなってきた。ディブリーフィング，ディフュージング，あるいはいかなるグループ介入も，今では緊急事態が起きた現場では行われない（現場から距離を置いた場所で実施される）。ディモビリゼーションおよび最近では危機管理ブリーフィング（CMB）などの大グループに対する介入といった新たな工夫も行われている。フォローアップに関しても重要な変更や改良が加えられたが，これらの点については後の章で詳しく解説する。

　今や，CISM と，そのグループ過程である CISD は救急援助に当たる要員のためだけに実施されるものとは考えられなくなった。CISM はビジネス，工場，学校，地域で働く人々が心的外傷ストレスを予防するのに有益であると考えられるようになってきた（Everly & Mitchell, 1992）。

まとめ

　本章では CISM と，その特定のグループ介入法である CISD が発展してきたことに関して重要な影響をもたらした主な出来事について述べた。何人かの有名な研究者，精神保健の専門家，救急援助要員がどのようにこの発展に貢献したかという点についても短く触れた。本章でその業績について取り上げた人々はこの分野における真の先駆者といえる。

　もちろん，CISM や CISD の発展に貢献した人々は他にもたくさんいるのだが，紙幅の関係で全員を取り上げるわけにはいかなかった。CISM が重要な発展を遂げるにあたって，多くの人々の貢献が必要であったのは事実であり，誰

か一人だけの業績ではあり得ない。多くの献身的な専門家がその歴史に何らかの貢献をしたのだ。彼らは地域で CISM を実施しながら，今でもその能力とエネルギーを使っている。CISM から多くを得ている人々は，日常の仕事で強いストレスを経験している人々に感謝すべきである。そのような人々とは軍人，災害救急隊員，警察官，医療スタッフ，消防士，救急医療スタッフといったストレス・マネジメントの先駆者たちである。

第5章

CISM：その活動と効果

　前章では，CISDとその他のCISM心的外傷後ディフュージングの実態について解説した。既に述べたように，CISMの活動は徐々にその範囲を広げてきた。CISMプログラムやCISDのグループ介入が広く実施されるようになり（世界中で500以上のチームが存在する），その活動がどうして効果を上げるのかという点に関して緻密かつ徹底的に検証されて一般に受け入れられてきた（すなわち，10年以上にもわたり，専門家を対象に，あるいは個人を対象に行われた実地検証の結果，CISMやCISDの効果が確認されたのである）。初めのうちは行政，専門家，個人から強い抵抗があったのだが，CISMは次第に積極的に活用されるようになり，この心理学的ディブリーフィングは非常に活発な一専門分野となった。この成功はどのような要素に基づいているのだろう？まずディフュージングとディブリーフィングの過程がどのように作用するのかそのメカニズムを検討していくことにしよう。さらに，何らかの形態のCISMプログラムを作る際の理論的根拠についても焦点を当てることにする。

作用のメカニズム

　ディフュージングとディブリーフィングが効果を発揮する根拠となるメカニズムを考えていくことにしよう。次のような点がCISMと他の関連する過程を代表している。

1. **初期介入**：CISMは典型的には初期介入法として，しばしば実際の心的外傷ストレッサーが生じた数時間以内に実施されてきた。PTSDや他の心的外傷後症候群に対する早期発見，早期介入が，費用も低く抑えられるし，心的外傷の被害者の予後によい結果をもたらすと，Friedman, Framer, Shearer (1988) が報告している。ロサンゼルスで治療を受けた200名のPTSD患者を次の2群に分けて検証した。PTSDの診断を

下されて，心的外傷を受けてから6カ月以内に治療を開始された100名（初期治療群）を，心的外傷後6カ月から36カ月の期間に治療を受けた100名（後期治療群）と比較した。初期治療群では個々の患者に要した平均の費用は8,300ドルであったが，後期治療群の患者では46,000ドルになった。さらに，初期治療群では平均12週で回復して職場復帰できたのに，後期治療群では回復に46週を要した。そして，初期治療群の13％が訴訟を起こしたのに対して，後期治療群では94％が訴訟に及んだ。実際に，予防と初期介入が，従来の治療方針に比べてより効果的であると広く認められている（Yandrick, 1990; Duffy, 1979; Kentsmith, 1980; Butcher, 1980）。

なお，「心的外傷膜」（trauma membrane）という概念は心的外傷過程に対する初期介入がなぜ重要なのかを説明するのに役立つだろう。Lindyの「心的外傷膜」という概念は，心的外傷を体験した被害者は周囲の人々と距離を置き，心的外傷の直接の影響につながる出来事から離れようとするという（Lindy, Grace & Green, 1981）。この遮断の過程は，保護壁の役割を果たし，防御的な絶縁膜を形成するのと同様であると考えられた。このようにして防御壁を築くことはさらなる悪影響をから身を守るとともに，同時に，回復を助けるような介入に対しても距離を置いてしまう結果になり得る。したがって，心的外傷膜がまだしっかりとでき上がらずに，それを突き破ることができる間に，初期介入を開始するのが重要である。初期介入は心的外傷の記憶が固定化する前に，そして，犠牲者が非適応的な対処行動（たとえば，薬物乱用，社会的孤立，行動化など）を起こすようになる前に，援助を開始するのに役立つ。極度のストレスの結果，中枢神経系の興奮閾値を低下させるのを，初期介入は神経学的に予防するのではないかとPost（1992）は主張している。このように，神経組織の興奮の結果生じる細胞レベルの心的外傷記憶が作られるのを初期介入が予防しているのかもしれない。

2. **カタルシスの機会**：Heider（1974）によれば，カタルシスによって利益を得られない状況はほとんどないという。カタルシスとは感情を発散することを指す。CISDは感情を発散させるために，安全で，支持的で，構造化した環境を与えることができる。Kahn（1966）は，感情を発散

させることによって，ストレス強度を下げられることを示した。心的外傷をきたした事態に関して感情を表現することとストレス強度の間の関係について取り上げた研究についての総説があり，PennebakerとSusman（1988）は，心的外傷を表現することは，ストレスの強度を減らし，免疫機能も改善させると結論した。しかし，さらに重要な点は，感情を抑制してしまうと，時間とともに不安や抑うつを増し，感受性を一層高めてしまうのに対して，感情を表現すると，徐々に不安に慣れていくという事実をRoemerとBorkovec（1994）が発見した。感情を表現することが重要であるというのは何も非常に新しい概念ではない。シェイクスピアは「マクベス」の中でマルコムに次のように語らせている。「思う存分，涙を流せ。はけ口を閉ざされた悲しみが内に溢れてしまうと，ついには胸も張り裂けてしまう」と。感情を表現することによって，心身の状態を改善するのにも役立つ（Pennebaker, 1990）。感情面でのカタルシスや発散は回復の過程の重要な特徴であるのだ（Meichenbaum, 1994; Pennebaker, 1999）。

3. **心的外傷を言語化する機会**：CISDを初めとするCISM介入は，感情を表現する機会ばかりでなく，特定の心的外傷，恐怖，後悔などを言葉に出して表現する機会を与える。Van der Hart, Brown, van der Kolk（1989）は心的外傷学の先駆者であるPierre Janetを再評価した。Janetは20世紀初頭に，患者が単に感情を表現する（カタルシス）だけでなく，言語化することによって心的外傷を再構築し，統合させて，心的外傷後反応の治療に成功した。言語化による再構築と心的外傷について表現することが，心的外傷後症候群に悩む多くの人々の治療に成功したとPennebakerの業績も確認している（Pennebaker, 1985, 1999; Pennebaker & Beall, 1986）。

ホロコーストの生存者や他の心的外傷の犠牲者について研究したBruno Bettleheimは「語ることができないことについては，収拾させることもできない。そうすることができないと，心の傷は世代を重ねるごとにますます深くなっていく」と述べた（Bettleheim, 1984, p.166）。心的外傷を言葉に出して表現できないと，その体験をますます夢想するようになり，長期にわたり解決できないままあれこれと強迫的に考え，

その結果，苦悩を増してしまう（Silver, et al., 1983; Harvey, et al., 1991）。Meichenbaum は心的外傷体験を言語化することに関する文献を総説し，話し言葉，あるいは書き言葉のいずれでも，自己の心的外傷を表現できることには次のような意味があると Pennebaker と Francis の未発表の論文を紹介している（Meichenbaum, 1994）。

・心的外傷についての思考や感情を統合する。
・どのような感情を抱いているのか気づくのに役立つ。
・思考や感情に伴う出来事に対するとらわれを減らす。
・洞察やリフレーミングを促し，受容を増す。
・出来事の意味を探る手助けになる。
・新たな視点を獲得し，問題解決行動をうながす。

心的外傷のカタルシスと言語化の意義とは，a）ストレスを緩和させる，b）身体のホメオスタシスのメカニズムに悪影響を及ぼす緊張を和らげる，c）心的外傷を繰り返し強迫的に思い出す傾向を弱める，d）心的外傷から肯定的な意味をとらえる可能性を強める（すなわち，個人の世界観を再獲得することを指す）などである。

4．**行動面での構造化**：CISD は形の整った行動面での構造を与える。すなわち，グループによるディブリーフィングは，心的外傷が象徴する混乱，苦悩，数多くの未解決の問題に対するアプローチとなる。CISD は心的外傷を伴う環境とは正反対のものである。Borkovec ら（1983）によれば，構造的な環境を与え，そこでさまざまな「心配」を他者と共有することは，日常の行動に悪影響を及ぼす傾向を実際に減らすという。

5．**心理面での構造化**：CISD とディフュージングは十分に検討され構造化した心理的進展を提供する。この過程はまず認知の領域（CISD の「導入」や「事実」の段階）から入っていく。この構造は，認知の分析，あるいは否認の機制を使う領域に既に踏み込んでいる人にも理想的である。これによって，互いに矛盾したり反対するのではなく，心理的な体制を整理し，グループ内で葛藤が生じる危険を避けられる。危機介入モ

表5-1 CISMの段階と認知・感情の進展

段階	過程		
導入	認知		
事実	認知		
思考	認知	→	感情
反応	感情		
症状	感情	→	認知
教育	認知		
再入	認知		

デルと同様に,この構造はこの段階においてすでに感情の領域に入りこんでしまっている人に対しても役に立つ。というのも,それは認知の構造にも重なり合うので,両者の間に境界を築くことによって,後に感情を表現する機会を与えられることを保証するからである。したがって,この過程は自己をコントロールし,能率を高める訓練にもなる。この過程が「思考」段階へと進展していくと,認知から感情の領域へと移っていく。そして,感情の発散は「反応」段階で行われる。さらに,感情が混乱したままで放置されないように注意しながら,「症状」段階へと進んでいき,「教育」や「再入」の段階では認知の領域が優勢になっていく。この全体的な構造によって,一時的かもしれないが,危機介入の方式(精神療法の方式ではない)に則って,感情の領域が最も有益な形で経験されることになる。認知に基づく段階は,入口であり,感情の領域へと進んでいく途中の過程であるとともに,有益な認知構造と情報を提供する。この一連の過程を表5-1にまとめた。

6. グループ・サポート:CISDは基本的にはグループに対する介入モデルである。苦痛に満ちた出来事を取り上げるのにグループを対象とする形式を取ることの価値について多くの報告がある。Yalom(1970)はグループの過程はそれ自体に癒しの要素が数多く含まれていると述べた。たとえば,有益で建設的な情報の交換,カタルシス,個人は独特で弱点があるといった誤解を解く,肯定的な対処機制を相互に学ぶ,グループのメンバーが相互に大切に思いサポートしあう雰囲気を強める,他者を助

けることで自分自身も助ける，さらに心的外傷に関連して最も重要なのは希望を醸し出すことである。心的外傷を経験した後にグループで話し合う方法を取ることの価値について，Jones (1985) は「そのような状況にあって他の人々も同じように強烈な感情を抱き，ショック，苦悩，怒りを自分だけではなく皆も感じていると理解することは，とくに若年男性にとってはきわめて重要である」と述べている。

　危機介入の分野の多くの臨床家や研究者たちも，心的外傷の治療やグループワークは，まったく同じあるいはほぼ同様の状況を経験した他の人々がいるところで経験を語ると，心的外傷体験が癒されると述べている (Yalom, 1970; Smith, 1985; Scurfield, 1985; Roth & Newman, 1993; Courchaine & Dowd, 1994)。グループの過程のもたらす利点は次のようなものがある。

- 有益で建設的な情報を交換する。
- 孤立感を減らす。
- 互いに慰めやサポートを与える。
- 偏見を減らす。
- 共通の問題や目標を見つける。
- コミュニケーションを図る。
- 隠された問題を安全な形で探る。
- 参加者を激励し，鼓舞する。
- 個人やグループのプライドを取り戻す。
- 罪責感や恥辱感を減らす。
- 希望を沸き上がらせる。
- 楽観的な態度を取り戻す。
- グループの連帯感を強める。
- 相互援助を強める。
- 苦痛に満ちた経験から立ち直る。
- 変化の可能性を探る (Meichenbaum, 1994)。

7．ピア・サポート：CISD の過程を指導するのは精神保健の専門家の役目だが，ピア（同僚）も積極的に参加している。Carkhuff と Truax

(1965)ははるか以前から専門家ではないピア・モデルの価値を主張していた。ピア・グループが自身をきわめて独特で,一般の人々に比べて異なると自覚している場合,ピア・サポートによる介入は従来の精神科治療に比べて特別な利点がある。ピアは独特の脆弱性とか弱点があるといった広く信じられた誤解を最も効果的に否定することができ,有効な対処機制やストレス・マネジメント技法について助言を与えることもできる。さらに,精神保健の専門家が持っていない独特の信頼性(アリストテレスの「エトス」の概念)をピアは有している(ただし,ピアが活動の指導的な役割を果たしていない場合に限る)。

　ピア・カウンセラーは災害などさまざまな状況で活用されてきた(Orner,1994)。以下に挙げる点について十分に訓練されているピアは心的外傷をきたすような事態によって引き起こされた混乱状況において他の専門職の人々を効果的に援助できる。

・参加し,寄り添う。
・コミュニケーションを図る。
・共感する。
・まとめる。
・質問する。
・真摯な態度を取る。
・はっきりと意見を言う。
・問題に直面する。
・問題を解決する (Tindall & Gray, 1985)。

8.**ストレスに対する教育**:ディブリーフィングで行われるストレスに対する教育は一方向的な講義ではなく,むしろ,互いに学んでいく過程である。ディブリーフィングの後も,心的外傷を伴うストレスの自然な結果に対して,これまでよりも多くの知識を活用してよりよく対処していくことを手助けする。ディブリーフィングにおけるストレス教育の目的は,誤解を解く,生じ得るストレスや起きてしまった症状が長引くのを予防するための情報を提供する,フラッシュバック,記憶の問題,再発の予防に対処するための特定の情報を与えることなどである。ディブリーフ

ィングにおけるストレスに対する教育は，希望を育み，意味を見出し，悲惨な体験をした人の認知の再構成を図ることである（Meichenbaum, 1994）。ディブリーフィングや多くの精神療法の教育的な側面はしばしば心的外傷から立ち直ることを手助けするために活用される（Lipton, 1994）。ディブリーフィングの過程で教育的な側面を活用することは，心的外傷体験から回復するための「地図」を示すようなものである（Ochberg, 191; Herman, 1992）。

9. **フォローアップ**：CISD は入口の役割を果たし，悪影響を受ける可能性のある人をグループ討論に参加させ，情報やサポートを交換する。さらに，正規の心理学的なケアが必要な人を発見し，早い段階で完全な回復を図る（ただし，その結果についての研究にはまだ十分な関心が払われていない）。

10. **実際の行動を重視**：CISD の過程や CISM の方針は，危機介入の原則に基づいている。これは極度のストレス状況において直接的な介入を図る過程である。CISD は混乱やバランスを崩した状態から立直る手助けをする。CISD チームはグループが再び連帯感を取り戻し，状況の安定化を図り，援助資源を活用し，悲惨な体験から立直らせ，心的外傷によって影響を受けた人が自ら責任ある立場を取って回復するのを援助する。

理論的根拠

CISD や他のグループ介入がなぜ効果を現すのか検討していくと，「そのようなプログラムを作る理由は何なのか？」という疑問が当然出てくる。賠償保険全国協議会によると，極度のストレスは労災の約 14 % に上っている（McCarthy, 1988）。この協議会は，ストレス関連の補償は平均 15,000 ドルと報告し，この額は身体障害の補償額の 2 倍になる。

計算がさらに難しいのだが，過度のストレスが産業界にもたらす経済的な損失は，単に労働者への労災補償をはるかに超えて，莫大な金額になると思われる。ストレスのために引き起こされる経済的な損失は総額で年間 1,500 億ドルに達するという推計さえあるのだ（Miller et al., 1988）。

Helzer ら（1987）が実施した疫学的調査によると，米国における PTSD の

有病率は全人口の約1％であるという。この有病率は精神分裂病（統合失調症）の有病率とほぼ一致する。都市部在住の若年者では生涯有病率が9％を超えるという報告もある（Breslau, et al., 1991）。しかし，PTSDの統計学的な危険性は非常に誤解されやすい面もある。

ハイリスクの専門職に就いている人にとって，いかなる心的外傷体験であっても，心的外傷後ストレスの症状や完全なPTSDにまで発展してしまう可能性がある。

1．職業に関連したストレスは最近増加の一途にあり，1件あたりの経済的な損失も大きく，労働者への補償額は米国の経済界に莫大な影響を及ぼしている（McCarthy, 1988）。
2．PTSDはストレス関連障害の中でも重篤で深刻な障害をもたらす。犠牲者の社会的機能を障害するばかりか，家庭生活を永遠に変えてしまうことすらあり得る（Everly & Lating, 1995）。
3．PTSDが発症する危険は過度のストレスに満ちた状況を経験する状況に置かれることに関連している。したがって，緊急事態において救援にあたる人々のようにハイリスクの職業に就いている人は一般人よりもPTSDが発症する危険が高い。
4．都市部で活動している消防士では在任中のPTSDの有病率は16％を超えると推定された（Corneil, 1993）。また，緊急事態で救援にあたる他の職種の人々もその職業に就いているうちにPTSDになる危険は15～20％と予想されている。

英国のロンドンの救急車サービスに関する調査では，救急車の要員40名を無作為に抽出して，彼らが取り扱った事案の種類によってストレスを経験したかどうかを検証した。60％がストレス反応を経験し，17％がGHQ（General Health Questionnaire: 精神健康調査票）とIES（Impact of Event Scale：出来事インパクト尺度）で強度の症状と判断された（Thompson & Suzuki, 1991）。

ロンドンの救急車サービスは世界で最も規模が大きいのだが，別の調査では1,420人を対象とした。第一線の要員の15％がPTSDの診断に該当し，16もの主要症状を認めた。フラッシュバック，回避，過緊張といった主要なPTSDの症状に加えて，極度の怒り（46％），将来に対する希望の喪失（43％），患

者に対する冷淡さ (25 %), 睡眠障害 (33 %), 落ち着きのなさ (29 %) を認めた (Ravenscroft, 1994)。

他の国の救急車要員でも同様の結果が得られた。オーストラリアのビクトリア州の救急車サービスに関して，救急車要員 1,380 人と その配偶者 1,223 人について集中的な調査が 実施された。Robyn Robinson 博士は次のように述べている (1994, p.3)。

「調査に応じた要員の 65 % が，以前に救急車が呼ばれたときに体験した出来事の結果として心的外傷反応を呈していたというのは驚くべき知見であった。75 % は広範囲にわたる極度の反応であった。この調査は PTSD にかかっていた要員を特定して診断しているわけではないが，PTSD が存在する率はきわめて高いと予想される」

1. 警察官の自殺率はおそらく一般人口の 3 倍高いだろう。それは，他者の心的外傷を目撃し，それに対処することと関連していると思われる (Newsweek, 1994 年 9 月 26 日号)。
2. 犠牲者自身の健康はもちろんのこと，それに最初に対応することを求められる救急要員は一般的に非常に深刻な影響を受けることが知られている。
3. これらの点からも，心的外傷後症候群の予防に焦点を当てた介入の努力が必要である。
4. CISD や心的外傷後ディフュージングはハイリスクの職業に就いている人々に対して過去 17 年間実施されてきたという歴史がある。この方法は，世界中で心的外傷ストレスの予防のために最も広く用いられている公式の介入法である。

CISD の効果：初期の研究

本書の第一版が出版されたのは 1983 年であるが，それ以来，CISD に関する新知見が手に入るようになり，現在も多くの研究が進行中である。CISM の発展している領域やディブリーフィングの活用法についてさらに焦点を当てていったために，各研究は高く評価された。何が効果を上げているのか，その理由は何か，どのように計画し，修正を加え，より一層効果的な方法を開発し，

そして，今後の研究の方向性を定めるために，研究は役立つ。それでは，最近までに実施された新しい研究に光を当てることにしよう。

フィールド・リサーチでは正確な意味での実験的な研究は難しいが，Rogers（1992）は救急要員に対する CISD の効果について準実験的な分析を行った。CISD を活用することは，症状緩和にきわめて高い効果があることを，そのデータは示唆している。しかし，この効果は CISD を実施して数週間は明らかにならないかもしれないという。Rogers のデータによれば，36 時間後では CISD の効果はわずかだった。当然，この研究は再試する必要がある。ディフュージングと CISD 介入の効果について妥当かつ信頼できる一般的な結果を得るには，対照群を設定した調査が必要である。

表 5-2 と表 5-3 は 2 件の航空機事故を比較したものである。2 件の事故はほぼ同じ規模の事故だったが，その後の介入法が大きく異なった。表 5-3 は 2 件の事故の影響を比較している。CISD や関連の介入を行ったセリトスの事故では，明らかにその効果が認められている。

心的外傷の研究におけるヨーロッパの第一人者である Atle Dyregrov 博士は被災者にとって CISD を早期に実施することは有益であると示唆した（Atle Dyregrov, 1989）。彼はグループ・ディブリーフィングを活用すべきだと提唱したが，その意見は他の研究者たちからも支持されている（Turner, Thompson & Rosser, 1993）。イギリス人の学童が乗っていたフェリーが地中海で沈没した事件でも CISD が実施された（Johnston, 1983）。米国では，職場におけるさまざまな心的外傷に対してディブリーフィングが有効であるとされてきた（Williams, 1993）。警察官や看護婦に対しても CISD が奨められている（Blau, 1994; Burns & Harm, 1993）。CISD は軍隊でも積極的に活用されている（Miller, 1994）。多くの臨床家や研究者が，心的外傷に悩む個人やグループに対してさまざまな形式のディブリーフィングを活用している（Wilson & Raphael, 1993; Mitchell & Dyregrov, 1993; Meichenbaum, 1994）。

他の研究でもディブリーフィングが良好な結果をもたらすことを示している。救急車の要員に関する Robyn Robinson の研究では，45％の被験者がひとつあるいはいくつかの非常に深刻な緊急事態が極度のストレス反応の原因であったと述べた。調査された救急車の要員 823 人中 64％がビクトリア州危機カウンセリング隊が実施しているディブリーフィング・サービスについて知っていた。このうち 74％はディブリーフィングが役立ったと感じ，26％はきわめ

表5-2　サンディエゴとセリトスの航空機事故の比較

	サンディエゴ	セリトス
総死亡者数	125	82
航空機乗客・乗員の生存者	0	0
破壊された住宅数	16	16
墜落に巻き込まれて死亡した住民の数	15	15
救急にあたった要員の数	300	300
収容された身体の部分の数	10,000 以上	10,000 以上

(NIMH, 1979, 1983; Duffy, 1979; Freeman, 1979; Honig, 1987 をもとに J. T. Mitchell がまとめた)

表5-3　サンディエゴとセリトスの航空機事故後に CISD を受けた救急要員に関する影響の比較

	サンディエゴ	セリトス
介入	散発的に一対一の介入を実施	12回のCISD ディモビリゼーション 電話相談 フォローアップ
離職した警察官数	1年間で5人	1年間で全体で1人
離職した消防士数	1年間で7人	
離職した救急補助員数	1年間で17人	
精神科治療の利用の増加	1年間で31％	1年間で1％

(NIMH, 1979, 1983; Duffy, 1979; Freeman, 1979; Honig, 1987 をもとに J. T. Mitchell がまとめた)

て重要だったと述べ，わずかに3％が重要でないと考えていた（Robinson, 1994）。

ディブリーフィング自体を評価すると，救急車の要員の37％が非常に役に立ったと感じ，45％はまずまず役立った，18％はまったく役に立たなかったと考えていた。

CISDの過程はストレス症状を軽減させると考えられるので（Rogers, 1992），Robinsonの研究でも症状にとくに焦点を当てて検討された。ディブリーフィングを受けた要員の21％が自分の症状が軽減したと述べた。51％は症状がわずかに軽減した，28％は症状にまったく影響なかったとしている。

CISDの効果がどのくらいの期間持続するか質問したところ，その答は，長期間持続するが48％，数週間持続するが10％，数日間が14％，まったく効

果なしが28％であった（Robinson, 1994）。

　オーストラリアのメルボルンで1987年から1989年までの期間に計31回のMitchell方式のCISDを受けた救急，福祉，病院スタッフ288人に対して，その効果を調査した。ディブリーフィングの対象となった出来事には，殉職，多数の死亡（5件），幼児の死亡，同僚の死亡，患者の自殺などの緊急事態であった。緊急事態のために中等度から強度の影響を受けたと調査に応じた全員が同意した。

　ディブリーフィングが実施された2週間後に，参加者全員にアンケートが配布されたのだが，2週間後というのが重要である。というのも，他のいくつかの研究では実施後長期間経ってから調査が実施され，それが結果に影響を及ぼしている可能性があるからだ。

　メルボルンの研究の大多数の参加者は，CISDが自分自身にも，そしてグループの他の人々にも有益であったと答えていた。実際に，「緊急事態後にストレス症状を経験した救急要員の96％と福祉や病院スタッフの77％が，ストレス症状が軽減し，それは少なくともある程度はディブリーフィングのおかげであると述べた」（Robinson & Mitchell, 1993, p.376）。

　ほとんどの参加者がディブリーフィングが有益と考えた理由として次のような点がある。

・緊急事態をともに経験した人々とその出来事について話し合うことで，ストレスによりよく対処できるようになった。
・（ディブリーフィングを受けるまで，緊急事態について話すことさえ思いつかなかったが）悲劇的な事態について話すことができた。
・ディブリーフィングのおかげで自分自身についてよく理解できるようになった。

　アンケートにはCISDについての批判も含まれていたが，参加者が述べた批判というのは，本質的なものではなく，主にその手続きに関するものだった。たとえば，もっと座り心地のよい椅子にすべきだ，ディブリーフィングを早い時期に実施すべきだ，緊急事態に関与した全員がディブリーフィングに参加すべきだ，といったものであった。また，CISDが自分にとって経験のないものであって，前もって十分な知識がなかったと述べた者もいた。CISDについて

表5-4　看護婦を対象としたCISDに関する調査

CISDは有効だった	(%)
1．緊急事態について話したことが役立った	86.6
2．緊急事態に反応したのは自分だけではないと理解できた	85.1
3．緊急事態について他の人々の話を聞けた	83.0
4．緊急事態を同じように経験したグループの一部になれた	73.2
5．他の人々がどのようにストレスに対処しているのか聞けた	58.2
6．自分自身のストレス反応が和らいだ	46.9
7．CISDの指導者からストレスについて教えてもらった	22.2

CISDは無効だった	(%)
1．CISDの指導者は同様の緊急事態を経験していない	26.9
2．一緒にいて居心地の悪い人がグループの中にいた	23.1
3．緊急事態が起きてからあまりにも時間が経っていた	19.2
4．緊急事態についてグループで話し合うのは落ち着かなかった	9.6
5．ディブリーフィングのために個人的な時間が奪われて残念だった	9.6
6．緊急事態からあまり時間が経っていなかった	3.8

(Burns & Harm, 1993)

事前に多くの知識があれば，それからより多くを学ぶことができただろうと言うのだ。ディブリーフィングから悪影響を受けたと述べた者はいなかった (Robinson & Mitchell, 1993)。

メルボルンの研究ではCISDは参加者からおおむね肯定的に受けとめられていた。「スタッフにとってディブリーフィングがもたらしたよい影響と意義はきわめて大きかった。緊急事態後にストレス反応を訴えたほとんどのスタッフは，ディブリーフィングを受けることでその症状が軽減したと述べた。さらに，緊急事態がスタッフに及ぼした影響が強いほど，ディブリーフィングの意義も大きかった」(Robinson & Mitchell, 1993, p.380)。

他の研究者による調査でも，ディブリーフィングの効果について同様の理由が挙げられている。CISDを受けた219名中の193名がその効果を認めた。26名はディブリーフィングの効果はなかったと報告している。ディブリーフィングの効果について看護婦が述べた理由を表5-4にまとめておいた（Burns & Harm, 1993)。

ディブリーフィングが無効であったとする理由に注意を払うのは重要である。本書でこれから解説するCISDや他の多くの文献に記載されているCISD

は，失敗するようなディブリーフィングを取り上げていないし，また，少なくともディブリーフィング・チームにとって不快となるような CISD ではない。ロックビーにおける航空機事故に関する論文で，CISD の大原則を破ることについて述べられている。ディブリーフィングを実施したひとりが次のように述べた。

> 「われわれはディブリーフィングの基本的な原則をすぐに身につけた。すなわち，緊急事態を経験して心理的にまったく硬直した状態にある人に，最初に感情面での反応を尋ねるのは得策ではないということだった。個々人の反応を探る前に，まずグループとして多くの人々が経験したことを一緒に分かち合うほうがより効果的であり，容易であった。この方法を活用して，個人の誤った解釈や考え方を正すことができるというのはたいへん印象的であった」
> (Meichenbaum, 1994, p.521)。

ディブリーフィングは子供に対して用いてもよい結果が得られている。たとえば，アルメニア地震の1年半後に，子供に対してディブリーフィングを行い，その後，個人とグループを対象としてフォローアップを実施した。ディブリーフィングによって，子供たちの心的外傷後ストレス反応の重症度は有意に軽減した。対照群ではそのような結果は得られなかった（Pynoos, et al., 1994）。

前章までに引用した数多くの論文が示しているように，CISD とそれに関連した介入法は研究対象となり，多くの論文が発表されるようになってきている。Shalev (1994, p.209) は Raphael と Mitchell の業績がディブリーフィングの領域で「最も広く引用されている」と述べている。Meichenbaum (1994) も Shalev の意見に同意し，CISD の Michell モデルについて記述するとともに，批判も述べている。

CISD の効果：最近の研究

当然予想されることだろうが，グループに対する危機介入，とくに「ディブリーフィング」の効果に関して完全に意見が一致しているわけではない。オーストラリアにおける2つの研究が心理学的ディブリーフィングについてまず懸念を示した。McFarlane (1988) は山火事が起きた後の心的外傷後障害の長期的な経過について報告した。この研究が指摘した一つの点は，急性の心的外傷後ストレスの発症は，問題を回避すること，財産を失うこと，十分に構造化さ

れていない心理学的ディブリーフィングを受けたことから予測されるというのである。慢性のPTSDの発症は，病前の要因や悲惨な出来事とは関連のない要因によって予測されるという。たとえば，精神障害の家族歴，同時に存在する回避傾向や神経症的傾向，葛藤に直面するのを避ける傾向である。遅発性の心的外傷後ストレス群においては，病前の神経症スコアが高いばかりでなく，失った財産も大きく，また十分に準備されていないディブリーフィングを受けていた。これらの要因を判別関数分析にかけると，遅発性群の53％しか正しく同定できないことが明らかになった。そのために，この研究がディブリーフィングには効果がないことの証拠としてしばしば引用される。

初期において否定的な結果を報告したもうひとつの研究はKenardyら（1996）によるものである。オーストラリアのニューキャッスルで生じた地震の際に，ディブリーフィングを受けた者62名とまったく受けなかった者133名を比較し，その効果を比較した。この研究はディブリーフィングには効果がない証拠としてしばしば引用されるのだが，Kenardyら自身が「われわれはディブリーフィングが広く実施されていることやその内容に影響を及ぼすことができたわけではない」と述べている（p.39）。さらに，「ディブリーフィングを受けたと言っている本研究の対象者全員が実際のところ，心的外傷後ディブリーフィングを受けてはいなかった。標準化されたディブリーフィングではなかったのだ」とも述べている（p.47）。驚くべきことにKenardyら自身がこのように認識していることを告白しているにもかかわらず，いわゆる「ディブリーフィング」に反対する者はその声を低くしようとはしなかったのだ。

残念なことだが，これらの研究を引用して「心理学的ディブリーフィング」の有効性を否定する証拠にしようとする者は，変えようのない経験的な事実を否定してきたように思われる。すなわち，独立の変数であるディブリーフィングを標準化し妥当なものにすることに失敗したために，調査結果は不明確で，一般化できず，ある者は満足するかもしれない帰無仮説を支持することができなかった。

おそらくディブリーフィングの活用に関する最大の論争は，時にCochrane報告と呼ばれるWessely, Rose, Bisson（1998）による総説やRoseとBisson（1998）による総説から生じている。これらの総説は無作為抽出を行った研究だけを取り上げたので方法論的には妥当であると考えられているが，「ディブリーフィング」という用語を一貫した意味で用いていない。それが以下の研究

で明らかになっている。

　Bisson, Jenkins, Alexander, Bannister（1997）は重症の火傷患者110名を無作為に「ディブリーフィング」群と対照群に振り分けた。しかし，標準的なグループ・ディブリーフィングをしないで，個々人を取り扱っていた。両群が同等でない（ディブリーフィング群にはより重症の火傷患者が多かった），心理的効果が不良であった点について妥当な説明がされていない（ディブリーフィング群にはより経済的問題を抱えたものが多かった），強い苦痛があったり鎮痛剤の投与を受けている患者にディブリーフィングを行うことはふさわしくない，グループ・ディブリーフィングの標準的な手順を踏んでいないといった問題点があるにもかかわらず，Bissonらは調査結果に基づいてディブリーフィングの有用性に疑問を呈しているのだ。

　Hobbs, Mayou, Harrison, Warlock（1996）は自動車事故の犠牲者に対して無作為の検討を行った（ディブリーフィング群54名，対照群52名）。やはり，両群が同等でなく（ディブリーフィング群には調査時点でより重症の患者が多かった），グループ・ディブリーフィングの標準的な手順を踏んでいないといった問題点があるにもかかわらず，ディブリーフィングはかえって危険であると主張するために調査結果が用いられた。しかし，慎重に調べてみると，ディブリーフィング群は試験後に心的外傷スコアが統計学的に高いものの，臨床的には十分に意味のある差ではなかった。そして，4年間にわたる縦断的追跡調査では，Mayou, Ehlers, Hobbs（2000）はディブリーフィング群には症状が残っていたことを発見した。しかし，心理学的ディブリーフィングが外傷患者に無効であると結論したり，とくに，ディブリーフィングを個人的に行い，多くの要素からなる過程から外れて実施しておきながら，外傷患者に対するディブリーフィングが無効であると結論するのは妥当ではないと思われる。

　Lee, Slade, Lygo（1996）は流産後の女性に実施した個人ディブリーフィングの効果を評価した。しかし，ディブリーフィングによる有意な変化は認められなかった。さらに最近の同様の調査では，Smallら（2000）が，帝王切開，鉗子分娩，吸引分娩などの人工的に出産した後の女性にディブリーフィングを行った。この場合も，グループ・ディブリーフィングではなく，個人を対象としたディブリーフィングだった。ディブリーフィングは退院前に，心理学的評価は出産6カ月後に行われた。残念なことに，この研究で実施されたディブリーフィングの過程の詳細は記述されておらず，グループを対象とした介入の変

法であったことだけがわかっている。それにもかかわらず、ディブリーフィング群の94％（463人中437名）がディブリーフィングを「役立った」あるいは「たいへん役立った」と感じていた。容易に予測されるように、介入はうつ病の症状に対しては有効ではなかった。

　ディブリーフィング、とくにグループを対象とした心理学的危機介入であるCISDモデルの効果を肯定的に評価した研究がいくつかある。たとえば、エストニア号沈没の際の救援隊員（Nurmi, 1999）、ロサンゼルス暴動後の救急医療隊員（Wee et al., 1999）、警察官や消防士（Bohl, 1991, 1995）、ハリケーン・イニキの際の医療関係者（Chemtob, et al., 1997）、無差別銃撃後の救急医療隊員（Jenkins, 1996）を対象としたディブリーフィングに関する研究である。これらの調査のすべてがCISD介入の効果を支持する証拠を何らかの程度示している。しかし、個々の研究は無作為抽出された対照群がないと、批判されることがある。前述した7つの研究のうちの5つには統計学的な対照にできる状況があり、ひとつの研究では時間差のある対照群が存在した。これらの研究デザインは、対象選択、有病率、妥当性、実際の介入などによって大きく変化し得る（Campbell & Stanley, 1963）。弱点を部分的に補正し、集合的な視点からより深い洞察を得るために、Everlyらは対照群のある前述の研究のうちの6つにメタ分析を行った。そして、メタ分析の結果、CISDは臨床的に効果的に応用できることが明らかになったのだ（Everly & Boyle, 1999; Everly & Piacentini, 1999）。これらのメタ分析の結果明らかになったのは、臨床的効果の妥当性を示すのに必要とされるよりもずっと多くの統計学的基準が明らかになった点である。メタ分析と同様に、CISD研究に関して示された知見のうちのひとつは、CISD介入後に他の種類の介入が行われている例があるという点だった。厳密な意味での要素分析を混乱させているのだが、このようなフォローアップのための介入は実際にはCISDの手順の一部である。より詳しく述べれば、フォローアップのための介入は常に実際のCISDのグループ討論に引き続いて行われている。CISDへの参加者に対してフォローアップを怠るのはCISDの手順にのっとっていない。

　つい最近、Watchorn（2000）はグループ・ディブリーフィングがPTSDの予防に有効であることを示した。心的外傷類似の解離状態は長期の障害を予測するが、解離症状を呈した者にとって、ディブリーフィングを受けることで長期的障害が減ると結論された。同様に、Deahlら（2000）は、CISDモデルの

ディブリーフィングで唯一無作為化した調査において，CISD が不安障害，うつ病，PTSD の症状やアルコール依存症を軽快させるのに有効だったと述べている。国連の平和維持活動に携わった英国兵 106 名について調査が実施された。さらに，すべての兵士は作戦ストレス訓練を受けていた。6 カ月後のフォローアップの時点では，ディブリーフィングを受けたグループはアルコール依存症の率も，不安障害，うつ病，PTSD の心理学的スコアも低かった。この最近の調査結果は，CISD モデルのディブリーフィングが緊急事態に反応した心理的悪影響やより強度の心的外傷体験を和らげるのにも有効であることを示している。しかし，ディブリーフィングは単一の介入として用いられるべきではない点を再度強調しておく。既に述べたように，英国心理学会（1990）と Everly（1997; Everly & Mitchell, 1999）は，危機介入はあくまでも複数の技法を組み合わせて実施すべきであると主張している。危機介入はこのように複数の要素からなる試みであるべきなのだが，この点が現実に実施される際にはしばしば忘れられている。

CISM の効果

　統合され多要素からなる CISM プログラムの効果は今や慎重な質的分析や（Everly, Flannery, & Mitchell, 2000; Everly & Mitchell, 1999; Miller, 1999; Dyregrov, 1997, 1998, 1999），経験的な調査，そしてメタ分析によっても証明されつつある（Flannery, 1998; Flannery, Penk & Corrigan, 1999; Flannery, et al., 1995; Flannery, et al., 1998; Flannery, et al., 2000; Mitchell, Schiller, Everly, & Eyler, 1999; Everly, Flannery, & Eyler, in press; Flannery, Everly, & Eyler, 2000; Western Management Consultants, 1996）。

　1985 年にオーストラリアのコモンウエルス銀行は 30 件の強盗の被害にあい，107 名の行員が影響を受けた。当時は，ディブリーフィングや心的外傷対応チームなどがなかった。強盗に直接関連して 281 名の行員が退職し，強盗事件があってから 6 カ月以内に計 668 日の病欠を認めた。従業員への平均補償金額は 18,488 オーストラリアドルだった。「強盗事件対応援助チーム」という名の緊急事態ストレスチームが 1986 年末から 1987 年初めにかけて結成された。チームが結成された後の 1987 〜 1988 年には，36 件の強盗事件があり，107 名の行員が影響を受けた。

　強盗事件対応援助チームによる心的外傷へのサポートによって，従業員の病

表5-5 オーストラリアのコモンウエルス銀行行員の補償の比較

	1985年	1987〜1988年	変化
強盗件数	30	36	+20%
影響を受けた行員数	107	107	0%
援助サービス	なし	援助チーム	
強盗に直接関連した病欠日数	281	112	−60%
直接関連しない病欠日数	668	265	−60%
補償額（豪ドル）	$18,488	$6,326	−66%

(Leeman-Conley, 1990)

欠日数や補償額が減少した。強盗事件で影響を受けた行員が使った病欠日数はわずかに112日となった。これは1985年と比べて60％の減少だった。強盗事件後6カ月以内の他の直接関連しない病欠日数も265日になった。この数字も1985年と比較して60％の減少だった。より劇的に変化したのは，補償額であった。援助チームが結成されてからは，平均補償額は6,326オーストラリアドルとなり，従業員への補償額は66％減少した。表5-5はこれらの統計をまとめたものである（Leeman-Conley, 1990）。

Flanneryの暴行被害者アクション・プログラム（ASAP: Assaulted Staff Action Program）はごく最近のCISM危機介入チームであり（Flannery, 1998, 1999a-c），病院，診療所，学校などで活用されている。ASAPが効果的な危機介入であることを研究は一貫して指摘している。ASAPに関する5つの研究における最近のメタ分析によると，メタ分析相関はきわめて強く，非常に高い臨床的な効果を示している（Flannery, Everly, & Eyler, 2000）。メタ分析による最新かつ最大の調査がCISMの8つの共同研究に実施された。さまざまに異なる状況における対象に関する共同分析の結果によると，十分条件をはるかにしのぎ，臨床的に有益である証拠を示している（Everly, Flannery, & Eyler, in press）。当然予測されるように，当初から計画されている多要素からなるCISMのほうが，単一のCISDよりも優れていることをRichards（1999）は示した。

CISMを批判する者は，危機介入を支持するこの種の調査は準経験的なものであり，真に科学的なものではないという。たしかに，内容の妥当性を犠牲にしないで実施が可能であるならば，危機介入の効果を評価できる無作為研究デザインが望ましいだろう。しかし，前述したように，CISMはメタ分析によっ

て詳しく評価され，経験的な調査のレベルでは有効であることがわかっている（Everly, Flannery, & Eyler, in press; Plannery, Everly & Eyler, 2000）。内容に関する調査が準経験的なものではあるが，いくつかの理由で認識論的な価値は証明されているのだ。1）このような研究デザインを用いることは，たとえ単一のケーススタディであったとしても，調査を実施するのに意味あるデータを提供するのに役立つ（Herson & Barlow, 1976; Blampied, 2000）。2）（とくに CISD や CISM では）標準化された手順を守ることは，内的な妥当性の基礎となるとともに，特定の外的な妥当性を強化するのにも役立つ。3）メタ分析を用いることで，参加者による調査が系統的な誤謬を犯す傾向を減らし，内的な妥当性を減じる危険を補うことができる。4）さまざまなグループに対してメタ分析を用いることによって，CISD と CISM の効果を支持するメタ分析の知見の妥当性を強化することにもなる。5）メタ分析を共同して用いることは，対象人口を増し，結果の妥当性を増すことによって，その知見の信頼度を高めることにもなる。とはいえ，無作為化の研究デザインが将来的には当然望ましいものである。

　これまでの事柄をまとめると，危機介入に関する定義自体が，この種の調査の臨床的意義について結論を下すのを妨げてしまっているように思われる。幸い，定義についても理解が増し，有意義な結論を下すことができるようになってきた。しかし，当然，以下のような点が挙げられる。

1. ディブリーフィングに関する初期の調査は CISD についての自己報告調査のデザインに焦点を当てていたように思われる。このような調査は CISD モデルのディブリーフィングを支持する個々の証拠を統合するのに役立った。

2. 第二世代のディブリーフィングに関する研究では，ディブリーフィングを定義することも，ディブリーフィングの最中に実際に何が起きているのかも記述できなかった（McFarlane, 1988; Kenardy, et al., 1996）。しかし，介入の性質と存在を実証する必要性を強調したという意味で，この時期の調査はディブリーフィングの理解に貢献した。

3. 第三世代のディブリーフィングに関する研究は，個人を対象とした介入

手法を用いて患者を対象に実施された（Visson, et al., 1997; Hobbs, et al., 1996; Mayou, Ehlers, & Hobbs, 2000; Lee, Slade, & Lygo, 1996; Small, et al., 2000）。彼らの研究は次の点で貢献した。ａ）危機介入は精神療法の代用品ではないことは明らかであるが，それでもきわめて有効である（Small, et al., 2000）。ｂ）急性の身体医学的な苦痛に満ちた患者にとって，危機介入は鎮痛剤，身体的・心理的リハビリテーション，再建手術，経済面でのカウンセリングの代わりにはならない。これらの研究は，ディブリーフィングが悪影響をもたらすといったいかなる結論を下すのも時期尚早であることをはっきりと示した（Bisson, McFarlane, & Rose, 2000）。

4．第四世代のディブリーフィングに関する研究は，再び CISD モデルのグループ・ディブリーフィングを用いたが，初期の研究に比べると，研究のデザインが改良されていた。Nurmi (1999)，Bohl (1991, 1995)，Chemtob ら (1997)，Wee ら (1999)，Jenkins (1996)，Everly と Piacentini (1999) によるメタ分析研究，Deahl (2000) による無作為化デザイン研究，Watchorn (2000) らの研究は，CISD モデルのディブリーフィングが心理的苦悩を和らげ，飲酒量を減らし，PTSD を予防するうえで効果的な臨床手技であることを明らかに示した。彼らの研究がディブリーフィングについての理解に貢献したのは，標準化され，理論に基づき，経験上創案された，小グループを対象にした危機介入のための手順の価値を示したことである。

5．最後に，さまざまなタイプの危機介入プログラムに対してディブリーフィングという用語を使うのは，明らかに誤っている。すでに定義したように，CISM（Critical Incident Stress Management: 緊急事態ストレス・マネジメント）こそが，危機介入に対する包括的かつ多要素的なアプローチを示す用語である（Everly & Mitchell, 1999; Flannery, 1998）。Bordow と Porritt (1979) らが実施した無作為試験研究や，Busutti ら (1995) が実施した検査前・後の患者を対象とした調査は，多くの側面からなる CISM 類似のアプローチの必要性を支持した。後に，Flannery（Flannery, Everly, & Eyler, 2000），Everly（Everly, Flannery,

& Eyler, in press)，Richards（1999）が危機介入に対する CISM アプローチが臨床的に有効な介入法であることを明らかにした。これらの研究によって危機介入の広い領域についての理解が深まり，危機介入とは決して単一の介入からなるのではなく，統合された多要素的な介入であるべきであるという点が明らかになった。Bisson, McFarlane, Rose（2000）は，一度限りの危機介入としてのディブリーフィングは奨められないが，現時点では，多要素的な危機介入の一部としてのディブリーフィングはほとんどの人に受け入れられていると述べている。

CISM に関する研究：重要な点のまとめ

1. Swanson と Carobon（1989）は米国精神医学会の精神障害に対する治療の特別委員会報告書に次のように述べている。「危機介入は感情的な危機に伴う苦痛を和らげるうえで有効性が証明された方法である」（APA, 1989, p.2520）。1960 年代までさかのぼることのできる証拠に基づいて，危機介入（緊急事態や心的外傷を伴う体験の後に可及的かつ速やかに行う心理的介入）は心理的障害を和らげる有効な方法であることが証明された（American Psychiatric Association Task Force Report, 1989; Everly & Mitchell, 1999）。Parad と Parad（1968）は 1,656 件のソーシャルワーク事例を検討し，危機介入はさまざまな精神科的問題を減らし，患者がストレスに対処する能力を改善するための有効な方法であると結論を下した。Langsley, Machotka, Flomenhaft（1971）は入院治療あるいは家族危機介入のいずれかに無作為に割り振られた精神科患者 300 名について追跡調査を実施した。危機介入群は，6 カ月後と 18 カ月後の調査時点で入院の必要性が明らかに低かった。Decker と Stubblebine（1972）も 2 年半の縦断的研究で同様の結果を得た。さらに，Bordow と Porritt（1979）は無作為化実験デザインを用いて，多要素からなる危機介入が，単一の危機対策に比べてすぐれていることを初めて明らかにした。緊急事態後の早期の段階で心理学的介入を行うことを支持する多くの理由があり，また，CISD と CISM の活用を支持する証拠があるのだが，今後も引き続き，経験的な妥当性の検証と臨床面での改善を目指す価値がある。

2．最近の文献を総説すると，危機介入，とくにディブリーフィングに関して活発に議論されていることが明らかになる（Raphael & Wilson, 2000; Everly & Mitchell, 2000）。Dyregrov（1998）は「ディブリーフィングに関する議論は，単に科学的なものというだけでなく，政治的なものでもあるというのが私の意見である。ディブリーフィングは治療の領域に確かな位置を占め影響力を及ぼしているため，技法としてのディブリーフィングは，精神医学のエリートにとっては脅威と映るのだ」と述べた。たしかに，少なくとも，ディブリーフィングの議論は，その意味がさまざまに理解されたうえでなされている。

3．いつもはっきりしているというわけではないが，こういった議論の中核には，さまざまな主要な用語や概念の使用をめぐって多くの混乱が存在している。もう少し詳しく言えば，ディブリーフィング，CISD，危機介入，CISMといった用語の使用に関して多くの混乱が認められる。混乱の原因としては主に語義そのものの解釈の仕方と，それらの用語を一貫した意味で用いていないことから生じている（Bisson, McFarlane, & Rose, 2000; Everly & Mitchell, 2000）。

4．最近最も広く用いられている意味とは異なり，いかなる早期の危機介入に対してもディブリーフィングという用語を使う者がいる。たとえ，実施に当たってその技法が標準化していようがいまいが，あるいは，個人に対して用いられようがグループに対して用いられようが，そのような人々はディブリーフィングという用語を使っている。残念なことに，用語を統一していないために，意味ある経験的な比較が難しくなってしまっている。論理的思考は用語を一貫した意味で用いることに基づいていなければならない。

5．しかし，この問題について報告された圧倒的に多くの論文が次の点で意見の一致を見ている。
　　　a)「危機介入」とは早期の段階で心理学的な応急処置を実施することであり，その目的は，1) 心的外傷あるいは緊急事態の後に引き続いて起きる急性の苦悩や機能障害の緩和をはかる，2) 心理学的ト

リアージ，すなわち，カウンセリングや精神療法といった，より専門的な心理学的治療を要する人を選別したり，専門的治療を受けやすくする，3）精神療法に関しては，現在では非常に多くの短期精神療法が存在するが，危機状況の早期の段階では精神療法は一般的には適応にならないし（Debenhan, Sargent, Hill, & Slater, 1941），短期精神療法を実施するとそもそも訓練を受けて経験の豊富なピアの介入者の重要な役割を奪ってしまう。

　b）CISDとはグループを対象にした7段階の介入法で，一般的には緊急事態が発生してから1～10日後に実施される（大規模災害の場合は，3～4週間後）。その過程は典型的には3～20人の小グループで行われる。CISDは最も歴史が古く，最も広く活用され，研究でも実証され，標準化されたグループに対する危機介入モデルである。CISDは精神療法ではないし，精神療法の代用とするために作られたものではなかった。また，CISDは伝統的な従業員支援プログラム（EAP）の代用として作られたものではなかった。さらに，CISDは心理的・身体的リハビリテーションの代用として作られたのではなかった。当然のことながら，CISDは救援活動を批判するものでもない。最後に，CISDは単一で実施される介入として作られたのではなかった。むしろ，CISDは急性の苦悩を和らげ，治療の優先順位を設定する方法として用いられ，CISMと呼ばれる包括的な危機介入プログラムの一要素として活用されるように作られている（CISM; Everly & Mitchell, 1999）。

　c）心理学的介入に対するMillonの統合的・共同的アプローチと同様に，CISMは包括的・統合的で多要素からなる危機介入法であり，CISDはその一要素である。CISMの基本的な要素を列挙した表1-1（20頁）を参照されたい。他のタイプの危機介入とは異なり，CISMではその状況の必要性に応じて適切な介入を選択するという，危機介入の最善の方法を選択するように働きかける。警察官，消防士，救急医療要員，看護婦，他の医療スタッフといったハイリスクの職業に就いている人々に対処するのと同様に，精神保健の専門家を十分に訓練されたピア・サポート要員とともに活用することが望まれる。

6．この領域に関して多くの貢献をしてきた人々は次の点で意見の一致を見ている。a）危機介入の領域に関連する主要な技法が不統一な形で用いられてきた。b）ディブリーフィングの効果を評価する無作為化された研究のほとんどが，個人を対象としたディブリーフィングを無定見に利用しているため，その悪影響を受けている。c）ほとんど肯定的な結果もまた否定的な結果も示していないこのような無作為化された研究が，対象人口に対する効果を誤って評価し，それは危機介入の評価には不適切であると思われる（Bisson, McFalane, & Rose, 2000; Everly & Mitchell, 1999, 2001）。

7．CISDモデルの心理学的ディブリーフィングは緊急事態後の急性ストレスの症状を緩和するのに有効であると研究が示している。その研究には，2つのメタ分析の研究と7つの基本的には経験的な研究（無作為化デザイン研究1件，2群間対照研究5件，時間差デザインの研究1件）であった。メタ分析評価によって，CISDが臨床的に意味ある好結果をもたらすことが明らかにされた（Flannery, Everly, & Eyler, 2000; Everly, Flannery, & Eyler, in press）。

8．危機介入に対するCISMの多要素的なアプローチが苦悩や機能低下の症状を緩和するのに効果的であることを研究は一貫して示している。その研究には，2つのメタ分析の研究と8つの基本的には経験的な研究があった。メタ分析による評価はこれらの研究が有意に臨床的な効果があることを示していた（Flannery, Everly, & Eyler, 2000; Flannery & Eyler, in press）。

9．経験的に十分な評価をされて，CISDもそしてより重要なことにCISMについても，幅広く多様な調査がその有効性を支持している。そして，パワー分析などを用いて検討したところ，その臨床的な効果が疑問をはるかに上回っていた（Everly & Boyle, 1999; Everly, Flannery, & Eyler, in press; Flannery, Everly, & Eyler, 2000; Everly, Flannery, Eyler, & Mitchell, in press）。

10. 以上をまとめると，CISM は効果的な危機介入であり，急性の心理的危機に伴う苦痛な兆候や症状を軽減できる。しかし，十分な訓練や経験を積まずに実施されたり，単独で実施されたり，精神療法の代用として実施されたり，急性の身体医学的危機にある患者に対して実施されたり，標準化や質の評価を考慮しないで実施されると，たとえ CISM であっても，危機介入は効果が上がらず，場合によっては悪影響さえもたらしかねない。以上指摘してきたすべての点が明らかに指摘しているのは，危機介入（とくに CISM のような危機介入に対する包括的なアプローチ）の臨床的な有効性を認識するには十分な訓練が必要であるということである（Dyregrov, 1997, 1998）。

CISD の注意点

たとえ十分に計画されたうえで実施されたとしても，ただひとつの心理学的な方法だけで，すべての状況にあるすべての人々に同じように効果が上がるというわけにはいかない。ある人にとっては最大の利益が生じたとしても，別の人はほとんど何の影響も受けないかもしれない。CISD の成否は以下に挙げる（そして，それ以外にも）相互に関連する要素にかかっている。

1. **CISD をはっきりとした目的のために用いる**（心的外傷の衝撃の緩和，心的外傷後ストレス反応の予防，極度の心理的外傷を経験したが精神科治療の対象ではない人々の回復過程の促進）：CISD は PTSD や他の精神障害の治療として開発されたのではない点を銘記しておくべきである。CISD の主な有用性は，PTSD を初めとしてさまざまなタイプの心的外傷ストレスを予防したり緩和したりするための手技である。災害復旧の場における CISD の幅広い利用に関して最近の総説は次のように警告している。「われわれは CISD がある種の被災者を援助していることを認識している。しかし，現場で活動にあたっている者の中には CISD の効果をあまりにも期待しすぎている者がいることについても注意すべきである」（Hiley-Young & Gerrity, 1994, p.17）。

2. **実施時期**：心的外傷を伴う事態の後にあまりにも早すぎたり，あるいは遅すぎる介入は効果がないかもしれない（Burns & Harm, 1993）。

3．グループのメンバーに助けを求める準備ができている：もしも援助を必要としている人にそれを受け入れる準備ができていないと，いかなる援助も無駄になってしまう（Mitchell, 1994）。

4．自分自身が緊急事態にどの程度関与しているか：緊急事態により個人的に深く関わっていると，ディブリーフィングだけでは心的外傷のもたらす悪影響を克服するには十分ではない可能性が高くなるように思われる。たとえば，自然災害の被災者を援助している消防士や警察官が，自宅が被害を受けていなかったり家族が被害者でない場合は，災害後に行われたディブリーフィングが役立つと感じるだろう。ところが，救急サービス要員が災害の後に他の人々を助けなければならないだけでなく，自分自身も自宅を失ったり家族が怪我をしたり死亡している場合には，ディブリーフィングだけでは十分な効果が上がらないだろう（Raphael & Wilson, 1993; Hiley-Young & Gerrity, 1994）。

5．緊急事態が生じた際にある人物の心理学的な苦痛の程度はどのくらいか：ディブリーフィングだけでなくそれ以上の援助が必要になる人がいる。現在の緊急事態が生ずる以前から既に非常にストレスに満ちた状況に対処していたとか，同時にいくつものストレスに満ちた事柄を経験している人がいて，そのような人には特別な配慮が必要になる（Raphael & Wilson, 1993）。

6．心的外傷となる事態が生じる前にすでに存在していた精神障害はどの程度か：非常に深刻な精神症状を呈している人もいる。そのような人が極度のストレスを経験したとする。その結果，緊急事態のもたらすストレスに対処できずに，さらに症状が悪化してしまう。このような状況では明らかに精神科治療の適応となり，CISDの効果はそれほど期待できない（Hiley-Young & Gerrity, 1994）。

7．適切に訓練された精神保健の専門家とピアが協力してCISDを実施する：不十分な訓練しか受けていないディブリーファーや，経験が不足しているためにCISDを不適切に応用してしまう人は，CISDが失敗する

原因を作りかねない（Mitchell & Everly, 1993）。

8．CISD の方針や手順に忠実に従う：これまでの経験の蓄積から CISD の過程は十分に整備されているので，一般に認められている手順からあまりにもかけ離れる方式は，参加者に悪影響を与えたり，方法そのものが失敗する可能性がある（Mitchell & Everly, 1993）。

9．心的外傷ストレスと CISD 過程についてどの程度まで事前教育を受けているか：事前教育は心的外傷体験の衝撃を和らげ，参加者がその過程を効果的に受け入れて有効に活用するのに役立つだろう（Mitchell, 1994）。

10．フォローアップがどの程度実施できるか：いかなる種類のサポート・サービスも適切なフォローアップがなければならない。サポート・サービスを受けた人がその後どのような健康状態にあるのかしばしば確認するのは重要である。それ以上の援助を必要としない人もいれば，さらに援助が必要で，場合によっては専門家によるカウンセリングに紹介する必要がある人もいる（Mitchell, 1992; Mitchell & Everly, 1993）。

11．緊急事態はどの程度深刻であったか：あまりにも深刻な緊急事態であったために，CISD だけではすべての悪影響を除去できないこともある。ディブリーフィングをした数カ月後も，心的外傷ストレスのいくつかの症状が残り，それを軽減するためにさらに援助しなければならないこともある（Sloan, et al., 1994）。

12．緊急事態を経験してどのくらいの期間が経っているのか：一般に信じられているほどには，時が経つことが傷を癒してくれるというものではない。救急要員に関する最近の研究によれば，サービスを実施した時期，そのタイプ，経験した緊急事態の数，長期間持続したストレス症状の間には関連があるだろうという（Moran & Britton, 1994）。

13．管理部門からどれほどのサポートが得られるのか。

14. 家族や社会からどの程度のサポートが得られるのか。

15. 単にディブリーフィングだけではなく，より多くの要素からなる CISM プログラムが存在しているか（Robinson & Mitchell, 1993）。

CISD 研究に関する注意点

　CISD についての研究を計画したり，あるいは，他の研究者の論文を読むときには，以下の点について考慮することが重要である。そうすることで，研究の成果は CISD を実施する者にとってさらに意味あるものとなるだろう。

1. 研究が対象にしようとしている特定のディブリーフィングについて十分な訓練を受けるべきである。こうすることによって，研究を実施しようとする者は，ディブリーフィング・モデルを適切に実施することが理解できるようになる。あるモデルについて読むだけでは不十分である。それではその領域について書かれた論文を単に総説するだけになり，過程の理解が不十分になってしまう。

2. 研究対象のモデルを正しく定義し，それを詳細に記述すべきである。最近ではディブリーフィングについて調査したと主張する研究者が多いのだが，あるディブリーフィング過程について正確に記述することさえできていない。ごく手短で構造化されていないインタビューから，高度に構造化されたグループ介入まで「ディブリーフィング」の一言で済ませてしまっている。「ディブリーフィング」という用語が何を意味しているのか正確に記述するだけでも，研究は一層有用なものになる。その過程の定義が不十分であると，研究論文を検討しようとする者に多くの混乱を起こしてしまう。

3. 研究対象となる人口を正確に定義すべきである。たとえば，単に消火作業にあたった人について研究したと記述すると，読者にさまざまな印象を与えてしまう。むしろ，たとえば，火事のために実際に自宅が焼失する恐れがあり，自分自身と財産を守ろうとするために消火作業にあたっている人などと具体的に述べたほうがより正確である。

4．研究の対象となる人口に異なるグループを混ぜるべきではない。現場の周辺で整理にあたっている警察官は，たとえ同じ事件の火事の現場に最初に駆けつけた警察官とは，経験も視点も異なる。また，同じ緊急事態を経験したとしても，一般市民と救急要員を一緒にして扱うのは賢明ではない。当然のことながら，訓練，経験，性格，反応などがそれぞれに非常に異なるだろう。

5．研究の一環としてディブリーフィングを行う者は十分に訓練を受けていて，経験豊富でなければならない。また，ディブリーフィングのスタイルが個々人によってさまざまに異なる可能性についても注意を払う。同様に，チームの伎倆もそれぞれに異なるだろう。研究を計画するにあたって，できる限り一貫性を確保する必要がある。いかなる研究結果においてもわれわれが検討しているのはある特定のモデルや行動の手順ではなく，むしろ，あるモデルや手順を実施する臨床家の能力を検討しているのだ。

6．できる限り同様の事態を比較すべきである。たとえば，複数の死傷者が出た交通事故と，ごく軽度の自動車事故を対象にして，CISD過程の効果を比較するのは研究としては適切ではない。2つの事故のストレスの影響はまったく異なるからである。

7．同じ緊急事態にほぼ同じ程度に曝された人々を比較すべきである。

8．実際に研究されなかった事柄について論文で討論すべきではない。換言すると，優秀な研究者は，研究計画に実際に含まれていなかった知見について言及することを控える。たとえば，緊急事態発生から24時間以内にディブリーフィングが行われたか否かを調査する研究計画であったのに，自発的なディブリーフィングだけが有効であったなどと述べるのは不正確である。

9．実際のデータから得られる以上の結論を下すべきではない。たとえば，精神分裂病（統合失調症）の治療にCISDが有効かどうかを研究したの

ならば，CISDが精神分裂病には良い結果をもたらさなかったと結論を下すべきであって，精神分裂病ではない救急要員にディブリーフィングは効果がなかったなどと結論するのは不適切である。

10. ディブリーフィングの実施後なるべく早い時期に研究を実施すべきである。多くの研究者が何カ月も経ってからデータを収集している。介入時点から長期間経ってしまうと，結果に影響を及ぼす多くの変数が入り込んでしまう危険がある。

11. 心的外傷を伴う事態を経験した人々がディブリーフィングから十分な利益を得られると考えられるのに，現在進行中の研究計画があるからといって，サポート・サービスを行うのを妨げてはならない。

12. 同じ課題を取り扱った先行論文を十分に検討すべきである。

　CISMの領域においてさらに積極的に研究を実施する必要があるのは明らかである。これまでに述べた必要最小限度のガイドラインはこれから研究を始めようとする人や，論文を読もうとする人にとって役に立つはずである。

まとめ

　本章ではディブリーフィングとディフュージングを確立させ，保持する刺激となるような理由と方法についての洞察を探ろうとしてきた。
　CISMの運用には，以下の点が重要であると思われる。

・早期介入
・カタルシスの機会
・心的外傷を言語化し再構築する機会
・行動面での構造を築き，その中でグループの過程を進める（行動面でのいわば「地図」のような役割をする）
・構造化した心理学的進展を図る（心理的な地図）
・グループ・サポート
・ピア・サポート

・フォローアップの機会

最後に，ディブリーフィングとディフュージングで重要なのは誰かが真剣に心配しているという点を伝える点にある。

William James の言葉を繰り返すと，人間の最も深い願望とは理解されたいということなのだ。このような理解に基づいて，人間が達成できることには無限の可能性があると言えるだろう。

そして，CISD と CISM の双方が今では標準的ケアとなりつつあり，臨床的な効果を支持する多くの研究データがある。

第6章

現場におけるサポート・サービス

はじめに

　第一線で働く人々が抱える苦悩は想像を絶するものがある。しかし，ほとんどの事態は彼らにとってごく日常的な業務の一環であり，明らかなストレスをきたすことはない。それでも時には，何かが起き，1人か2人の人にとって，いやグループ全体にとって極度のストレスとなる事態が生じる。そのような事態が起きたら，訓練されたCISMスタッフを現場に送り，ストレス反応に対処するように働きかけるべきである。本章では，グループを援助し，現場におけるサポート・サービスの要請に応えるCISMチームについていくつかのガイドラインを示す。

「現場」とは

　「現場」とは，行動が起きている場所，すなわち，人々が実際に活動している所である。警察官にとっては，巡視する責任地域である。救急医学では，現場とは，救急車内，あるいは，事故が起きた場所，病人がいる場所を指す。コミュニケーション要員にとっては，現場はオペレーション・センターである。看護婦にとっては，現場は救急室や他の病院内の施設である。

　人々が働く場所（現場）で苦痛に満ちた状況が発生し，サポート・サービスがその場で，あるいはそこから非常に近い場所で行われるときに，それを「現場におけるサポート・サービス」と呼ぶ。現場で実施されるサービスは短時間かつ実際的な危機介入であり，現場で働く人々の苦痛を軽減することに限定している。現場で実施される危機介入は本質的には個人を対象としたものである。緊急事態が発生した場所でグループ介入が行われるのはごく稀である。グループに対して非常に短い情報を与えるようなミーティング以外は現場で行われることはまずない。

アプローチの方法

　現場におけるサポート・サービスには主に2種のアプローチがある。最初の方法は，訓練されたスタッフが偶然，緊急事態に遭遇し，活動を開始するものである。もしもそのスタッフが他の活動で忙しすぎることがなければ，影響を受けている同僚に注意を向けることも可能だろう。もちろん，このように偶然に活動を開始する機会はごく限られたものである。

　現場におけるサポート・サービスのもうひとつの方法は，十分に計画され組織されたアプローチである。この方法では，訓練されたCISMスタッフが緊急事態に備えて組織される。彼らには通常の業務があるが，通常の業務から離れて，現場におけるサポート・サービスを行う特別なチームに編入される。あるいは，数日とか，あるいは月に数晩，ボランティアとしていつでも呼び出しに応じられるようにしておく。必要ならば，彼らは現場に呼び出されてサポート・サービスを実施する。現場で必要とされる事態に備えて，ある種の行事では，CISMチームがいつでも活動を開始できるように待機していることを自動的に定めている地域もある。当然，組織されたアプローチには明らかに多くの利点がある。

目　標

　現場におけるサポートの目標は，まさに危機介入の目標と一致する。現場におけるサポート・サービスの目標を以下に挙げる。

- ・状況を安定させ，さらにストレスが強まらないようにする。
- ・心的外傷をもたらす出来事の影響を和らげる。
- ・苦痛に満ちた人を援助するさまざまな資源を活用する。
- ・緊急事態から立ち直り，異常な事態に伴う感情を和らげる。
- ・できるだけ早く適応的な機能を回復させる。

一般的な効果

　現場におけるサポート・サービスによる初期介入によって，すっかり感覚が麻痺してしまうような機能低下の状態へと悪化するのを防ぐ。ストレスを早期に認識することで，あまり目立たず，費用もそれほどかからない介入ができ，

正常な機能にすみやかに戻るように働きかけられる。現場におけるサポート・サービスは，心的外傷体験の衝撃を減らし，さらに症状が悪化するのを防ぎ，長期間心身の苦痛が続くことを和らげる。現場におけるサポート・サービスによって短期間の休息を得られた人は，自分が大切にされていると感じ，素早く反応し，感情的に圧倒された状態から回復していく。彼らは正常の認知の防衛に戻り，それによって任務を遂行することが助けられる。

対　象

CISM スタッフにより現場で介入を行う対象となるのは以下に挙げる3つのグループだけである。

・明らかに苦悩の兆候を呈している人々
・助言やコンサルテーションだけを受けている指揮官や上司
・緊急事態に巻き込まれ，苦悩に満ちた最初の犠牲者，家族，目撃者，傍観者

現場におけるサポート・サービスのほとんどは，長期化した災害現場や，大規模災害の現場で実施される。しかし，苦痛に満ちた状況で，一時的にでもそれに圧倒されてしまいかねない，いかなる程度の緊急事態においても，CISM チームによる緊急の個人的サポートは必要になるだろう。

誰が実施するか

CISM の訓練を受けていて，さらに危機介入について実際的な知識があるピア・サポート・スタッフが現場におけるサポート・サービスを実施する。危機介入や CISM の訓練を受けたチャプレンや聖職者もしばしば悲劇が起きた現場で人々を援助するように要請される。状況が拡大し，悲惨な事態で，ピア・スタッフがあまりも多忙であったり，緊急事態に圧倒されてしまっている場合には，CISM の訓練を受けた精神保健の専門家も呼び出される。なお，善意に基づいてはいるものの訓練を受けていない人は，人々を助けようとするあまりに誤った技法を用いてかえって状況を悪化させてしまいかねない。

実施時期

現場におけるサポート・サービスはただちに実施すべきである。事態がまさ

に起きている状況で、現場におけるサポート・サービスを直ちに実施する。現場にできる限り近い場所でサポート・サービスを実施する。しかし、危険に曝されないような比較的安全な場所を選ぶ。介入が成功するためには、サポートは短期間に限定するということも重要な条件である。

重要な規則

現場での激務やそのような状況で働いている人々の防衛機制を考えると、現場において複雑な介入を実施することはできない。CISM チームが実施することはすべて、短期間かつ単純なものであるべきだ。守るべき規則が3つある。

- 明らかに苦悩に圧倒されている人だけにサポート・サービスを実施する。十分に任務を遂行できている人に対しては、仕事を妨害しない。きちんと仕事ができている人に対してわざわざ感情状態をチェックしたりしてはならない。彼らがそのまま仕事に専念できるようにする。
- 介入はごく短時間にすべきである。数秒で十分な場合もある。5 分間の介入でも十分に長く、15 分間はきわめて長い。実際、15 分間の介入の最後のほうになっても、明らかに回復していないように見える人は、その後十分に回復して現場での仕事に復帰できる可能性は低い。混乱するような刺激から離れて 15 分経っても、苦痛が去らない場合は、その人を現場での仕事に戻すべきではないことを示しているかもしれない。
- 現時点で心配なことに焦点を当てる。過去を探る必要はない。サポート・スタッフは「今、ここ」で起きている出来事に集中する。緊急の出来事は CISM チームが影響を及ぼすことができる唯一の事柄なのだ。ある人物の過去に関連する事柄は、危機反応の最中に解決を図るにはあまりにも複雑すぎる。

現場におけるサポート・サービスの効果を上げるためのガイドライン

- 自分自身そしてその状況で働いているスタッフの安全に配慮する。
- CISM サポートが任務であるならば、緊急事態に自ら身体的に関わってはならない（要するに、災害現場で怪我人を搬送するといったことは他の人の任務であって、CISM チームの仕事ではない）。同時に2つの仕事をすることはできないのだ。

・現場におけるサポート・サービスは常識に基づいたアプローチであるべきだ。介入を始める前に十分に計画を練る。ある人に対して実施しようとしているサポートがどのような反応を引き起こすか前もって考えておく。
・CISM サービスが唯一の任務である場合，現場そのものの外部にいるべきである。
・緊急事態に関与しているスタッフの仕事ぶりを批判してはならない。
・苦痛に満ちた人に対して不必要な関心を引くことを避ける。
・明らかな苦悩の兆候を探す。

　　☆ 無目的にウロウロする。
　　☆ 突然意味もなく怒りを爆発させる。
　　☆ 感情がまったくコントロールできなくなる。
　　☆ ショック様の状態になる。
　　☆ 泣く。
　　☆ 遠くを呆然と見つめる。
　　☆ いつもとは異なる行動をとる。
　　☆ 不適切な行動をとる。
　　☆ 大げさな行動をとる。
　　☆ グループから孤立している。
　　☆ その他。

・助言を与えるのは，現場で真に必要としていることに限る。
・現場で役に立つと思われる行為を強化する。
・できる限り最初の要請に応える。
・感情がこめられたような質問をするのを控える。何が起きたのかを尋ね，影響を受けている人が自分の言葉で語るように働きかける。
・慎重に話を聞く。最善の傾聴の技法を用いる。
・その人だけが独特であるとか異常であるとかいった感情を払拭するように働きかける。
・自分が今体験している反応は正常で，短期的なものであることを認識させ，その反応が治まったらできる限り早く任務に復帰できることを理解させる。
・ストレスが和らいだら，短時間の休憩後，できる限り早く任務に戻す。
・同じ任務が再び苦悩を増してしまう可能性を減らすために，現場で別の任

務に替える必要が出てくることもある。
・必要ならば，苦痛に満ちた人に対して，後で連絡してくるように働きかけたり，ディフュージングやディブリーフィングが実施される場合は，それに参加するように伝える。

精神保健の専門家や聖職者の現場での役割

　精神保健の専門家や聖職者が悲劇が起きた現場で援助に加わるように要請されることが時々ある。援助が受け入れられて，有効であるようにするために，いくつかの点を銘記しておかなければならない。
　第一に，このような人々は援助が要請されなかったり，事前に準備された対策システムの一員でない場合は，現場に行ってはならない。要請もされていないし，正規の対策チームの一員でもないのに現場に姿を現すと，現場で働いている人々の怒りや憤りを増してしまいかねない。これらの「招かれざる客」が不必要にスタッフを現場から引き離したり，仕事の障害になったりするのではないかと多くの人々が恐れてしまうからだ。
　精神保健の専門家や聖職者が現場に来るように要請されたら，まず指揮所に顔を出すべきである。そこに行かずに，ただ現場をうろついたりしてはならない。さらに，明らかに苦悩の兆候を示している人がいないかチェックするときには，なるべく目立たないようにして，慎重に振る舞う。現場で働く人々の注意をことさら引くような服装をしてはならない。現場で働く緊急スタッフの中に溶け込むことは非常に重要である。特定の承認された発表をメディアに対して行うように組織から正式に要請されていないかぎり，目立たないように振る舞うことはメディアとの接触を避けるのにも役立つ。
　繰り返しになるが，明らかな苦悩の兆候を示している人だけに接触すべきである。その他の人はそのまま仕事が続けられるようにしておく。精神保健の専門家や聖職者は現場での肉体労働に関わるべきではない。そのようなことをすると，心理的な援助の手を差し伸べるという本来の義務から注意がそらされてしまう。災害現場で，聖職者や精神保健の専門家も遺体の収容に協力したいくつかの事例があった。あまりにも深刻な影響を受けてしまい，現場で心理的なサポートをするという本来の任務を遂行することができなくなってしまった。ただちに必要とされない場合は，指令所や他の指示された場所で待機している。彼らは普通，現場の安全管理者の一員とされることが多い。

緊急事態が起きたまさにその現場から少し離れた所にいるのが重要であるのは，まだ現場には危険が残っているし，巻き込まれて怪我をする可能性も高いからだ。誰かが新たに怪我をすると，すでに複雑である状況をより一層複雑にしてしまうし，過重な労働をしている人々の仕事を増やしてしまうことになる。

精神保健の専門家や聖職者が現場で行える最善の仕事とは，指揮官やそのスタッフのコンサルテーションに応えることである。もちろん，明らかに苦悩の強い個々の作業員に対して短時間接触することも役立つ。しかし，それはサポート・サービスであって，精神療法でもなければ，宗教的な説教でもない。傾聴し，共感し，心配しているという態度を表すことこそが，彼らが現場でできる最高のことである。また，緊急事態が過ぎた後に援助を得られる適切な資源を紹介できるように用意しておく。たとえば，ディフュージング，ディブリーフィング，他のCISMサービスである。

非常に緊急な事態が起きた現場で働くには，緊急サービスに対して特別なオリエンテーションが必要である。精神保健の専門家や聖職者は現場を見回り，指揮にあたっているスタッフと話し，救援要員とその仕事ぶりについてできるだけ多くのことを知っておくべきである。CISMの訓練を受けた精神保健の専門家や聖職者が自分たちが実施しようとしている活動について多くを知っているほど，より質の高いサービスを行うことができる。

フォローアップ

現場におけるサポート活動では，不適切な援助をしてしまうことと，あまりにも多くの援助をすることの間に慎重なバランスを取る必要がある。苦悩に圧倒されたスタッフに対してあまりにも限定的なアプローチだけで済ませてしまうと，傷つき，不快なまま取り残されてしまいかねない。深刻な出来事の渦中にいる人々に対して不十分な働きかけをするのを避けるためには，彼らが休憩を取っているときに接触する必要がある。休憩中の人々に親しげに，気楽に話しかける。CISMチームのスタッフが彼らに関心を抱き，親しげであることがわかれば，彼らはその後自分から接触してくるかもしれない。

しかし，何度も何度も執拗にチェックすると，苛立たせてしまい，せっかく援助の手を差し伸べようとしているのにそれが拒絶されてしまいかねない。同様に，苦悩の兆候や症状のチェックリストを挟んだクリップボードを手にして付きまとうと，現場で働く人々は怒り出すかもしれない。これはある航空機墜

落現場で実際に起きたことである。CISM の手順について訓練されていない人は，現場の救急要員が呈している苦悩の兆候や症状を「評価」することが役に立つと考えたのだ。しかし，救急要員はそれを押し付けがましく感じ，チェックリストを持っていた者に対して怒りをあらわにした。

現場におけるサポート・サービスの重要な原則は，本当にそこで必要とされていることだけを行い，それ以上手を出さないことなのだ。現場はすべてを修復する場ではない。あまりにも多くのことに手を付けずにおく必要がある。大災害の現場で働いている人々は自分の仕事を知り尽くし，素晴らしい仕事をし，ある状況に反応したとしても一般的には健康で正常である点を忘れてはならない。彼らを「治す」必要などないし，とくに大災害のまさにその現場で治そうなどとする必要などない。彼らが自分の仕事をするのを見守っていけばよい。そして，短期のサポート・サービスを必要としている人がいたならば，それはただちに明らかになる。

まとめ

本章では現場におけるサポート・サービスについての話題を取り上げ，その過程と介入の範囲を解説した。現場におけるサポート・サービスの目標，実施時期，誰がそれを行うか（CISM の訓練を受けたピア，精神保健の専門家，聖職者）などについて解説した。現場におけるサポート・サービスの主な原則についても触れた。このサービスを円滑かつ効果的に行うには注意すべき点が数多くある。ピア・サポート・スタッフと精神保健の専門家や聖職者の役割についても詳しく述べた。

現場におけるサポート・サービスの全体的な目標としては，実際に必要とされているだけの援助を行い，訓練された人の手によって，あまりにも少なすぎず，かつ，多すぎない援助を与えることである。

第7章

ディモビリゼーション

はじめに

　これまでの章では，速やかに安定化をはかり，ストレスからの回復を促進させるために考案されたさまざまな CISM 介入について簡単に解説してきた。緊急事態が発生して数時間以内に CISM チームが被害状況に介入できるときには，ディフュージングが役立つ。ディフュージングは緊急事態に直面して心的外傷を負った小グループを対象にしている。CISD が最も有効であるのは，緊急事態発生の数日後で，事態の収拾に当たっている要員が経験した悲惨な状況を心理的に受け入れる時間がある場合である。極度の緊急事態が起きて，ディフュージングだけではグループの必要性に応えるのに不十分だと判断された場合には，ディフュージングに引き続いて CISD を実施する。一般的にディフュージングあるいは CISD 介入は小グループを対象に実施する。ほとんどのディフュージングでは 6〜8 人，ディブリーフィングでは 10〜30 人を対象とする。

　緊急事態が発生した後に何らかのサポートが直ちに必要な救急要員があまりにも多い場合，ディフュージングで対応するのは難しい。ディフュージングは小グループを対象に作られているので，緊急事態において実施するには時間がかかりすぎる。数百人の緊急要員にディフュージングを実施するのはきわめて難しい課題になる。ディフュージング・チームはすぐに疲弊し，それでもディフュージングを必要とする人が後を絶たないということになってしまう。

　同様に，CISD も直ちに実施することを念頭において作られたわけではない。緊急事態に関連した感情面での反応が生じるまでにほとんどの救急要員は約 24 時間を要する。やはり，何か直ちにサポートを実施すべき要員が数百人もいる場合はディブリーフィングを進めることはできない。

　そこで，本章では，大規模の緊急事態に直ちに実施する CISM の技法につ

いて解説する。

ディモビリゼーションの定義

ディモビリゼーションは主としてストレス予防と介入の技法で，救急要員が災害や事件現場から離れ，日常の任務に戻る直前に実施される。ディモビリゼーションは主な2つの段階からなる。第一段階は10～15分間で，ストレス反応を理解し，それに対処するために有用な情報を与える。ほとんどの救急要員に対しては10分間の講義で十分である。救急要員以外のスタッフに対してはより多くの時間が必要かもしれない。第二段階は20分間で，日常生活に戻る前に休憩と軽い食事をする時間にあてる。

実　施

ディモビリゼーションは次の2つの場合に実施される。救急要員が以下のいずれかに遭遇したときに実施されるためにディモビリゼーションは作られている。

1．災害
2．心的外傷を伴う大規模な出来事

ディモビリゼーションは米国のさまざまな大災害で実施されて成功を収めてきた。しかし，ディモビリゼーションを実施する前に，その過程について熟知しておかないと，実施は難しいだろう。

注意点

ディモビリゼーションは救急要員が災害現場で2～3シフトの勤務を行った時点で実施される。すなわち，災害現場を最初に経験した後に，ディモビリゼーションが実施される。同じ要員に対してディモビリゼーションが繰り返されることはない。これまでこの種の災害を経験したことのない要員が現場で2～3シフトの勤務を終えると，きわめて混乱してショッキングな災害を経験したことになる。このような場面でこそディモビリゼーションが最も有用である。ディモビリゼーションで与えられた情報は，災害現場を体験した際に生じる不安やストレス反応を軽減する効果がある。しかし，2～3シフトの勤務を終えてかなり時間が経ってしまってからでは，ディモビリゼーションは効果を発揮

しない。というのは現場は徐々に落ち着きを取り戻し，災害によってもたらされた驚愕は徐々に減じてくるからである。

　数シフトを超える長期にわたる災害救援では，救急要員は現場を繰り返し経験することになる。ディモビリゼーション過程は災害対策要員のストレス反応に対する認識を高め，かえって仕事をするうえで自分の感情を抑えることが難しくなってしまうこともあるので，ディモビリゼーションのようなグループ過程を何度も使い続けるのは危険であり，作業を妨害することになるかもしれない。何度もディモビリゼーションを繰り返すと，救急要員は深刻なストレス反応を起こしやすくなってしまいかねない。災害が長期化した場合には，最初の数シフトを超えてまでディモビリゼーションを続けて実施するのは避けて，明らかに苦悩に満ちた個人を対象とした一対一の介入をすべきである。

　災害の最中に極度の心的外傷が小グループに起きたならば，そのグループに対するディフュージングが適応となる。災害救援要員はCISMチームから必要最小限度のサポートを受けながら任務を遂行するようにすべきである。

新たな工夫

　1995年に起きた爆弾テロの際に，オクラホマシティCISMチームとオクラホマ州全体のCISMチームは大きな問題に直面することになった。数千人の救急要員が爆破された現場の悲惨な状況に何度も身を置くことになった。さらに，疲弊しきった要員と交代し，補充するために，新たな要員が全米から送り込まれてきた。通常のディモビリゼーションが効果を発揮する状態をはるかに超えてしまったのだ。しかし，それでも救急要員は士気を保ち，感情を抑えつつ任務を遂行するために，何らかのサポートが必要だった。そこで，状況に対処するために新たな過程が考え出された。

　指揮官の承認を受けたうえで，CISMチームは毎日，要員をどのように配置するかというプログラムに参加した。プログラムはこの非常に複雑かつ長期化した事態で作り出された。救急要員の勤務時間が終わると，CISMのスタッフが彼らと会い，爆破された現場で働く次のグループの配置を考えていることを伝えた。シフトを終えたグループは，これから仕事を始めるグループが直面しそうなストレスや緊張を減らすのに役立つ点について，何か現場で気づいたことがあったらCISMチームに話してほしいと尋ねられた。すると，救急要員は自分たちが働いていた間に直面した難しい問題についてCISMチームのメ

ンバーに話してくれた。彼らは防衛的になることもなく，自分たちの感情についても話した。

シフトを終えた要員と短時間話し終えると，CISM チームは次に，これからシフトにつく要員と会う。CISM チームはつい先ほどシフトを終えた要員が話してくれた爆破現場での問題点について，新たにシフトにつく要員に話をした。CISM チームが話し終えたところで，指揮官が現場での新たなシフトに関して説明したのである。

この新たな工夫は，これから任務につく人々が直面するさまざまな問題を減らすうえで役立った。驚くことが少なくなれば，不安やストレスも減り，グループはより効率的に働くことができる。この方法は，長期にわたる復旧作業で，繰り返し悲惨な現場を体験する人に対して実施することを勧める。長期化し複雑化した事態において新たに効果的な CISM 手法を生みだしたという点で，オクラホマ CISM チームは賞賛に値する。

以下に述べる項目は，災害や大規模な緊急事態においてディモビリゼーションの実施を計画している CISM チームに役立つはずである。

目　標

ディモビリゼーションの目標は以下の点である。

・大規模な悲惨な事態から通常の業務に戻る移行期とする。
・急性のストレス反応の程度を減らす。
・グループがさらにサポートを必要としているか予備的な評価をする。
・予想される反応について参加者に前もって警告しておく。
・緊急事態と要員が抱える可能性のある反応について情報を与える。
・ストレス・マネジメントについての実際的な情報を与え，さらにサポートを得るにはどうしたらよいか具体的に知らせておく。
・肯定的な結果を期待する。

誰がディモビリゼーションを実施するか

ディモビリゼーションは CISM の訓練を受けた人が実施すべきである。実際のディモビリゼーションは CISM チームによって行われる。一般的には，ディモビリゼーション・センター・マネージャーが 1～2 名，ディモビリゼー

ション・センターで説明を行うチーム・メンバーが6～8名が必要である。他の地区から派遣されているか，あるいは非番で，その事態に直接影響を受けていない，CISMの訓練を受けた精神保健の専門家，聖職者やピアのメンバーが説明をする。説明をする人は緊急事態の現場での実際の身体的な任務に加わるべきではない。

ディモビリゼーションに必要とされるもの

ディモビリゼーション・センターをどのように準備するかというのは，CISMチームにとってはなかなか難しい問題である。ディモビリゼーションが成功するためには，多くの要素を考慮しなければならない。以下のリストはCISMチームを構成するのに役立つはずである。チェックリストとして用いることもできるだろう。

・その地区にいくつかのセンターを前もって設置しておく。
・各センターには大きな部屋が2つ必要である。
・家具は動かせるようにしておく。
・グループに十分な数の椅子と机を用意しておく。
・食物，飲み物を十分に用意しておく。
・ディモビリゼーションのために選ばれたのがセンターでない場合は，食物を確保する場所を考えておく。
・少なくとも1人のディモビリゼーション・マネージャーを置く。
・情報を提供するために6～8人のCISMチーム・メンバーを揃える。
・参加登録の机を用意する。
・食物を準備しておくスタッフを確保する。
・救急用車両のための駐車場を数台分確保しておく。
・メディアや他の関心のある人々に対応したり，あるいは参加を断る役割を果たすメンバー数人を確保しておく。

構　成

適切な施設，スタッフ，資料を確保しておくことは，ディモビリゼーション・センターを作るごく一部に過ぎない。その他にも多くのことを考慮しないと，ディモビリゼーションが失敗してしまう。ディモビリゼーションを成功さ

せるためには，大規模な緊急事態が生じる前に十分準備と訓練をしておかなければならない。事前の計画なしに，災害時のディモビリゼーションが成功したとするならば，それはおそらく偶然であり，将来も同じ結果になるとは限らないだろう。ディモビリゼーションには，思考，構成，訓練，計画が必要とされる。ディモビリゼーションを前もって計画しておくために最も重要な点のいくつかを以下に挙げておく。

・管理や指揮にあたる者にディモビリゼーションの目的を説明しておく。
・管理者や指揮官から承認を得ておく。
・管理者や指揮官から協力を得る。
・管理者や指揮官へ実施のための指示を出す。
・事前に場所を決めておく。
・事前に食物を確保しておく。
・ディモビリゼーションに関するパンフレットを印刷しておく。
・CISM チーム・メンバーを訓練しておく。
・計画を文書化しておく。
・近隣の地区の了解をとっておく。
・短時間（10分間）のストレスに関する説明を準備しておく。
・CISM チームは前もってセッションの練習しておく。
・災害復旧にあたっている人々との対応について練習しておく。
・事前に決めておいた場所についての承認を得たことを書類にしておく。
・その場所の整理に当たる要員のリストを作っておく。
・一般要員に対して教育的なセッションを開き，ディモビリゼーションに期待できることは何かを教えておく。
・事前にメディアに説明しておく。ディモビリゼーションとは，救急要員に休息を与え，正常の任務に戻る前に情報を与えるひとつの方法であることを知らせる。メディアがこの点について事前に理解していると，緊急事態が実際に起きている際にディモビリゼーションとは何かと説明を求められて，妨害を受けることもない。

問題点

前項からも明らかなように，ディモビリゼーションを実施するのはかなり難

しい過程になりかねない。ディモビリゼーションは素晴らしい成功をもたらすかもしれないし，大失敗に終わるかもしれない。事前にどれほど準備しておくかに，その成否はかかっている。ディモビリゼーションを実施しようとしているCISMチームが克服しなければならない問題点のうちのいくつかを以下に挙げておく。これらはディモビリゼーションを難しくするいくつかの現実である。ディモビリゼーションを事前に準備しておかないと，問題がしばしば生じ，悪影響をもたらしかねない。事前にきちんと準備しておくことでこれらの問題を除くことができる。

・上司や指揮官がディモビリゼーションについてよく知らず，その必要性を理解していない。
・現場で監督に当たる人々のコミュニケーションがよくない。
・事態があまりにも悲惨であり，指導者たちはディモビリゼーションが重要なものと思っていない。
・チームの編成が遅れる。
・ディモビリゼーション・センターの設置が遅れる。
・CISMチーム・メンバーが十分に確保できない。
・救急要員が災害現場にあまりにも長期にわたりとどまったために，疲労の度合いが激しく，ディモビリゼーションに対して抵抗を示す。
・食物や飲み物が十分でない。
・現場とセンターがあまりにも離れている。
・ディモビリゼーションを終える前に任務からの解放を告げてしまう。
・ディモビリゼーション・センターの場所を見つけるのが難しい。
・ディモビリゼーション・センターと指揮所の間にコミュニケーションの手段がない。
・CISMのメンバーがあまりにも多く，あるいはあまりにも頻繁に助けようとする。
・ディモビリゼーションだけを実施すべき場合なのに，CISMのメンバーがディブリーフィングやディフュージングまで実施しようとする。

概　略

ディモビリゼーションは実施するよりも，準備のほうが難しい。簡単な解決

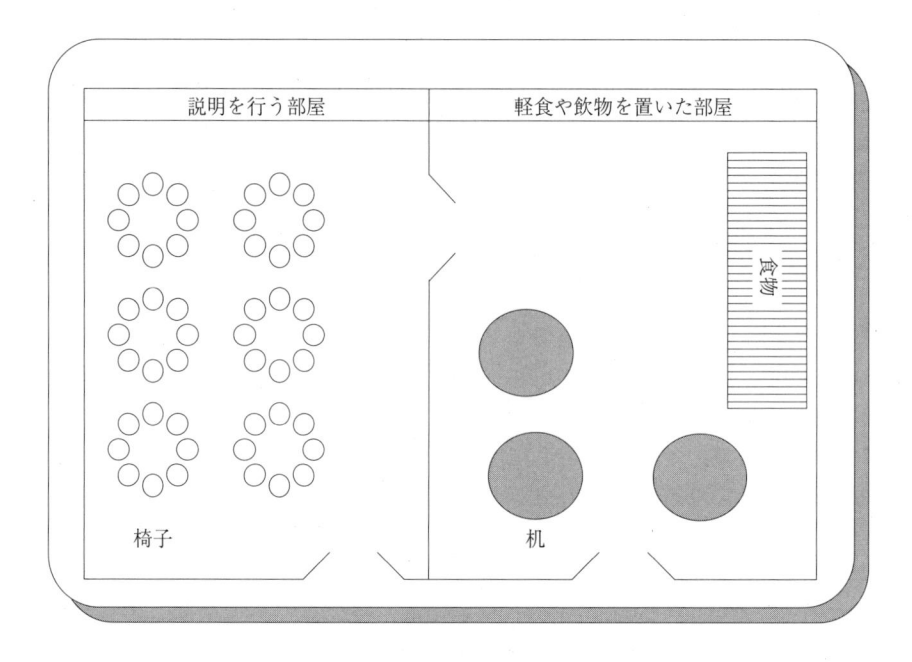

図7-1 ディモビリゼーションを行う部屋の概観

法が2つある。ディモビリゼーションには主要な2段階があり，各段階を別々の部屋で行う。要するに，2段階があり，2つの部屋が必要である。こう述べるとあまりにも単純に響くかもしれないが，プレッシャーを感じているCISMチームがディモビリゼーションを有効に実施するのに役立つ。図7-1はディモビリゼーション・センターの概要を理解するのに役立つだろう。

　この図では，左の部屋で説明を行い，右の部屋には食物を用意しておく。最初の10分間に説明を受けて，それから食物を用意してある部屋に移り，そこで20分から30分間の休憩を取り，軽い食事をする。

　ディモビリゼーション・センターが配置されて，上司たちの心の準備もできたら，任務を終えた救急要員をディモビリゼーション・センターに連れてくる。ディモビリゼーションはグループを対象としたものであり，災害が起きたその現場で実施することはできない点を説明しておくことが重要である。ディモビリゼーションは現場から離れた場所で実施する。ディモビリゼーション・センターに送り込まれる人は，現場での任務を終えて，これから任務を離れようと

第7章　ディモビリゼーション　121

する人である。少なくとも8時間は，現場に戻って再び働かせるべきではない。上司が部下たちをディモビリゼーション・センターに送る決定をしたならば，要員をその日は義務から解放し，次のシフトまで，あるいは翌日まで現場での任務を免除する。要員が働かなければならないにしても，つい今し方離れたばかりの災害現場ではない別の場所にする。ディモビリゼーションを受けたばかりの人々がその直後に再びストレスに満ちた現場に戻ると，かえって現場でストレス反応を起こしやすくなってしまう。別の場所で働くのならば，そのような問題を起こすことはないだろう。彼らは別の場所を災害と直接結びつけて考えることもなく，それを問題なく扱えるだろう。

　ディモビリゼーションの次の段階では，要員を現場からディモビリゼーション・センターへ移送する。一般的に，これには要員を現場に運んだのと同じ方法を用いる。現場を離れる前に，各グループから装備や器具を集め，適切な場所に保管する。使用中の器具は現場に残していく。もしも他の緊急車両のためにグループがいつまでも現場に釘付けにされたり，道をふさがれてしまったら，装備輸送用の車両を用いて要員を運ぶといった工夫をしたほうがよいかもしれない。運転手は要員をディモビリゼーション・センターに輸送するように命じられる。事前によく計画されていたならば，センターは現場から比較的近い所でなければならない。

　要員がセンターに到着したら，まず説明を受ける部屋に案内される。そこには前もって円形に並べられた椅子が配置されている。同じグループや小隊は一緒にしておくほうがよい。同じ現場で働いている人々は自分のグループと一緒に座る。警察官は警察官と一緒にしておくことが重要である。同様に，消防士は消防士と，救急医療スタッフは同じスタッフ同士でいるようにする。もしも，たとえば赤十字の職員のような災害救援要員にディモビリゼーションを行うならば，彼らは一単位として扱うことにする。異なるグループを一緒にしないことが肝心である。同僚からサポートを得られるので，彼らはお互いに一緒にいる必要がある。

　あるグループの要員が円形に並べられた椅子に座ったら，CISMチームの誰か一人がディモビリゼーションを始める。この人が説明する内容は，次の「過程」の項目で詳述する。説明される内容はそれぞれのグループに対して同じものである。一般に，誰が説明しても同じ概要の話をする。どんなに長くても10分以内にグループに対して話を終える。その後，質問はないか，あるいは

何か話したいことはないか尋ねる。参加者からコメントや質問が出るのは稀である。質問に答え、何か意見を受けつけた後、次に参加者を食物を用意してある部屋へと案内する。

食物が用意されている部屋で、参加者は約20分間軽い食事をとり、休憩し、そして、日常の生活に戻っていく準備をする。20分間の最後のほうで、彼らの今の状態や、自宅に戻っていくことについて指示を与える。休憩段階の最後のほうでしばしば、上司がグループに加わり、ディモビリゼーション・センターを去る要員に対してさらに情報や指示を与える。

2つ以上のグループに対して次々にディモビリゼーションを行うことがある。たとえば、ある救急要員の最初のグループが10分間の説明を受ける。次に、第二、第三、第四の救急要員のグループが現場から離れて、ディモビリゼーション・センターに到着する。各グループは説明を受ける部屋で円形に並べられた椅子に座る。CISMチームの別のメンバーが新しいグループに近づき、最初に到着したグループに対して行われたのと同じ説明をする。

説明を締めくくると、説明を聞いたグループは食物を用意された部屋へ移動する。説明を聞き終わって初めて、食物を用意してある部屋へと移っていく。そして、また、現場を離れた別の新しいグループがやって来る。このサイクルは現場で最初あるいは2回目のシフトを終えた要員のすべてがディモビリゼーションを受けるまで続いていく。各要員に対して行うディモビリゼーションは一回限りであり、それは災害現場を最初に経験した直後であることを忘れてはならない。それ以後は、オクラホマシティのCISMチームが新たに開発した方法や一対一のサービスが、災害現場に残って復旧や救援にあたる要員に対して行われる。

過 程

ディモビリゼーションでは一般的に以下の話題が主に教育的な説明として取り上げられる。

・説明する人を紹介する。
・ディモビリゼーションについて簡単に説明する。
・ディモビリゼーションの説明の部分は10分ほどで終わることを述べる。その情報は重要であり、苦痛を伴うストレス反応を予防したり、そのよう

な反応を速やかにより良く対処するのに役立つだろうと伝える。
・既にストレス症状を呈している人もいれば，後に症状が出てくる人もいるし，まったく症状の出てこない人もいることを説明する。
・ストレス症状はこのような状況では正常な反応であると保証する。
・ただし，ストレス症状を放置しておくと，それが重症になったり，悪影響をもたらすかもしれないと警告する。
・認知，身体，感情，行動の面にストレスがもたらす一般的な兆候や症状について説明する。
・食事や休養が必要である，アルコールや薬物を避ける，愛する人々と会話する，メディアとの対応の仕方，その他にもストレスから回復するのに役立つ情報など，はっきりとした助言を与える。
・ディモビリゼーションの約1週間後にディブリーフィングを行うことも伝える。
・希望があれば，何でも質問やコメントをするように短く伝える。
・まとめを行って，パンフレットを配付する。

　ディフュージングやディブリーフィングとは異なり，ディモビリゼーションの参加者は本当に言いたいことがない場合には滅多に口を開かないものである。ディモビリゼーションの過程はどちらかというと受動的な過程である。CISMチームのメンバーで説明を行う人だけが活発に話し続ける。参加者はただ耳を傾け，与えられた情報を理解しようとする。CISMチームで説明をしている者は，あえて参加者に強く働きかけて，何かを話させようとしてはならない。ディモビリゼーションの主な目的は情報を与えることである。もしも参加者が自分自身の体験について語りたいのならば，ディモビリゼーションの最後に話してもらうか，後で個人的に話してもらうようにする。ディモビリゼーションを終える直前に，CISMチームのメンバーは普通，「この説明を終える前に，誰か質問や，意見がありませんか？」と尋ねる。

軍隊への応用

　数千人もの要員が関与する軍事作戦のような，大規模な作戦では，ディモビリゼーションの方法をこのグループの特別な必要性に合うように変更を加えなければならない。数千人もの人々が関わるので，全員に対して正規のディブリ

ーフィングを行うのは不可能である。そこで，最も悲惨な戦闘を目撃した人々にだけディブリーフィングを行い，他の人々に対してはディブリーフィングを修正したものを応用して活用する。

　既に述べたように，救急活動では，現場での仕事が終わった後に6～8人をひとつの単位として一般的にはディモビリゼーションを行う。軍事作戦では，1単位が100人以上になるかもしれないが，同時にディモビリゼーションを実施する。ディモビリゼーションの実施時期は，数日あるいは数週間後の，作戦が終了して郷里に戻る時になる場合もある。作戦は数日あるいは数週間と長期化し，早期のディモビリゼーションは任務の遂行能力に干渉するので，ディモビリゼーションは少し時間を置いてから実施する必要がある。

　本項で述べるような状況では，ディモビリゼーションは，円形に座った小グループに対するものというよりは，むしろ大きな教室での講義のように見えるかもしれない。重要なのは，同じ経験をした部隊のひとりひとりの要員が同時にディモビリゼーションを受け，ある特定の任務をともに行ったチームの一員であり続けることなのだ。この場合，10分間の情報提供は20～45分間くらいに延ばさなければならないだろう。というのも，本来，小グループを対象としたディモビリゼーションを，緊急事態に関与した非常に多くの人々に行わなければならないからである。この特別なタイプのディモビリゼーションでは，より多くの情報を与え，配付するパンフレットも多い。パンフレットには，作戦に参加した要員が活用できるような他の多くの資源についてさまざまな情報を与えるようにしておく。自分の所属する基地や他の近くの基地で，どのようなサービスが受けられるかを知ることも重要なのだ。

適応外の事柄

　ディモビリゼーションはきわめて短期間のうちに多くの人々に対してストレスをコントロールするための必要最小限度の情報を与えるように作られている。ディモビリゼーションが活用されるのは，災害，大規模な火災，大規模な捜査活動といった，大規模な出来事である。少人数の救急要員が関与するような小さな出来事にこの方法を用いるのは適切ではなく，ディフュージングやディブリーフィングといった他の介入を用いるほうがよいだろう。

　既に述べたように，ディモビリゼーションを実際に行うことそれ自体は，けっして難しいものではない。訓練を積んだCISMチームのメンバーが緊急事

態ストレス・マネジメントについて 10 分間説明し，それから参加者を別室に移動させて，食事をとりながら休養するように言うのにそれほどのエネルギーも要らない。管理が非常に難しいのは，この種のサポート・サービスを背後から支える兵站業務である。たとえば，数百人もの人々に与える食物が十分でなかったら，ディモビリゼーションの半分は妨害されてしまう。作戦に参加する人々がディモビリゼーションについてまったく知らなければ，それに抵抗を示すかもしれない。もしも CISM チームが前もって，作戦に参加するさまざまな救急組織と協力してディモビリゼーションの準備をしていなければ，緊急事態の混乱した雰囲気の中でディモビリゼーションを実施するのは不可能だろう。もしも指揮に当たる者が前もってこの過程を知らず，同意していなかったならば，ディモビリゼーションは最初から失敗する運命にある。協力を得られるどころか，ディモビリゼーション・チームは怒りや抵抗にあってしまう。

　関与している組織から，必要な援助，協力，兵站が得られずに，ディモビリゼーションを無理やり実施しようとするのは，失敗を自ら招くようなことですらある。一般的には，ディモビリゼーションは素晴らしいのだが，もしもディモビリゼーションがある特定の緊急事態で機能しないのが明らかならば，CISM チームはいったん引いて，方法を考え直す必要もある。チームは直ちにアプローチを変え，緊急事態の最悪の場面に遭遇した特定のグループに対してディフュージングを行うべきである。ディフュージングはディモビリゼーションの直接的な代用品である。ディモビリゼーションかディフュージングのどちらかを実施する。また，緊急事態で明らかに極度のストレス症状を呈している個人に向けて一対一の現場におけるサポート・サービスを実施してもよいだろう。部署を訪問し，緊急事態後の教育的指導をし，CISD の予定を説明するのも，ディモビリゼーションだけでは十分でない点を補うだろう。このような方法が理想的というのではなく，ディモビリゼーションの実施が可能でない場合にはある程度の役に立つということである。

　緊急事態において同じ要員に対してディモビリゼーションを繰り返すのは避けるべきである。そのようにすると，症状を軽減するよりも，かえって多くの症状を引き起こしかねないからである。一度ならば，ディモビリゼーションは役に立つが，頻繁に行うと，押し付けがましく，煩わしいととらえられてしまう。

　ディモビリゼーションの過程は大規模な出来事や災害の後に救急要員に対して行われる一連の援助の一部に過ぎない。ディモビリゼーションを一度行えば，

すべてに有効であるなどと考えてはならない。これは，混沌とした状況の後に，多くの要員が必要としている事柄について，CISM チームが説明するひとつの方法である。これが最高の介入法というのではなく，非常に困難な状況で考え得る最善の方法のひとつというわけだ。

フォローアップ

ディモビリゼーションを実施した場合，災害救援が終了した数日か数週後に必ず CISD を行う。大規模な事件は普通救急要員に対してきわめて強い苦痛をもたらすので，ディブリーフィングが必要になる。緊急事態後数週間すると多くのディブリーフィングが実施される。最初に現場に到着したスタッフ，死にゆく人々を見取ったスタッフ，遺体を取り扱ったスタッフなど最も深刻な影響を受けたと思われるグループから始めるとよい。これらのグループに対するディブリーフィングが完了したら，次に，CISM チームはより影響が少ないと思われるグループに CISD を実施する。

救急要員から要請がある場合には，個々の救急要員を個別に扱うセッションが必要になる。災害では，約 10％もの救急要員が CISM チームや個人精神療法のサポートを求めてくることはめずらしくない。まずディモビリゼーションで CISM チームのメンバーに出会ったことによって，その後，他の CISM サービスを求めてきたり，紹介を依頼してくることはよくあり，また，そうあるべきである。

まとめ

本章では，災害や他の大規模な緊急事態に関与した非常に多くの人々に対するサポート・サービスを実施するための過程について述べてきた。ディモビリゼーションの長所と短所についても解説した。ディモビリゼーションの過程自体は実施が容易であるが，その管理は難しい。というのも，ディモビリゼーションには兵站や事前の承認が必要になるからである。

第 14 章「大規模災害における CISM 介入と地域対応チーム」で，災害と，救急サービス要員以外の一般の人々を対象とした CISM および地域対応チームについてさらに情報を掲げておく。また，読者は危機管理ブリーフィングの章についてもよく理解しておくことを奨める。

第8章

危機管理ブリーフィング（CMB）

　地域で起きた暴力事件，テロ行為，大災害などにはすべてに共通する要素がある。非常に多くの人々に影響を与えるという点である。このような事態が生じると，地域や組織の精神保健機関はすぐにその能力の限界を超えてしまいかねない。従来の危機介入手法は多くの労力を要し，しばしば一対一の介入からなるものだった。しかし，グループに対する危機介入の手法が開発されたために，危機介入の効果を高めたばかりでなく，その能率自体も高めた。世界で現在最も有名なグループ危機介入手法は既に述べた緊急事態ストレス・ディブリーフィング（Critical Incident Stress Debriefing: CISD）である。ところが，CISDは少人数（一度に20人以下）を対象としている。CISDは効果的であるのだが，非常に多くの犠牲者を対象にするには適していない。そこで，大グループを対象とした危機介入を開発する必要があった。危機管理ブリーフィング（Crisis Management Briefing: CMB）は大グループ（一度に300人まで）に対する危機介入である。CMBは45〜75分間続く。CMBはいわば，危機介入が目的の「タウン・ミーティング」のようなものと考えることができるだろう。

　当初はグループ情報ブリーフィングと呼ばれていたのだが（Everly & Mitchell, 1999），その過程に修正を加えられ，後にCMBと呼ばれるようになった（Everly, 2000）。CMBは，ビジネス界，工場，学校（Newman, 2000），地域で起きた大規模な緊急事態，そして軍隊における応用にも適している。CMBは最初は1990年代初めに農村部の町で起きた自然災害に対応するために正式に使用された。次にCMBが実施された有名な例はTWA航空800便の墜落事故の際だった。それ以来，多くの学校における事件，地域の災害，職場での暴力事件などでCMBが実施されたことが報告されている。米国陸軍は大戦闘部隊を対象としたCMBの実施を検討してきた。

CMBの4段階

CMBは以下の4段階からなる。

第1段階「集合」：CMBのこの最初の段階では，危機介入にあたる者は，介入を必要とするグループを同定する。この対象となる人々をどのようにしてそしていつ集めるかという方針を述べる。学校を例に取ってみよう。CMBを実施するために，全学年あるいは，1学年ずつ講堂に集める。高等学校であるならば，以下のCMBの4段階を実施する。産業界であるならば，従業員を大きな集会室に集める。一度に全員を集めてもよいし，いくつかのグループに分けて次々に行ってもよい。軍隊では，戦闘部隊単位で集合をかけてもよいだろう。海軍の場合，軍艦でCMBを行うのであれば，艦内のテレビを用いることもできるし，艦内放送を使ってもよい。地域で生じた大規模な緊急事態の場合は，地域を選挙区の単位で分けてもよいし，あるいは，登校地域で分けてもよいし，学校を皆が集合する場所として活用することもできる。また，地域で起きた事件の時に役立つと思われるのは教会を活用することである。信仰に救いを求める傾向のある人々にとっては，地域で緊急事態が起きた場合に，教会を活用することは考慮する価値がある。

CMBは，緊急事態にほんのわずかしか関連していない人々の大きな集団に対して働きかけることにも活用できる。たとえば，全国でビジネスを展開している会社の従業員がワシントンDCで無残に殺害されたといった事件が起きたとき，同じ支社の従業員だけが介入を必要としているのではなく，他の地域にある支社の従業員たちも，同じような危険にさらされる可能性があるという意味で，やはり介入が必要である。

CMBは未解決のまま長期化している緊急事態の最中にも，あるいは緊急事態が解決した直後にも実施できる。したがって，CMBは必要があれば何度でも繰り返し実施できる。

第2段階「情報」：この段階では，緊急事態に関してわかっていることと，わかっていないことを直接伝えて，不安を軽減し，噂もコントロールする。秘密を守るように配慮するとともに，救急活動に悪影響を及ぼしかねない情報を流さないように注意する。一般に，この段階を実施する責任者は，対象となる

グループの人々にとって十分に信頼に値する人でなければならない。医師は医学的な緊急事態について「事実」を語ることができるだろう。警察の上部の人は犯罪行為の事実について語ることもできるだろう。会社の代表はビジネスの現状などについて情報を提供できるだろう。

第3段階「反応」：この段階では，同じような緊急事態によって引き起こされる一般的な心理的・行動的な反応について話題は移っていく。予想される主な心理的反応について取り上げて，討論する。反応をできる限り正常化させて，医療の対象とならないように努力する。CMBのこの段階を実施する責任者もやはり話す内容に信頼が置ける人（臨床心理士や精神科医）がよい。

第4段階「対処法と資源」：CMBのこの最終段階では，回復の過程を助ける個人的な資源や地域の資源についての情報をグループに提供する。ストレス・マネジメントの技法がしばしば話し合われる。最後に質問に答える。よく認められる反応，一般的な対処法，地域の資源など，回復の過程を助けるために活用できる情報を列挙したパンフレットを参加者に渡してCMBが終わる。

たとえば，CISDや個人危機介入といった，より集中的で適切な介入が必要な人をスクリーニングするためにCMBが用いられることもある。このようにして，緊急事態において，3回か4回の連続した異なるプロセスの危機介入に参加する人も出てくる。たとえば，犠牲者が最初はCMBを受ける。さらに必要があれば，CISDを受ける人も出てくるだろう。それに加えて，数は少なくなるが，一対一の危機介入を受ける人もいる（もちろん，これは必要に応じて介入過程のある時期に実施される）。また，正式に精神保健の専門家に紹介する必要がある人も何人かいるだろう。そのような人々は紹介された先で精神療法を受けたり，あるいは精神療法と精神科薬物療法を同時に実施されるかもしれない。

CMB介入チーム

CMBは，可能ならば，介入チームによって実施されるべきである。チーム内には，緊急事態に関する事実について解説する際に参加者の目に十分に信頼に足る人だと思われる人や，反応や対処技法について解説する精神保健の専門

家が入っている必要がある。CMB を実施するときには，（理想的にはチームには数人の精神保健の専門家が含まれていたほうがよいが）少なくとももう一人の精神保健の専門家が参加者の中に交じっていて，直ちに精神保健の専門家によるフォローアップが必要な人を発見するようにしておくことが常に望まれる。

CMB によって危機が軽減されるメカニズム

　集合段階では，緊急事態や心的外傷を伴う出来事の犠牲になった人が抱いている孤立感や疎外感を和らげるのが目的である。二次的には，公式・非公式のサポート・ネットワークが生じるという利点もあるだろう。

　CMB の情報段階では，自尊心を回復させ，緊急事態のために悪影響や脅威を感じていた人が自分をコントロールできるという自信を再び持つようにするのが目的である。もしも情報に影響力があるとするならば，この段階は能力を強化する段階である。しかし，危険で悪影響を及ぼしかねない噂をコントロールするのが，CMB のこの段階の最も重要な目的と言ってよいだろう。

　反応段階では，大多数の人々が経験する心理的・行動的な反応を可能なかぎり正常化させるのが目的である。また，その反応がさらに評価や治療が必要なものかどうかを指摘する機会とするという役割もある。

　最後に，対処段階では，実際的なストレス・マネジメントの技法を教えるとともに，必要ならば，さらに診断や治療が受けられる地域や組織の資源について情報を与える。

　なお，CMB が次のような心理的進展をたどることについて注目すべきである。最初は認知の領域でのオリエンテーションから始まり，感情の領域に強調点を移していき，それから，もう一度，認知の領域に戻り，問題解決に焦点を当てていく。このように進んでいくのが重要であることをこれまでの経験が教えている。

まとめ

　CMB は非常に大きなグループを対象とした危機介入の手法である。他のすべての CISM 介入と同様に，CMB だけで成り立っているわけではない。CMB は，CISM 危機介入システムの中でもっとも効果的かつ応用範囲の広い手法であると思われる。およそいかなる緊急事態や心的外傷に満ちた出来事を経験した大きなグループ（20〜300人）を対象としても CMB は実施が可能である。

また，もしも適応があれば，CISD を実施する前に，CMB をより小さなグループを対象として行うこともできるだろう。
　もしも，他に影響するといった懸念がある状況では，集合段階にはある程度の修正が必要となるだろう。そのような場合には，マスメディアや双方向性のメディアが有効であるかもしれない。

第9章

ディフュージング

はじめに

　緊急事態ストレス・ディブリーフィング（Critical Incident Stress Debriefing: CISD）については本書の他の章で詳しく取り上げる。CISDは，CISMに関する文献や新聞などでも多くの関心をもって取り上げられてきた。CISDはグループを対象とした比較的広く知られた危機介入技法である。CISDはCISMチームが実施するすべての介入の中でも最も複雑な方法であるとされている。時間も労力も要し，組織するのも難しい。そこで，CISMチームは，CISDを実施する前に，それが実際に必要か否かを慎重に評価しなければならない。CISDを実施する必要を判断するのに役立つひとつの方法がディフュージング（defusing）である。

　ディフュージングはCISDの簡易版であり，緊急事態が発生した同じ日のうちに，状況が収束して数時間以内に実施するのが望ましい。ディフュージングによって，緊急事態に関与した要員の状態を評価する。ディフュージング自体がその時点で非常に有効な援助になることもある。その結果，CISDを実施する必要性がなくなる場合もある。それでもCISDが必要だと判断された場合でも，ディフュージングを行っておいたことで一般的にはCISDの効力が増す。これまでにも事態があまりにも深刻だったためにCISDが必要であった状況でも，ディフュージングは効果的な介入となった。組織の要員の反応を和らげ，ディブリーフィングを完全に実施する準備をするための時間をとることができたのだ。本章では，世界中でCISMチームが幅広く活用してきたディフュージングの過程について議論する。

ディフュージングの定義

　ディフュージングという用語は，悪影響を受ける前に，有害ではない何かを

実施することを指している。これは，緊急事態発生後にディフュージング・チームを派遣する際に，チームが実施する仕事の本質である。全般的な目標は，緊急事態に遭遇した人々に対して，その事態の悪影響を減らすことである。もしもその事態を完全に無害化できないとするならば，少なくともその害の可能性を可能なかぎり減らす努力をすべきである。

ディフュージングは，緊急事態に圧倒されて，対処機制に問題を起こしてしまいそうな人々に対して，どのような事態の後にでも実施できる小グループを対象とした過程である。ディフュージングが必要となる事態とは，ディブリーフィングが必要となるほどの深刻な事態とほぼ同等である。その差は緊急事態のタイプの差ではなく，対策を実施する時期と，事態に対する反応のタイプの差である。

ディフュージングはディブリーフィングの短縮版であり，実施する時期は緊急事態発生直後であることが多い。CISDによる介入は緊急事態が発生して一般的には最低24時間たってからであるが，ディフュージング・チームはより速やかに対応する。緊急事態が発生してできる限り早い段階でディフュージングが行われる。できるだけ早い時期に実施するために，ディフュージングでは，ディブリーフィングのように感情面の問題に対して深く踏み込んでいくことはしない。恐ろしい緊急事態に直面した人々がその体験をあれこれと考えて，真の意味を誤って解釈する前に，ディフュージングによって自らの体験を短く語らせる機会を与えるのだ。(とくに救急要員の場合に) 24時間経つのを待ってからディブリーフィングを行うよりも，直ちに介入を始めるほうがより効果的であると示唆するいくつかの証拠がある。

ディフュージングにも構造があるが，正式のディブリーフィングに比べればより柔軟なものである。ディフュージングの構造については以下の項で詳述する。ディフュージングはディブリーフィングほど複雑ではないし，準備も実施も容易である。参加者を任務から離す時間も短いため，費用もそれほどかからないという利点もある。ディフュージングはディブリーフィングよりも早い段階で実施するし，ディブリーフィングのようにチームの全メンバーの参加が必要というわけでもない。ほとんどのディフュージングでは，精神保健の専門家からの助力は必要としない。十分に訓練されたピア・サポート要員によって実施可能である。

ディブリーフィングとディフュージングにはもうひとつ本質的な差違があ

る。CISD は一般的にディフュージングよりは比較的大きなグループの参加者が対象となる。一緒に任務についていて，同じレベルの感情的な苦悩を経験しているならば，異なる職種の救急要員に対しても CISD は一緒に実施される。それとは対照的に，ディフュージングはより小さなグループを対象としたものである。ディフュージングでは，同じ任務について一緒に働いている小さなグループの人々に焦点を当てているのだ。そこで，ディフュージング・チームは 3～4 回のディフュージングを実施しなければならないだろう。たとえば，まず看護婦を対象に，それから医療補助要員を対象に，救急医療技術者を対象に，そして事件を扱った警察官を対象にといった具合にである。

もちろん，ディフュージングがすべての状況で応用できるわけではない。後に詳しく解説するが，ディフュージングでは時間の制限が非常に大きい。しかし，ディフュージングはさまざまな形で応用されているので，CISM チームは真剣にこれについて考える必要がある。ディフュージングは緊急事態の直後に行われる主要な介入技法であり，救急要員ばかりでなく，企業の従業員，学校，一般住民に対しても実施されて成功を収めている。

ディフュージングの目標

ディフュージングと呼ばれるグループ過程には次の 4 つの主な目標がある。

・心的外傷に対する強烈な反応を速やかに和らげる。
・強烈な体験を「正常化」し，できる限り速やかに通常の任務に復帰できるようにする。
・グループの絆を再構築し，人々が孤立しないようにする。自分の反応が他の人々と同様のものであることを自覚させる。他人の反応と自分の反応が同様のものであることに気づくと，困難に直面しても他の人々を進んで助けようとするだろう。
・ある人にとって正式なディブリーフィングが必要かどうかを評価する。

ディフュージングにとって重要な他のいくつかの目標もある。ディフュージング・チームは次の点を達成するように試みる。

・緊急事態に関する情報がすべての参加者に同じように行き渡るようにする。

- 緊急事態のために障害された認知の過程を回復する。
- ストレスから回復するための実際的な情報を提供する。
- 要員の価値を確認する。
- さらにサポートを得られるようにネットワークを作る。
- 回復への期待を育む。

ディフュージングの一般的な効果

次の２つの効果がディフュージングのほとんどの例で認められる。効果が十分に現れるかは，以下に述べる点を時機を逃さずに適切に適応することにかかっている。慎重に実施され，よく管理されているディフュージングでは一般的には以下のような効果が現れる。

- ディブリーフィングを実施する必要性がなくなる。あるいは，
- ディブリーフィングがやはり必要であったとしても，ディブリーフィングの効果をさらに高める。

注意：CISD を実施する必要がなくなるというのはディフュージングの副産物であって，目標ではない。換言すると，自然にそのようになることがあるかもしれないが，その効果を目指して働きかけるのではない。

対象となるグループ

ディフュージングが対象とするのは，緊急事態によって最も深刻な影響を受けている中核的なグループである。典型的な例を挙げてみよう。たとえば，大事故が起きたとする。トラック会社，鉄道，救急車要員，救急部のスタッフ，警察，企業などから６～８人の人々がそれぞれディフュージングのために集められる。ディフュージング・チームは事故によって影響を受けているそれぞれのグループに対して必要とされる回数だけディフュージングを実施する。すなわち，各グループごとに別々にディフュージングを実施する。

稀ではあるが，異なるグループが一堂に集められることもある。全員を一度に集めて，１回のディフュージングを行うほうが容易である。そのように決定するのは，同時にディフュージングを行うことが全グループにとって最も利益が上がると考えられる場合に限る。もちろん，同時にディフュージングが行わ

れた場合には，ディフュージング・チームにとっての課題はさらに難しくなる。大きなグループに対してディフュージングを行うのは当然時間もかかる。ここで指摘しておかなければならないのは，大グループに対してディフュージングを行うのは可能であるし，効果が上がることもあるが，一般的に奨められる方法ではないということである。

ディフュージングを誰が実施するか

CISM に関して適切な訓練を受けた者だけがディフュージングを実施すべきである。もしも，極度に苦痛に満ちた事態を経験して危機的な状態にある人が，十分な訓練を受けていない者によって行われたディフュージングを受けると，さらに心理的な悪影響を増してしまいかねない。

ピア・サポート要員，聖職者，チャプレン，精神保健の専門家がディフュージングを実施できるだろう。ピア・サポート要員と精神保健の専門家がチームを作ってディフュージングを行うこともある。もしも，ピア・サポート要員だけ，あるいは精神保健の専門家だけでディフュージングを行う場合は，最低2人でチームを組むことが次善の策となる。というのも，こうすることによって，1人だけで働きかけていく場合に直面する負担を減らすことができるからだ。しかし，1人だけしかCISM チームのメンバーがいないこともある。ディフュージングの成否は緊急に実施できるか否かにかかっているので，たった1人でもディフュージングを進めなければならないこともあるだろう。ただし，ディフュージングをたった1人で実施するのはきわめて例外的なことであり，一般的には避けるべきである。1人だけでディフュージングを行おうとすることには大きな危険が伴う。たとえば，参加者の誰かが部屋を出ていってしまったとしても，誰もその人について行って，安全を確かめたり，もう一度部屋に戻ってくるように説得することもできない。

精神保健の専門家がいるほうが望ましいのだが，かならずしもいつもディフュージングの場にいなければならないというわけではない。ディフュージングは緊急事態の直後に実施されるので，参加者はまだその悲惨な経験をあれこれ考えて，それに対して深い感情的な反応を形成するに至っていない。その前の段階で，ショックや否認の状態にあり，感情の領域にまで移っていくのはもっと後の段階になる。緊急事態後で，ディフュージングの際に，参加者が体験していることの大部分は適切な訓練を受けたピア・サポート要員によって比較的

うまく対処できる。

　精神保健の専門家はディフュージングの場にいないかもしれないが，実施した介入に関してピア・サポート要員が後で精神保健の専門家にスーパービジョンや助言を求めたほうがよいことは当然である。ピア・サポート要員が単独でディフュージングを行う権限を持ってはいるが，ディフュージングを実施した後8～12時間以内にチームの精神保健の専門家と連絡を取ることを義務づけているCISMチームもある。精神保健の専門家はピア・サポート要員と協力してディフュージングを再検討し，立派な仕事に対しては賞賛し，将来よりよい介入を行えるように助言を与える。

実施の時期

　本章でも既に繰り返し述べてきたように，ディフュージングが最も効果を上げるためにはある時間内に実施しなければならない。緊急事態が収束した後8～12時間以内にディフュージングは実施されるように計画されている。緊急事態後最初の3時間が時間的に最も重要である。しかし，8～12時間以内に実施するということに関してはいくつかの例外的な状況もある。たとえば，非常に悲惨な犯罪が起きて，警察官が今でも犯人を追っているといった状況では，12時間以上経った後でも警察官を一堂に集めることができないかもしれない。犯人が逮捕されなければ緊急事態が終わらないという事実は，事件自体がきわめてショッキングであるということと相まって，ディフュージングの開始を事件解決後16～20時間くらいにまで延期することにもなるかもしれない。しかし，あまりにも遅くなってからディフュージングを実施するのは，人間の疲労という側面にも密接に関わってくることも忘れてはならない。もしも，疲労が極度に破壊的な要素となるようならば，まず一対一のサポートを行い，1日か2日後にCISDを実施するほうが賢明だろう。

　ディフュージングを実施するうえでこのような時間的枠組を設定する理論的な根拠は，緊急事態後の心的外傷の過程と大いに関係している。緊急事態の最中では，それを体験した人々はショック状態にある。彼らはさらに心の傷を深めてしまう危険が高い。同時に，彼らは周囲から差し伸べられた援助を受け入れやすい状態になっている。しかし，それから数時間が過ぎてしまうと，防衛機制を再構築し始める。周囲の世界との絆を断ち切ってしまい，自分の周囲に防御壁を高く築いてしまう。そうなると，緊急事態がもたらしたショックのた

めに，すっかり傷ついてしまい，周囲から助けの手を差し伸べられたとしても，敵からも味方からも自分を引き離してしまう。一切の刺激を求めようとしないように見える。心的外傷を受けた数時間のうちに，敵か味方かの区別もしないで，外部からの影響を断ちきってしまうのだ。そして，すっかり安定を取り戻すまでは，すべての影響が危険なものと解釈されてしまう。

　心的外傷を負った人は，早期の数時間以内には，助けを求めようとすることに比較的抵抗がないし，心を「閉ざし」始める前に，ディフュージングを行えば最も効果が上がる。いったん心を閉ざしてしまうと，ディフュージングの効果はそれほど上がらなくなる。24時間以上経つと，彼らは安定し始め，自分を取り戻そうとする。また，自分が経験した緊急事態を感情的に受け止め始める。状況のある側面を誤って解釈し，任務が失敗したことに対して自責的になるかもしれない。後になってようやく，再び心を開き，援助を受け入れやすくなる。この時点になると，ディフュージングよりも，ディブリーフィングが選択されるべき介入となる。最初の24時間が過ぎると，ディフュージングには衝撃を和らげるだけの十分な影響力が失われてしまう。ディブリーフィングはより強力な手法なので，最初の一日が経過してしまった後にはディブリーフィングを実施するほうが適切である。

　8〜12時間以内という時間枠を超えて，ディフュージングの実施が遅れてしまったら，一般的には，CISMチームはディフュージングを省略すべきである。その代わりに，CISMチームは，ディブリーフィングの準備が整うまでは，一対一の介入を行う。

災害：特別な例

　ディフュージングは災害の直後の緊急のサポート活動として用いることができる。いくつかの災害の際にディフュージングが用いられて，効果を発揮した。さらに，「ディモビリゼーション」と呼ばれる別の危機介入法がある。ディモビリゼーションが実施されるのは災害のような大規模な緊急事態の場合である。災害時には，ディフュージングの代わりにディモビリゼーションを実施することは可能だが，両者を併用することはできない。災害時には，どちらか一方を他方の代わりに用いるのだ。両者ともに長所も短所もある。どちらかの方が実施しやすかったり，その手法を用いても害が少ないなどということもある。ディフュージングを用いるか，ディモビリゼーションを用いるか，その選択は

次のような緊急事態の状況による。関与している組織の上司や監督者から得られるサポート，CISM のスタッフ，その状況から得られる兵站の問題などである。もちろん，人間の疲労も考慮すべき要素である。そのような場合には，ディモビリゼーションのほうがディフュージングよりも短時間で済み，参加者も受け身の立場でいられるとの理由から，ディモビリゼーションの実施が選択されるかもしれない。災害時に極度の心的外傷を受けたグループにはディフュージングが選択される。しかし，メンバーが受けた心的外傷が，緊急事態について話せる程度の重症度でなければならない。ディモビリゼーションについては第7章で既に述べた。ここでは，災害時にディフュージングに代わり得る他の介入法があることを認識しておくのが重要である。

ディフュージングの過程

場所

注意の集中が妨げられないような，静かな所でディフュージングを実施する。緊急事態が生じた現場で行ってはならない。ディフュージングを行う部屋は小グループが入るのに十分な大きさが必要がある。快適で，照明も明るく，天候に応じて空調もきく部屋にする。できる限り座り心地の良い椅子を，会議用の机かコーヒーテーブルの周りに円形に並べる。ディフュージングは，会議室，居間，教会の地下室，教室，ホテルの会議室などで実施されてきた。静かでプライバシーが保たれるという条件が満たされていれば，ディフュージングができない場所はほとんどない。

最も有効な実施時期

勤務時間が始まったまさにその時にとくに深刻な事態が生じ，残りの勤務時間の間，仕事をしなければならないような時には，そのグループを集めて，ディフュージングを行うと最も効果的である。こうすることで，緊急事態について話し合うことができ，ストレスのレベルを下げ，通常の任務に復帰することができ，緊急事態についてあれこれ悩んで仕事に支障をきたさずに済む。

同様に，勤務時間帯の最後の方で深刻な事態が生じたならば，グループが仕事を離れて，帰宅する前にディフュージングを実施するとよい。こうすることによって，緊急事態に関連した苦悩を家庭内にまで持ち込まずに済む。現実の問題として，勤務時間帯の最中や，他の場所で重要な任務についているような

時には，グループを一堂に集めるのは大変難しい。したがって，勤務時間帯の最初か最後がグループを対象にディフュージングを行う最善の時なのだ。

実施時間

ディフュージングを完了するには一般的に20分～1時間かかる。1時間を少し超えることも時にはある。ディフュージングが1時間をはるかに超過するような場合は，グループが深刻な心的外傷を負っているか，ディフュージング・チームのリーダーが介入を十分にコントロールできていないサインである。ディフュージングにかかる平均時間は45分間である。実施時間は20分～1時間を目安にしておくのが一般的には最善である。それよりもはるかに長い時間が必要だと思えるようならば，その時には最小限度の安定化を目指し，後に正規のディブリーフィングを行うことを考えるべきである。

準備

ディフュージングは直ちに開始しなければならないので，ディブリーフィング・チームには準備にそれほど長い時間がかけられない。緊急事態についてごく短く知らされることが，しばしばディフュージング・チームが得たすべての情報であることさえめずらしくない。飲物などを準備する時間さえないので，ディフュージングが終わった後にある程度の時間，グループを引き止めておく何物もチームにはない。

概　略

心的外傷を伴う出来事について自由に話し合っていく中で，以下の3つの要素がディフュージングでは互いに関連している。

・導入
・探索
・情報

導入には普通5～7分間が必要である。次に，ディフュージング・チームは参加者を探索の段階へと導く。探索には10～30分間かけて，それから情報の段階へと移っていく。情報の部分には5～15分間かかる。

導入

　チームの要員と参加者が着席したらすぐにディフュージングが始まる。チームのメンバーは手短に自己紹介し，いくつかの必要な課題について説明する。ディフュージング・チームは，ディブリーフィングで要求される同じ課題のうちの多くを達成することを試みる。両者の違いの最大の差のひとつがこの時点で明らかになる。ディフュージングは時間が非常に短いので，紹介の課題を達成するのにあまり自由がない。ディフュージング・チームが行うのは以下の事柄である。

- チームについて説明する。
- 皆に集まってもらった理由を説明する。
- ディフュージングについて説明する。
- 参加者の動機を高める。
- ディフュージングの主なガイドラインをまとめる。
- 互いに助け合うことを働きかける。
- 積極的に参加することを働きかける。
- 秘密を守る必要があることを理解させる。
- ディフュージングを始める前に質問に答える。
- ディフュージングの過程についてのグループの不安を減らす。
- ディフュージングは調査研究ではないことをグループに保証する。
- 必要ならば，ディフュージングの後にさらにサポートを与える。

　ディフュージングに関する紹介事項の多くは，ディブリーフィングの場合と似ているか，まったく同じである。最後に自分が実施したディフュージングやディブリーフィングからかなり時間が経っている場合には，ディフュージングを行う前に，CISDを扱った章に記述してある「ディブリーフィングの過程」の「導入」の項を読んでおくとよい。

探索

　ディフュージングの第二段階では，参加者は自分たちが経験したばかりの出来事について話し合うように働きかけられる。ディフュージングのこの段階は，ディブリーフィングにおける事実，思考，反応，症状段階を一緒にしたものと

似ている。ディフュージング・チームは堅苦しくない会話のような雰囲気を作り、けっして調査のような印象を与えてはならない。グループの中で話をしたいと思う人は誰でも自由に意見を言うようにと伝えておく。ディフュージングの過程には決まった順序はない。かならずしもそれが望ましいという訳ではないが、もしも黙っていたいと思えば、そうしてもよい。ディフュージングの過程では、チームのメンバーは参加者の全員が何か話ができるように優しく働きかけていく。参加者がプレッシャーを感じるようではいけない。あくまでも参加者のことを大切に思っているという印象を受けるようにチームのメンバーは配慮する。

　ディフュージングでは、チームのメンバーが尋ねる質問はさまざまなものがある。まず、参加者がどのような経験をしたのか話してほしいと質問を始める。次に、経験した出来事と、そのような状況での参加者の役割を明らかにする質問をしていく。さらに詳しく語るようにという質問から、ディフュージングの場に参加していない人とのやり取りを尋ねる質問まで、さまざまな質問をする。参加者が既に感じている苦悩の兆候や症状について質問することもある。

　ディフュージングでチームのメンバーがする質問のリストを作るのは不可能である。質問はあるディフュージングと別のディフュージングでさまざまに異なるからである。かなり直接的な質問から、より複雑なものまである。参加者が積極的に話をして、チームのメンバーがほとんど質問する必要がないこともある。参加者がリラックスしていて、ディフュージング・チームを信頼するようになると、悲惨な経験についてより詳しく語るようになる。

　緊急事態についての会話が停滞し始めたり、主要な話題よりも脇道にそれることが多くなったら、チームのメンバーはそろそろ話をまとめて、ディフュージングの最後の段階へと移っていく。ほとんどの事例でディフュージングの全過程は20分から1時間であることを忘れてはならない。ディフュージングの過程を結論へと移していくにはあまり時間がないのだ。

情報

　ディフュージングの情報段階は、ディブリーフィングの教育と再入の段階を合わせたものとほぼ同じである。焦点を当てなければならない情報は非常に多いので、速やかに取り上げる必要がある。この段階では、ディフュージング・チームは、参加者がストレスに対処する準備ができるようにするために、でき

る限り多くの情報を与える。ディフュージング・チームは次のことをする必要がある。

・探索段階では参加者から提供された情報を受け入れて，それをまとめる。
・参加者からのどのような質問にも答える。
・参加者の体験や反応を正常化する。
・ストレスに対する実際的な対処法を教える。
・必要ならば，次の段階としてディブリーフィングの準備をする。
・ディフュージングを終える際に，参加者に対してまとめのコメントを告げる。
・ディフュージングが終わっても，ディフュージング・チームが参加者に援助を惜しまないことを伝える。

ディフュージングの平均的な長さ

ディフュージング・チームが参加者の話に傾聴していると，話し合いに熱中するあまりに，ディフュージングを1時間以内に終えなければならないことを忘れがちである。この時間制限を超えてしまうという事実自体が，グループが訓練されたディブリーフィング・チームが行う正規のディブリーフィングを受ける必要があることを示している。20〜45分間のうちにディフュージング・チームは仕事を終えて，グループを解散する準備をしなければならない。

適応にならない事柄

特定の目的のために開発された手法は一般的には特定の課題に対して効果を発揮するのであって，その手法を過剰に使用したり，不適切に使用すると，効果を減ずるばかりでなく，有害でさえある。CISM介入法も特定の目的のために開発されたのであって，その使用法についても同じことが言える。過度の使用や不適切な使用は，効果が上がらないばかりか，最悪の場合は有害なことさえある。

ディフュージングは小グループを対象とし，苦悩に満ちた人々に対して直ちに実施する介入である。ほとんどの場合，緊急事態後8時間以内に実施される。何日も経過してからディフュージングを実施するのは，この手法を乱用することになる。12時間の勤務時間帯の最後にディフュージングを行うのもやはりこの手法の乱用であり，効果を減じてしまう。また，精神療法に紹介する代わ

りにディフュージングを用いることも，この手法を危険な形で乱用することになる。この種の乱用は，経験豊富な専門家からの治療を必要としている人に対して，悪影響が長期間持続し，場合によっては，生命の危険さえ生じかねない害をもたらすかもしれないのだ。

ディフュージングはCISMの訓練を受けた者が本来の目的にそって実施すべきである。ディフュージングに限らず，CISMチームは，CISMの介入法の基本的な原則を破ってはならない。前述したような適応外のCISM手法をチームのメンバーが使用することを許すのは，専門家がしてはならない危険な行為である。

フォローアップ

ディフュージングでは，セッションが終わった直後から，フォローアップが始まる。チームのメンバーは，ひとりひとりの参加者に接触して，問題はないか確かめる。ある参加者に特定の問題があるようならば，チームのメンバーはその人の電話番号を教えてもらい，24時間後に電話をかけて，さらに援助が必要か確認する。

一対一の相談はディフュージングの後にはきわめてよく行われる。他の参加者がいる中では話したくないが，ぜひ質問したいと思っている人も多い。個人的に相談したいと願っている人の多くは，人前で率直に話すことに躊躇するような個人的な心配を抱えているのだ。

グループの大多数の人々にとって主要な問題を解決するのにディフュージングだけでは十分な効果が現れなかったと思われる場合は，CISDが最も望ましいフォローアップとなる。極度の緊急事態のために深刻な影響を受けているグループ全体にとってもそのような対策を取ることは合理的である。

まとめ

本章ではディフュージングの過程を解説してきた。これは，心的外傷を伴うストレスを受けた直後にCISMチームが実施する主要な介入法のひとつである。小グループを対象にした過程で，正規のCISDを実施する必要性を除いたり，あるいはそれが必要な場合には，CISDの効果を増すために実施される。ディフュージングには，導入，探索，情報の段階があり，各段階について詳述した。

災害や他の大規模な緊急事態においては，ディモビリゼーションと呼ばれる他の CISM 介入があることも覚えておいてほしい。グループによる情報処理過程は限られたものになるが，ディモビリゼーションは災害後の影響が残っているときには非常に役に立ち，ディフュージングと同様に，CISD を適切に準備するための「時間稼ぎ」ができる。第 7 章「ディモビリゼーション」を参照してほしい。

第10章

緊急事態ストレス・ディブリーフィング (CISD)：
考慮すべき重要な点と CISD の準備

はじめに

　緊急事態ストレス・ディブリーフィング (Critical Incident Stress Debriefing: CISD) はすべての CISM 介入の中でも最も複雑である。その過程が複雑であるのは，CISM チームが救急要員を対象に行った場合も，緊急事態後に地域，学校，他の組織に対して地域対応チーム (Community Response Team: CRT) が行った場合でも同様である。CISD は本来，極度の心的外傷を体験した後に救急要員に生ずるストレスを軽減する目的で計画された。しかし，最近では，学校，工場，ビジネス界，地域などでもさかんに実施されている。CISD は当初最も抵抗が強くて困難な人たちを対象としていた。しかし，専門の救急要員以外の人々にも応用されるようになると，CISD を実施することは比較的容易であると考えられるようになった。実際にこの印象は正しいだろう。というのも，一般の人々は，救急要員のように，こうあらねばならないといった「専門家としての鎧」を身にまとっていないからである。言い換えると，心的外傷を体験した一般人の犠牲者は，警察官，消防士，その他の救急要員のように常に前線で士気を高くしていなければならないという縛りがない。そのために，救急要員以外の一般の人々は自分の感情をより自由に表現できるのだ。
　ディブリーフィングはごく当たり前に起きている事例に形式的に実施することはできない。CISD は適切に実施されれば，ストレスの緩和に有用な手技である。しかし，比較的軽度の出来事に過度に実施するのは，適切な応用とは言えない。また，たとえば従業員同士の葛藤とか従業員の行動の調査といった管理手法のように，かならずしも深刻な緊急事態にはあたらない出来事に CISD を用いるのも適切ではない。そのような状況に対しては，他の手順のほうが効果が上がるだろう。

CISDの基本概念は理解しやすいし，明解に記載されている。しかし，この概念を現実の状況で応用しようとすると問題に直面し，複雑な点が明らかになってくる。苦悩に満ちた人々がCISDチームのもとにやって来ると，一般的な原則に当てはまらないさまざまな問題がチームのメンバーにとって大きな挑戦となるのだ。本章では，十分に訓練を受けたCISMチーム，新たな訓練を受けたCISMチーム，そして地域対応チーム（CRT）のメンバーが救急要員や地域の人々に対して効果的な援助を実施するための手引きを示したい。

ディブリーフィングの定義

　CISDはグループを対象とした技法である。CISDはグループの集会または討論で，危機介入や教育的方法を用いて，緊急事態（心的外傷を伴う体験）に関連する心理的苦悩を和らげたり，解決することと定義される。CISDが救急要員や災害救援要員に実施される場合には，CISDチームは，1人の精神保健の専門家と，1〜3人のピア・サポート・スタッフからなる。地域の人々，学校，企業などで実施される場合には，チームの構成は若干修正される。地域対応チームの方式では，ディブリーフィング・チームは精神保健の専門家だけで構成される。どのような事態であっても，心的外傷ストレス介入は訓練された人々が実施すべきである。彼らは心的外傷のもたらすストレスや人々に及ぼす影響を熟知していて，心的外傷体験に対処するのにふさわしいさまざまな介入法についての知識を備えていなければならない。

　CISDは7段階からなる。このきちんとした枠組みがあるために，グループへの参加者は自制した形で心的外傷体験を語ることができ，自分自身をコントロールできないという感情から解放される。CISDでもカウンセリング一般に共通する手法をいくつか用いるのだが，けっしてそれ自体はカウンセリングでもなければ精神療法でもないし，精神療法の代用にはならない。ディブリーフィングを精神療法とは異なるものにしている主要な要素のひとつとしては，その過程の本質的な部分で，参加者にストレス反応について教育する点が挙げられる。心的外傷から生じるストレスをコントロールするための，対処技法も教えられる。

　救急要員に対して実施される場合は，ディブリーフィングはあくまでもピアが主導権を握り，精神保健の専門家はスーパービジョンと助言を行う。地域で実施される場合には，心的外傷ストレスについて訓練された精神保健の専門家

のチームがディブリーフィングを実施し，ピア・サポート・スタッフの助けは借りない。しかし，場合によっては，消防士，警察官，看護婦，救急医学スタッフの中で訓練された人をピア・サポート・スタッフとして協力を求めることもある。CISD が救急要員以外の人々に実施される場合，その構造や過程をある程度修正して，対象となるグループの人種，文化，伝統などに適合させなければならないだろう。さらに，CISD に関連した介入は参加者の年齢に応じたものにしておくことも重要である。以上をまとめると，チームのメンバーは，対象とする人口の特定の要求に対処していくだけの経験がなければならない。もしもそうではないと，ディブリーフィングの本来の目標を達成するうえでチームは重大な危機に直面するだろう。

一般的にディブリーフィングの過程と目標は，救急要員に対しても，地域の一般の住民に対しても本質的には同じである。

ディブリーフィングの目標

CISD には主に以下の3つの目標がある。

1. 緊急事態を経験した人の衝撃を和らげる。影響を受けた人とは，
    a) 一次的な犠牲者（緊急事態のための直接影響を受けた人）
    b) 二次的な犠牲者（緊急事態を目撃，またはそれに対処した人）
    c) 三次的な犠牲者（家族，友人，緊急事態について間接的に知った人）
2. 心的外傷を伴う異常な事態に対して正常なストレス反応を示している正常な人々の回復過程を促進する。
3. さらに追加的な CISM サービスや精神療法への紹介が必要な人を同定する。

前述したように，CISD の過程は，PTSD 発症の可能性を減らす最も重要な方法の一つである。苦悩を言語化させることによって，緊急事態に関して誤った解釈が心の中で固定化する前に，ストレス反応について適切な概念を作るのに役立つ。

CISD が主として取り上げる重要な点とは，心的外傷体験を経験した際に当然生じる，健康な人の感情的なストレスを緩和させることにある。災害や心的外傷体験はたしかにディブリーフィングの対象であるのだが，その発生以前か

第10章 緊急事態ストレス・ディブリーフィング(CISD):考慮すべき重要な点とCISDの準備

ら存在しているストレス，精神症状，個人的な問題などを解決するためにディブリーフィングが開発されたわけではない。

ディブリーフィングの過程を患者の治療に用いて成功したと臨床家が報告している文献が散見される。そのような成功例が報告されて嬉しいのだが，それは本来ディブリーフィングが計画された目的を超えてしまっている。したがって，こういった一般的ではないCISDの応用に関しては今後正式な研究が必要である。

CISDにはいくつかの二次的な目標がある。CISDでいつも達成されるというわけではないが，常に目標としておくべきである。CISMチームによって実施されたディブリーフィングでも，地域対応チームによって実施されたディブリーフィングでも，その目標に差はない。CISDの目標は同一である。その過程の二次的な目標とは以下の通りである。

・ストレス，ストレス反応，ストレスを克服する手技を教える。
・感情面での発散を行う。
・ストレス反応はコントロールでき，回復可能であると保証する。
・近い将来に出現するかもしれない兆候や症状について前もって報せておく。
・自分だけが特別だといった誤った考え(あるいは，自分だけが唯一人の犠牲者だといった誤った感情)を修正する。
・自分だけが異常だといった誤った考えを修正する。
・精神保健の専門家と良好な関係を築く。
・グループの団結力を強める。
・さまざまな機関の間の協力を促進する。
・さらに評価や治療が必要な人がいないかスクリーニングする。
・必要なカウンセリングや他のサービスに紹介する。

緊急事態

緊急事態とは，人々に直ちにあるいは後に深刻な感情面での反応を引き起こす強度の衝撃を伴う出来事と定義される(表10-1)。普通は，人間の一般の経験の範囲をはるかに超えた出来事を指す。直ちに効果的に解決がもたらされないと，緊急事態がPTSDを引き起こす基礎になってしまう可能性がある。

CISDは非常に強いストレスを伴った出来事に対処するのを助けるために開

表10-1　救急要員にとっての緊急事態

・殉職
・同僚の自殺
・複数の死者を伴う事故や災害
・子どもを巻き込んだ大事故や災害
・緊急事態の被害者を知っている
・重症の労働災害
・警察官が犯人と銃を撃ち合う
・マスメディアが過度に関心を示す事態
・深刻な喪失体験を伴う長期化した事態
・他のいかなる深刻な事態

発された。決まり切った方式で，定期的に実施される手段としては計画されていない。CISDはきわめて異常な事態のみに応用される。CISDを過剰に使用するとその効力を減じてしまい，より深刻な事態における効果が激減してしまう。中等度に深刻な出来事が起きた場合は，CISMチームや地域対応チームによって他のタイプの介入を実施すべきである。

CISDチームの一般的な構成

　CISDを実施することが決まったら，CISMチームの手順と機能について理解するために，そのチームの構成について簡単に述べることが役立つ。
　典型的なCISMチームは，ひとつの大きな地域から，あるいは，複数の小さな地域からの20～40名の人々の中から選び出される。ごく大まかに言って，CISMチームの3分の1は精神保健の専門家であり，残りの3分の2はピア・サポート・スタッフである。ピア・サポート・スタッフには，軍人，警察官，看護婦，消防士，救急要員ばかりでなく，矯正職員，捜索・救出隊員，ライフ・ガード，派遣センター職員，他の特別な緊急対応グループなどが含まれる。既に述べたように，自分の組織の精神保健の職員と協力して働くようにピアのチームを訓練している企業や学校もある。
　それぞれのチームは少なくとも以下に挙げるような基本的な役割を担う人々からなる。

　クリニカル・ディレクター：精神保健に関連する事柄に対して監督したり援助を与えたりする精神保健の専門家である。
　シニア・チーム・コーディネーター：その日にチームのマネージャーになるピア・スタッフである。シニア・チーム・コーディネーターが3～4人のチームのメンバーを派遣してディブリーフィングを実施する。シニア・チーム・コーディネーターはミーティングを開き，チームの活動に関して記録をつけておく。シニア・コーディネーターは，アシスタント・コーディネーターや他のチーム

のメンバーが，救急要員に対してストレス教育を行う援助をする。

アシスタント・チーム・コーディネーター：CISMチームの規模や活動によっては，2名以上のアシスタント・チーム・コーディネーターがいることもある。アシスタント・コーディネーターは，シニア・コーディネーターがどこか遠くへ出かけている場合や，他の任務にかかりきりになっている場合は，その責任を代行する。

精神保健の専門家：精神保健の専門家は，チームに割り振られた2～4名のメンバーと正規のディブリーフィングを行ううえで責任を分かち合う。精神保健の専門家がグループのリーダーの役割を果たすことが多いのだが，かならずしもいつもそうであるとは限らない。しかし，重要な心理学的な意義をもつ事柄に関してはチームの精神保健の専門家が最終的な決定権を持っていることを忘れてはならない。ディブリーフィングの際に，さらにサポート・サービスが必要だと判断された人に対して，精神保健の専門家が短時間のコンサルテーションも実施する。さらに，精神保健の専門家は，CISMチームで毎日非常に多くの仕事をしているピア・スタッフに助言や援助を与える。精神保健の専門家は，チームが働きかけているさまざまな機関に対してストレス教育を実施する助力をする。

ピア・サポート・スタッフ：救急要員に対して働きかけるCISMチームのメンバーの大多数はピア・サポート要員である。彼らは同僚である救急職員に対してストレス教育を行う。ほとんどの一対一の接触を行うのはもちろんのこと，ディフュージングやフォローアップも実施する。正規のディブリーフィングでは，ピア・サポートのチームメンバーは精神保健の専門家であるチームリーダーと協力して積極的に働く。

地域対応チーム

このチームのメンバーはCISMチームの一員である場合もあれば，CISMチームとは別個に機能する場合もある。地域対応チームは，CISMチームが救急要員を対象としているという点で大きく異なる。学校，地域一般，企業を対象とする地域対応チームは，ピア・サポート要員が必要な場合と，そうでない場合がある。彼らは精神保健の専門家のサービスを受けるだけかもしれないし，あるいは,組織に貢献している医療チームのサービスを統合するかもしれない。たとえば，ある企業では，地域対応チームがその企業の医療スタッフにCISM

について訓練し，CISDを実施する際に精神保健の専門家を助力できるようにした。地域に対するCISMのサービスは本質的には変わらないのだが，チームの構成だけを変える必要がある。

出動の手順：CISDチームの活動を開始する（図10-1）

　CISDを実施するには時間も労力もかかり，2～4人のメンバーからなるチームが必要である。CISDには約2～3時間かかるので，ディブリーフィングは本当に必要なときだけに実施すべきである。状況によっては，ディブリーフィングよりも，ディフュージングや個人的なコンサルテーションといった他の技法のほうが適応となる。CISMチームはディブリーフィングの準備を始める前に，本当にそれが必要かどうか慎重に検討する必要がある。

　緊急事態が発生すると，事前に準備していた一連の過程を実施に移す。誰かが最初に救いを求める電話をかけてくる。それは，CISMチームのメンバー，赤十字の代表者，あるいは地域の係官など，緊急事態に影響を受けた人々に対して援助が必要だと考えた人である。一般的には，CISMについてある程度知っていて，実施が必要だと考えた人から最初の電話がかかってくる。緊急事態の発生中に電話がかかってくることもある。あるいは，明らかな必要性が認識されていなかったり，援助が受けられるとは知らずに，何日も電話がかかってこないこともある。数週間にわたって援助の依頼がこない場合もある。

　いつ電話がかかってきたかはともかく，それによって援助を依頼する最初の接触が生じたことになる。チーム・コーディネーターに直接電話がかかってくることもある。コーディネーターがオフィスにいないこともしばしばなので，一般の電話で連絡があってもコーディネーターがつかまらないこともめずらしくない。訓練を受けたコミュニケーション要員やスタッフの派遣要員が電話に応えるので，24時間稼働しているコミュニケーション・センターに電話するほうがはるかに効率的であることを，電話をかけてくる可能性のある人にあらかじめ徹底させておくほうがよい。そして，スタッフの派遣を手配する人は，関連する以下のような資料を集めて，チーム・コーディネーターに伝える。

・どのような内容の電話か？
・状況は緊急か，それとも電話をかけてきた人は一般的な情報を尋ねているだけか？

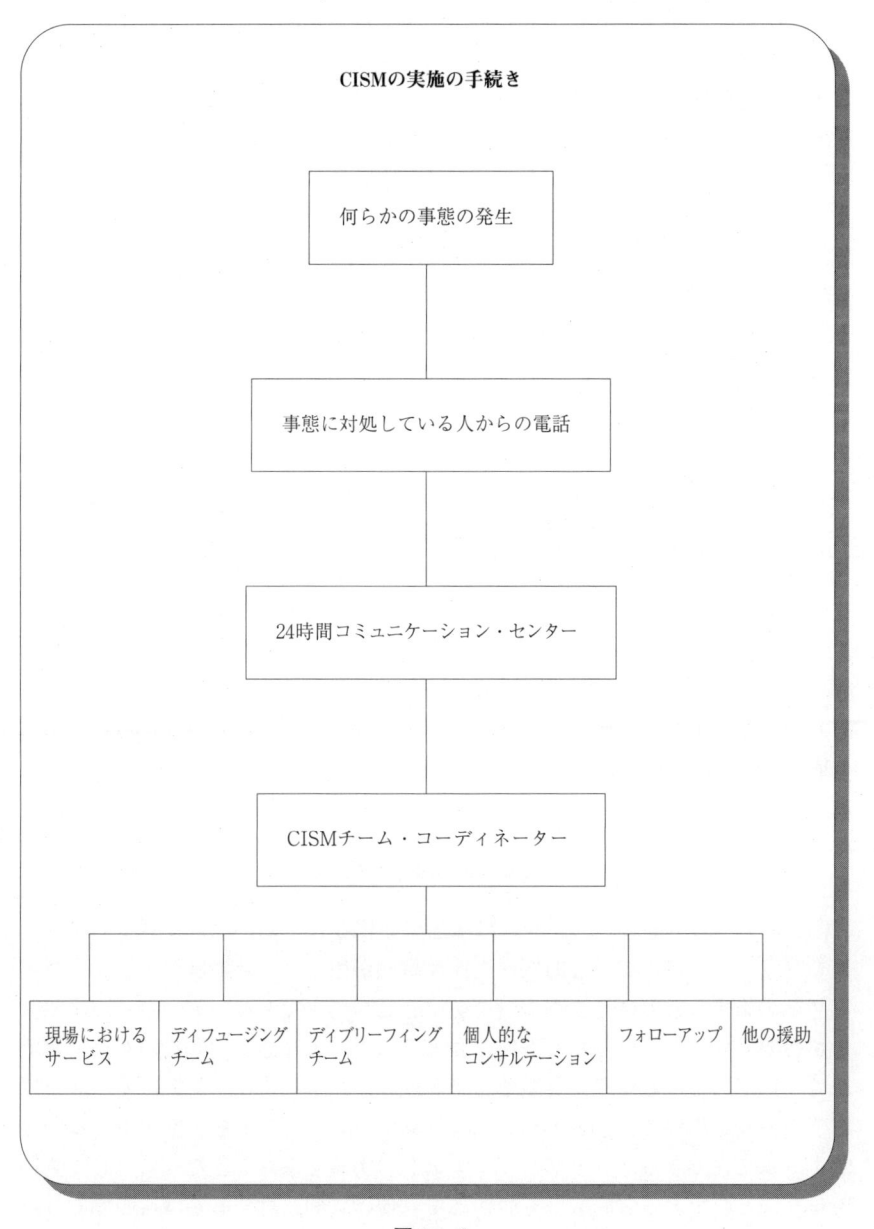

第10章 緊急事態ストレス・ディブリーフィング（CISD）：考慮すべき重要な点とCISDの準備

CISMの実施の手続き

```
何らかの事態の発生
        │
事態に対処している人からの電話
        │
24時間コミュニケーション・センター
        │
CISMチーム・コーディネーター
        │
┌───┬───┬───┬───┬───┬───┐
現場における  ディフュージング  ディブリーフィング  個人的な  フォローアップ  他の援助
サービス       チーム            チーム         コンサルテーション
```

図 10 - 1

・CISM チームあるいは地域対応チームを直ちに派遣する必要があるか？
・緊急事態はすでに収束しているのか，現在も進行中か？
・どこから電話をかけてきているか？
・電話をかけなおす先はどこか？
・電話を最初にかけてきた人がつかまらない場合は，チーム・コーディネーターは誰に連絡したらよいか？

　まずある程度の情報を収集したら，要員の派遣係は，チーム・コーディネーターあるいはその代理の人に電話やポケットベルで連絡する。そして，CISMチームか地域対応チームのどちらを派遣すべきか，コーディネーターに助言する。それまでに集めた情報をチーム・コーディネーターに伝える。
　この段階に至ると，コミュニケーションに関してさらに援助を要請されないかぎり，派遣係の役割はひとまず終わる。コーディネーターは最初に連絡をしてきた人に直ちに電話をかけて，CISMあるいは地域対応チームによるサービスを必要としているかどうか決断を下さなければならない。コーディネーターはディブリーフィングあるいは他の種類の介入が必要かどうか評価する責任がある。コーディネーターが評価し，ある種の介入が必要であると決断を下したならば，次にチームの編成作業に取りかかる。どのチーム・コーディネーターもあらかじめ用意しておいた連絡先のリストを元に，チームのメンバーに連絡を取る。援助を求めてきた先とコーディネーターが判断した必要性に基づいて，精神保健の専門家，チャプレン，聖職者，ピアが選ばれる。

CISD の必要性の評価

　CISM チームや地域対応チームは本当に必要なときにだけディブリーフィングを行う。したがって，心的外傷を伴う事態が生じたときにはディブリーフィングを実施する必要性を慎重かつ適切に評価すべきである。ディブリーフィングが必要であるのか，それとも他の介入のほうがより適切であるのか決定するには，以下に挙げるような質問や意見が役立つ。チーム・コーディネーターは以下の質問を用いて，CISD あるいは地域反応チームのどちらを活用するか決定する基準にできる。ディブリーフィングの実施を求めてきた人に対して直接尋ねることのできる質問もいくつかある。他の質問に対する答は自明であったり，他の方法で答えられるかもしれない。

第10章 緊急事態ストレス・ディブリーフィング（CISD）：考慮すべき重要な点とCISDの準備

以下の質問をすることによって，チーム・コーディネーターはCISDの必要性を評価できる。

1. どのような性質の緊急事態か？
2. いつ起きたのか？　現在も進行中か？
3. 関与した人々に深刻な感情的な苦悩を引き起こすほどの悲惨な事態か？
4. その出来事は緊急事態の定義に当てはまるか？
5. どれくらいの数の人がその事態に巻き込まれているか？
6. 3人以上ならば，CISDの実施を考えるべきである。それ以下ならば，ディフュージングや個人的なコンサルテーションで十分だろう。
7. いくつものグループが巻き込まれているのか，それともひとつのグループだけか？　たとえば，CISDの対象が救急要員か，犠牲者か，目撃者か，地域住民か？　もしもその対象が異なるグループの人々ならば，CISDは別々に実施する必要がある。
8. 緊急事態に影響を受けた人々の状態はどうか？　どこにいて，どのように反応しているのか？　時間が経つのを待ってディブリーフィングを行うよりも，直ちにディフュージングが必要な緊急事態もあるだろう。
9. 実際に緊急事態に巻き込まれた人やそれを目撃した人の中に，どのような苦悩の反応，兆候，症状を認めるか？
10. 苦悩に対する反応，兆候，症状はどのくらい続いているのか？　深刻な症状が数日以上続いているならば，それはディブリーフィングが必要な証拠である。苦悩の兆候が緊急事態後1週間以上続いているならば，ディブリーフィングは絶対に必要である。
11. 症状が時間とともに悪化しているか？　あるグループにおいて症状が悪化している場合は，ディブリーフィングが必要であることを示している。
12. 苦悩に満ちたグループの人々は恐怖感や不安感を抱いているか？
13. 苦悩に満ちたグループの人々に睡眠障害があるか？
14. グループのメンバーは何かの活動を避けているか？
15. グループのメンバーの行動が著しく変化したか？
16. グループのメンバーは死そのものや死の恐怖にとらわれているか？
17. グループのメンバーは心理的に混乱した状態にあるか？

18. あまりにも苦悩に圧倒されていて，自殺まで思い詰めているような人はいないか？
19. ディブリーフィングが必要とされる以下のような主なサインはないか？
    ・行動面の変化
    ・症状の長期化
    ・新たな症状の出現
    ・退行
    ・症状の悪化
    ・グループ全体に出現する症状
20. 正規のディブリーフィングが必要か，それともグループのメンバーがストレスやストレス・マネジメントに関する情報を求めているのか？
21. グループのメンバーは自ら進んでディブリーフィングを受けようとしているのか，それとも受けることを命令されたのか？
22. 他のストレッサーが同時に認められるか？
23. ディブリーフィングの場所や時期を決定したか？
24. 取り上げなければならない他の事柄があるか？

このような質問の過程はまるで会話のように進んでいく。なお，これはあくまでも手引きにすぎない。すべての質問をして，その答を得る必要はない。また，コーディネーターは他の質問に答えられるかもしれないし，ディブリーフィングを依頼してきた人は他の情報を与えられるかもしれない。

前述した質問を手本にして，答を得る。それに基づいて，コーディネーターはチームが実施する介入法を決断する。現場におけるサポート・サービス，ディモビリゼーション（大災害の場合），危機管理ブリーフィング，ディフュージング，ディブリーフィング，個人に対するコンサルテーション，教育プログラムのいずれを実施するか決定する。ディブリーフィングの実施法は後に詳述する。他の介入については本書の他の章で特別に取り上げる。

前述のあるいは他の質問に答えた後でも，コーディネーターがまだディブリーフィングが必要かどうか決断できない場合がある。そのような場合には，ディブリーフィングを実施すべきである。もしもチームがディブリーフィングを実施するために到着したものの，実施前にあちこち歩き回ったり参加者と話してみたところ，事態はそれほど深刻ではなく，人々もストレス教育だけを望ん

でいるとわかったとしたら，CISD はその場に応じたストレス教育に替えることもできる。このような状況では失われるものは何もないし，グループはストレス教育から利益を得られる。しかし，ディブリーフィングが真に必要であるのに，ストレス教育をその代用としないように注意すべきである。

CISD の準備

ディブリーフィングの実施が決定されたら，それが円滑に実施され，参加者にとって効果が上がるように，一連の重要な準備をしなければならない。コーディネーターはひとつひとつの準備ができているか確認するためにいそがしく電話をかけ続けることになる。

CISD を決定するうえで考慮すべき本質的な点

CISD の実施を決断する前に慎重に考慮しなければばらならない3つの点がある。これらの重要な点を無視すると，ディブリーフィングが失敗する下地を作ってしまいかねない。

1. **均一のグループ**：ディブリーフィングは同質のグループを対象に実施すべきである。グループのメンバーは同じような背景を持ち，同じ組織に属していなければならない。もしも背景が異なり，いつもは一緒に協力して仕事をしていない人々ならば，別々に CISD を実施する。たとえば，救急要員，地域住民，警察官などを一緒に扱ってはならない。

2. **任務の遂行**：もしも人々が積極的に仕事に打ち込んでる最中であったり，今でも心的外傷を伴う出来事を経験しているならば，CISD に参加しないかもしれないし，参加を求められると怒り出すかもしれない。自分たちにはまだ遂行しなければならない任務があるのに，CISD がそれを妨害してしまうととらえてしまう。もしも緊急事態が彼らにとって現在も進行中であるならば，ディブリーフィングによって注意を逸らされたり，不安にさせられると考えるかもしれない。ディブリーフィングに参加させようと働きかけられると，馬鹿げていて，意味もなく，無神経で，不適切ととらえるだろう。たとえば，同僚が殺害された直後に，必死で犯人を追っている警察官は，犯人が逮捕されるか，数週間が経過し

て，捜査活動がいったん中止されるまでは，ディブリーフィングを受けるだけの心の準備ができていない。また，自然災害にあって，必死になって自宅の修理をしている人も CISD を受ける気持ちにはならないだろう。ハリケーン・アンドリューの時にも，6～8週間後になって，人々はようやく災害は終わった，もう安全だと感じて，CISD を受けるようになったのだ。

3. **ほぼ同様の心的外傷**：たとえ同じ組織に属していたとしても，同じ緊急事態をどのように体験したかという点は非常に異なっている。別々のディブリーフィングや異なるタイプの介入が，同じ組織の中で働くいくつかの別々の小さなグループに対して必要になるかもしれない。たとえば，銃撃事件が起きた高校の生徒は，同じ事態をさまざまな視点から経験する。銃撃が起きた現場の近くにいて，負傷した友人を目の当たりにしたり，自分の身も危険になったためにひどく動揺している人もいる。また，銃を撃った者に出くわしたが，まったく傷を負わなかった人もいる。また，友人から事件のことを耳にしただけであり，緊急事態と何の関連もない人もいる。情報と助言を受けるだけで十分な人もいるし，CISD から利益を得られる人もいる。同じ，あるいは，ほとんど同じ心的外傷的体験のあった人が一同に集められて，CISD を受ける必要があるグループもある。

実施時期

緊急事態に反応してディブリーフィングは通常は事態発生後24～72時間後に実施される。すべてがうまくいって，24～72時間という枠組みのうちで行われるのは稀ではあるが，この時間は理想的な実施目標である。実際に CISD が行われる平均的な時間枠は緊急事態後約5日である。というのも，計画を立てたり，他の事柄をあれこれと考慮するのに時間がかかるからである。緊急事態が収束してからディブリーフィングまでの時間に関して考慮すべき重要ないくつかの点がある。

救急要員は認知の面で防衛的になっている。すなわち，彼らは知的な能力を使って，感情を抑制しようとする。このようにするのは，感情が彼らの任務遂行能力に支障をきたしかねないからである。しばしば，緊急事態に関して自ら

の反応を詳しく話し合い、感情反応を振り返る準備ができるようになるまでに約24時間かかる。もちろん、例外もあり、殉職や大災害などでは、ショックに陥ったり、感情が凍りついたり、否認の機制などが数日あるいは数週間も続くかもしれない。参加者に心の準備ができていて、介入を進んで受けようとする状態になっていなければ、CISDは最大の効果を上げられない。したがって、緊急事態後数週間も経ってからCISDが実施される状況もある。

　救急要員以外の一般の人々は認知の防衛は比較的弱い。彼らは自分の感情や他の反応を率直に表現することにより早い段階で心の準備ができる。一般市民に対するディブリーフィングは緊急事態後24時間以内に実施できるだろう。ある状況においては、緊急事態後できるだけ早い時期に一般市民に対してディブリーフィングを行うことにいくつかの有利な点がある。たとえば、高齢者の介護施設で火災が発生して、怪我は負っていないが多くの人々が避難しなければならないとする。そのような人々を安全な場所に一堂に集めて、危機管理ブリーフィングを行う必要がある。次に、そのうちの何人かに対しては、個人的にサポートする必要があるだろう。24時間以内に実施できれば、CISDは一般に効果を発揮する。緊急事態に関する認識を修正し、恐怖に満ちた体験からグループのメンバーが回復するのにCISDは役立つ。

　CISDチームが組織される前に実際にディブリーフィングが必要になる場合もある。しかし、訓練されたCISMスタッフのチームがいないのに、ディブリーフィングを十分な準備なしにぶっつけ本番でやってみたりしてはならない。このようなきわめて緊急の状況では、CISDが失敗する可能性は非常に高い。しかし、（8〜12時間以内に行われるかぎり）まずディフュージングを行うのが有益であり、その後も必要とされれば、ディブリーフィングを実施することにする。

　なお、あまりにも早く介入を始めるのも問題だが、数カ月以上も経ってからCISDを行うというのも参加者にとって有害となり得る。長期間が経過すると、犠牲者の防衛機制はその間に強化されてしまっている。十分に考えもせず、不注意に実施されたディブリーフィングは、この自然な防衛機制を打ち崩してしまい、グループ全体やそのグループ内の個人を再び心的外傷にさらしてしまう。

　第13章「CISMの上級概念」で、きわめて遅れて実施された介入をどう管理するかという問題を取り上げる。CISMの援助を提供するのにあまりにも長い時間が経過してしまったときに必要とされる多くのCISMサービスのひと

つが CISD であると述べている。きわめて遅れて CISD を実施するのは非常に複雑な状況となる。十分な計画ととともに，高い能力と経験豊富なチームが，このような状況における一連の介入を実施しなければならない。

　もしも緊急事態からあまりにも時間が経ってしまっていたら（3～4 カ月），ディブリーフィングを実施しないで，個人的に接したり，緊急事態に関して残された反応はないか確かめたほうがよいだろう。精神保健の専門家に紹介する必要もあれば，緊急事態ストレスに関する教育プログラムが役立つこともあるだろう。

　なお，ある日の特定の時間が他の時間よりもディブリーフィングに適しているかといった点に関して現在までのところ明らかな証拠はない。ディブリーフィングは日中にも夜間にも実施して成功を収めてきた。もちろん，重要な点は，CISD チームにとっても参加者にとっても相方に都合のよい時間にディブリーフィングを実施するということである。最も重要なのは，参加者に心の準備ができていて，ディブリーフィングから利益を得られるまさにその時に，ディブリーフィングを実施すべきであるという点なのだ。援助を得ようとする側に心の準備ができていなければ，適切な場所で適切な援助をしても有効ではない。すでに述べたように，緊急事態に反応した後に心の準備は 24～72 時間の間に一般には出来上がるのだが，ある緊急事態（とくに災害）ではより長期間が必要になる。

場所

　ディブリーフィングは実際のところ，周囲から妨げられない，静かな場所ならばどこでも実施できる。グループを木の下に集めてディブリーフィングを行ったことさえある。もちろん，これが最高の場所とは言えないが，ディブリーフィングがかならずしもどこか特定の場所でしかできないというわけではない。ディブリーフィングは，居間，図書館，集会室，ホテルの会議室，講堂，その他のさまざまな所で実施できる。

　一般に，いつでも最高の環境の施設が得られるわけではないのだが，もしもディブリーフィングに理想的な部屋があるとするならば，次のような条件があるだろう。

・周囲から妨げられない。

・静かである。
・家具を動かすことができる。
・照明が十分かつ適切で明るい。
・座り心地のよい椅子がある。
・大きすぎず，小さすぎず，グループにちょうど良い大きさである。
・ドアがひとつだけある。
・冷暖房設備がある。
・換気がよい。
・窓がない（外から覗かれずに済む）。
・ディブリーフィングを実施している間その部屋を独占して使用できる。
・個人的な相談に乗るために小さな部屋もいくつかある。

ディブリーフィングの部屋の配置

　もしも部屋の中が適切に配置されていなければ，理想的な部屋であってもCISMチームにとってあまり役に立たない。小グループ（4～12名）の場合，個人の家の居間や小さな会議室でディブリーフィングを行うことができる。参加者はなにもテーブルを囲んで座る必要もなければ，グループの真ん中にコーヒーテーブルを置く必要もない。ただし，国によっては，あるいは地方によっては，こういった配置を好むこともあるので，できる限り，このような地域の習慣や文化を守る。グループが12名以上の場合は，このような配置は可能ではないだろう。全員が座れるような大きな部屋を選んで，椅子を円形に並べる。机や他の家具は部屋の隅に動かして，各参加者が他の人々をよく見えるようにする。

　あまりにも椅子と椅子をくっつけて並べないようにする。他の人との距離が近くなりすぎて，参加者は居心地が悪くなってしまうからである。CISDチームも参加者も座れるように十分な数の椅子が必要である。時々，ディブリーフィングに遅れてやってくる人がいるが，ディブリーフィングが始まってしまっていて，円形に並べた椅子がほとんど残っていないことがある。椅子をゆったりと円形に並べておけば，遅くやって来た人でも，他の人の邪魔をしないで腰かけることができる。CISDチームのメンバーは参加者の中で均等に距離を置いて座る。CISDチームだけがある場所に一緒に固まって座ってはならない。そのようにすると，チームと参加者の間に溝をこしらえてしまいかねない。チ

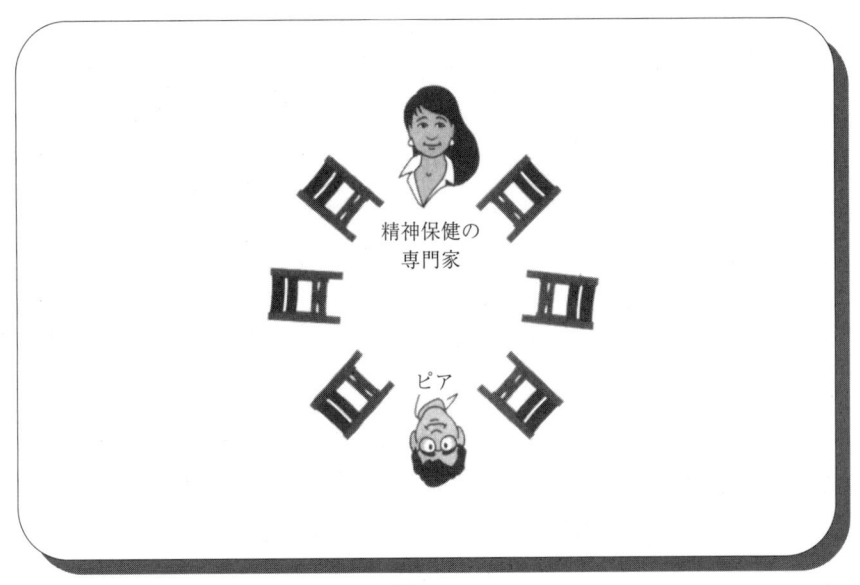

図 10 - 2

　ームのメンバーが均等に離れて座っていれば，グループのひとりひとりを見渡すのも容易である。以下に挙げるのは典型的なディブリーフィングでの着席の仕方である。ディブリーフィングチームのメンバーの数が図 10 - 2 では 2 人，図 10 - 3 と図 10 - 4 では 3 人，図 10 - 5 では 4 人，図 10 - 6 では 5 人の配置である。
　ディブリーフィングの部屋のドアは，鍵はかけないが，閉めておく。ドアには但し書きをかけておき，ディブリーフィングが行われている最中であり，緊急事態に巻き込まれた救急隊員や他のグループの人々の参加を歓迎すると書いておく。そうすれば，ドアのそばを通った人は中で何が行われているのかすぐにわかる。遅れてきた人はノックしないで入ってきて構わないとも書いておく。もしもジャーナリストや，ディブリーフィングに関係しない他の人々がやって来る恐れがあるようならば，もう 1 人ピア・スタッフの協力を求めて，ドアの外に待機してもらう。関係者以外の人が現れた場合，ピア・スタッフはそのような人を部屋に入れないようにする。
　精神保健の専門家が 1 人か 2 人で地域対応チームの一員として救急要員以外

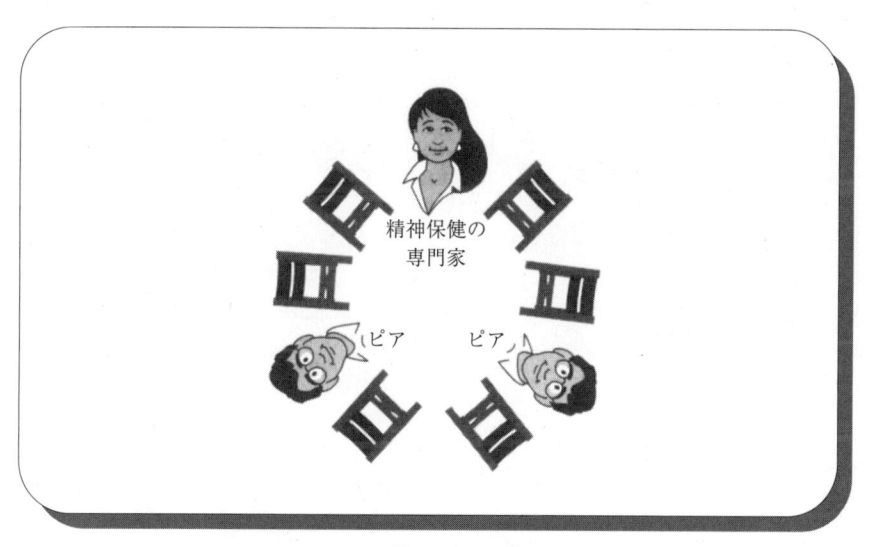

図 10 - 3

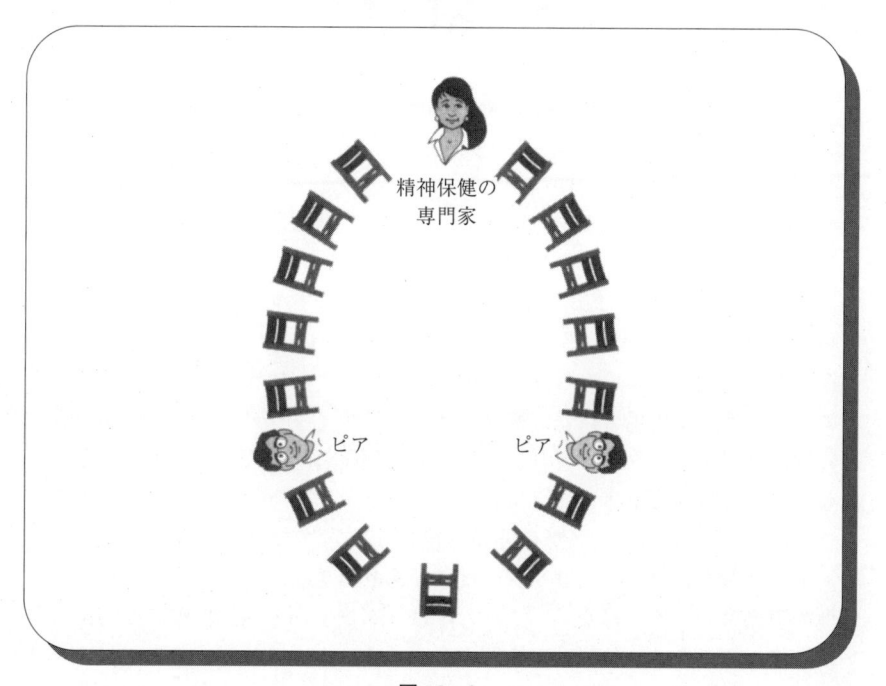

図 10 - 4

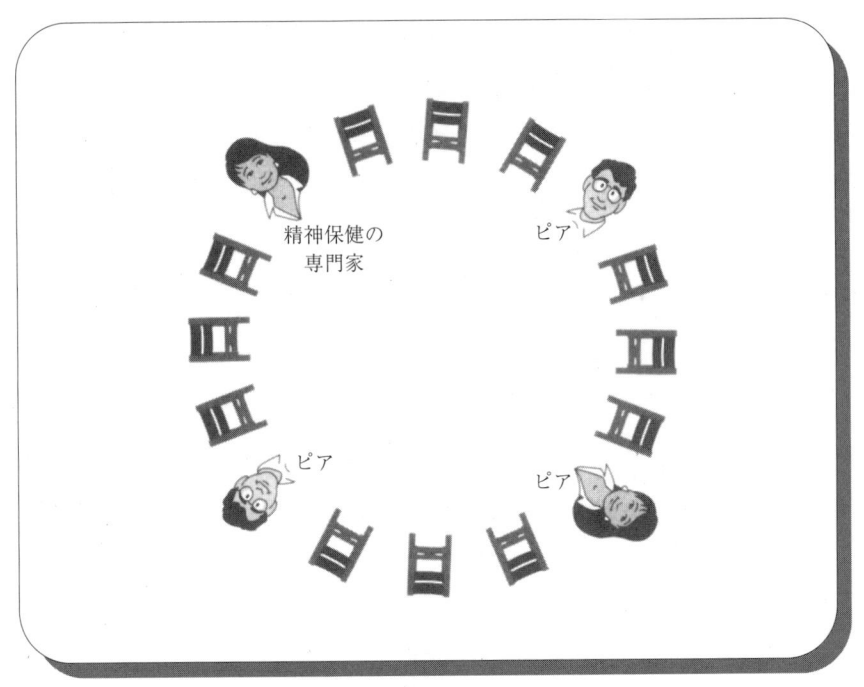

図 10 - 5

の一般の人々に働きかけている場合は，外からの邪魔が入らずに，グループをより良くコントロールするためにドアに鍵をかけておくほうがよいかもしれない（ただし，もちろん，施錠することによって参加者が不快にならない場合に限らなければならない）。招かれざる客が入室しないようにするために，ドアに鍵をかけたほうがよいかどうか，チーム・リーダーは参加者に率直に尋ねてもよいだろう。この場合には，遅れてきた人はディブリーフィングに加わるためには，ドアをノックしなければならない。部屋に入るためにはノックをしてほしいと但し書きをドアに貼り出しておく。

　チーム・リーダーはドアが自分の背後になるような位置に座ってはならない。ドアの扱いはピア・スタッフの役割であり，チーム・リーダーである精神保健の専門家の役割ではない。チーム・リーダーである精神保健の専門家はドアからできる限り遠い位置に座る（本章の「チームのメンバーのディブリーフィングにおける役割」の項を参照）。

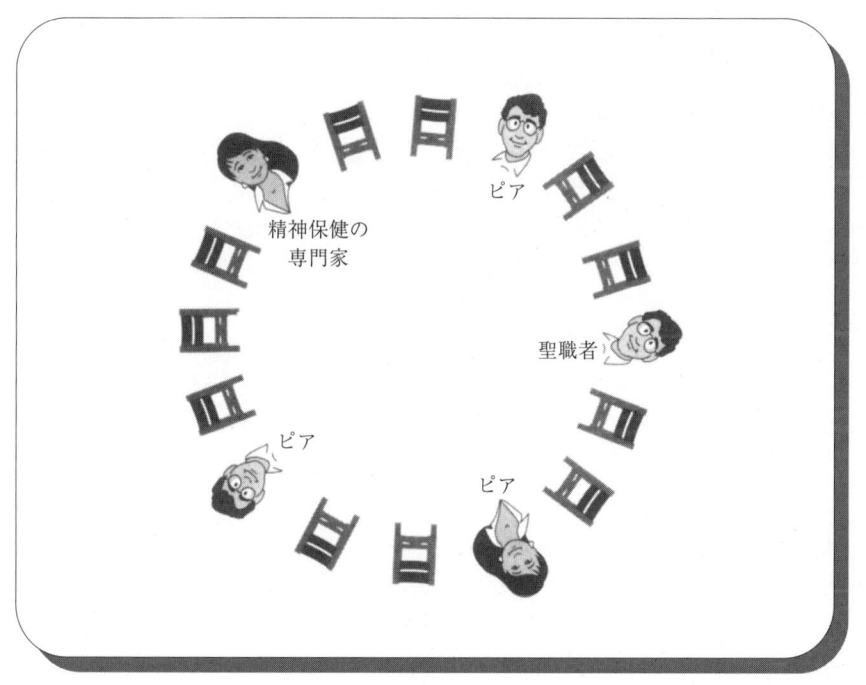

図10-6

食物

できる限りいつも，ディブリーフィングの後には軽い飲食物を出すことにする。こうすることで，ディブリーフィングに参加した人々をしばらくの間一緒にしておける。CISDチームのメンバーはこの間に参加者ひとりひとりと接触する機会が得られる。サポート，激励，理解を示すような言葉を，参加者に告げることができる。グループとして集まっている場面で緊急事態に対する自分の反応を話すよりも，個人的にチームのメンバーに話したいと思っている人もいるのだ。

なお，ストレスを増すことにならない飲食物を用意すべきである。たとえば，果物，フレッシュジュースなどにする。実際に人々が食べたいと思っているものがかならずしも彼らにとって最高のものではない。時々，CISDチームはクッキーやケーキを用意しておいて，ディブリーフィングの後に，参加者がしばらく残っているように努力している。すべての飲食物の準備は前もってして

おかなければならない。

参加者の上司への助言

　ディブリーフィング・チームが到着する前に，上司は部下にどのように説明したらよいか知りたいと思っている。上司がディブリーフィングの価値を高めることもあれば，台無しにすることもあることを，CISDチームがよくわかっていれば，上司からの質問を真剣に受け止めて，適切に答えておく必要がある。

　上司はディブリーフィングの実態を説明する必要がある。それは精神療法でもなければ，調査でもないことを承知しておかなければならない。組織全体のためにも，そしてグループの中のひとりひとりの人のためにもディブリーフィングに参加するように働きかけるのが上司の重要な役割である。ディブリーフィング・チームとは何かを上司によく説明しておき，ピア・サポート要員の役割も強調しておく。また，もしも話したくなければ，何も話す必要がないことを，上司は保証しておく必要もある。さらに，ディブリーフィングの最中にノートを取ってはいけないことや，互いに秘密を守るといった約束事を伝えるのはきわめて重要である。各人が緊急事態をそれぞれ異なる視点で受け止めているので，ディブリーフィングを通じて皆の一体感を確認し，同じ情報を共有することが重要である。そのためには，ディブリーフィングに参加することが大変重要であると上司は部下に伝えておくように助言する。緊急事態に対して上司が正直で率直であれば，部下にとって重要な手本になれる。

　上司にCISDチームが必要としている具体的なことを伝えておく。すなわち，部屋の大きさ，その部屋に必要なもの（十分な数の椅子や，それを円形に並べることなど），ディブリーフィングの間は参加者は無線機やポケットベルのスイッチを切っておくこと，ディブリーフィングの後に軽食を用意しておくことなどである。

　上司にはもうひとつの責任があり，それはCISDチームの成否に直接影響する。チームがディブリーフィングを効率的に行うには，緊急事態の性質をよく知っておかなければならない。チームのメンバーは緊急事態の写真を見て全体像を把握し，電話連絡の録音テープなどを聞いておく必要がある。CISDチームが報告書を読み，少なくとも組織の誰かがチームに対してディブリーフィングを行う緊急事態の全体像について短く報告をするように，上司は手配してお

く必要がある。

ディブリーフィングの準備を助ける

　前項で上司に対して指示を与えることについて述べたが，それに加えて，CISDチームを迎える組織は他にもディブリーフィングの準備を助けなければならない。指揮にあたるスタッフは，緊急事態に関与した全メンバーを招き入れる。現場で指揮にあたる要員もディブリーフィングに参加する。ディブリーフィングの際に指揮にあたる者が一般のスタッフとは別に参加するというのはきわめてめずらしい。たとえば，このようにすることが適切であると思われる場合とは，指揮官が一般のスタッフの怒りや憤りの対象になっていたり，信頼されていない時である。こういった場合には，別々にディブリーフィングを行う必要があるだろう。両者の間の葛藤を和らげるために，しばらくしてから両者を一緒にして話し合いをすることは役立つかもしれない。

　時には，CISDチームは指揮官とさらに話し合う必要がある。指揮官には部下に聞かれることを心配しないで，CISDチームと個別に話し合うべき特別な内容がある。

　ディブリーフィングについてあまりメディアの関心を引かないようにしておくようにとも組織には助言しておく。もしも，ジャーナリストからディブリーフィングについて質問が出たら，ディブリーフィングの過程について詳しい情報を得られるように，地域のCISDチームか，国際緊急事態ストレス財団（International Crisis Incident Stress Foundation）を紹介する。

　チームのメンバーは組織からの質問や不安にじっくりと耳を傾け，彼らの心配を和らげるようにしなければならない。チーム・コーディネーターは，ディブリーフィングが実際に始まる前に，その組織と何度も電話でしばしば情報を交換しておく。組織との間でコミュニケーションを保つということは緊急事態においてはとくに重要である。CISDが実施されるまでに，その組織が地域ですでに存在している資源を発見する手助けができる場合がある。また，ある時には，全チームが到着する前に，その組織の近くに住んでいる訓練されたCISMのピア・スタッフをまず送り込むこともできるだろう。

緊急事態の検討

　CISMチームは，ディブリーフィングの場所に，実施約1時間前には到着す

る。最初にしなければならないことは，緊急事態を検討し，ディブリーフィングで取り扱う出来事について熟知しておくことである。

　ディブリーフィングを実施する前に緊急事態についてチームが多くを知っていればいるほど，よい仕事ができる。ディブリーフィングの最中にまったく知らなかったことに突然気づいて慌てふためくようなことがあると，チームのメンバーばかりでなく，参加者も居心地が悪くなってしまう。突然の驚きはCISDの流れを途切れさせてしまう。

　ほとんどのチームは緊急事態に関する新聞記事や事故報告書などの書類を検討したいと考える。ディブリーフィングまでに予備報告書が用意されていれば，CISDチームはそれを読みこんでおく。さらに，緊急事態を録音したテープを聞き，ビデオを観て，図面や地図，他の情報も検討して，緊急事態について実質的な知識を十分に得ておく。

　なお，緊急事態に関する報告書や新聞記事が不十分で不正確なこともある。そのような場合には，CISMチームのメンバーは，訓練担当の係官，指揮官，上司，組織の他のスタッフに対して，関連する実質的な質問をしておく。緊急事態に対する反応を人々が話し始めることになる質問は避けるべきである。そういった質問はディブリーフィングで取り上げる。検討の段階で重要なのは，チームが緊急事態に関する活動内容についてよく知っておくことなのだ。

グループとの接触

　緊急事態についての書類を検討しただけでは，ディブリーフィングを始める準備が完全に整ったことにはならない。ディブリーフィング実施前に取るべき他の2つの方法がある。緊急事態の検討を終えたら，CISMチームのメンバーがそれぞれ手分けして，対象となるグループの間を動き回り，ディブリーフィングに参加する人々に会ってみる。そして，会話が始まるが，それは真面目な目的をもった質問と，緊張をほぐし参加者にチームのメンバーについて知ってもらう気楽な会話の雰囲気が入り交じったものである。CISMチームとディブリーフィングの参加者が少しでも互いに知りあっていると，ディブリーフィングの過程へと円滑に入っていくのに役立つ。グループは少しリラックスし，チームのメンバーを信用し始める。

　質問は必要な課題に焦点を当てる。その見本を以下に列挙しておく。もちろん，他の質問もリストに加えることができ，チームのメンバーが重要ではない

第10章 緊急事態ストレス・ディブリーフィング（CISD）：考慮すべき重要な点とCISDの準備 169

と考え，修正しなければならないと思えば，そうしたほうがよい。CISMチームは十分に配慮して質問をしなければならない。何らかの理由で参加者がうまく答えられない質問はすぐに尋ねるのをやめる。また，チームのメンバーは一連の質問を暗記しておいたりしないことである。自由な流れで質問していくほうがよい情報を得られるので，あまりにも作為的で不自然な質問にならないようにすべきである。苦痛に満ちた人々に働きかける場合は，自分自身の言葉で話しかけるということが重要なのだ。以下に挙げる質問はあくまでも見本であり，一言一句変えてはならないというのではない。CISMチームのメンバーには常識が必要である。

1．この組織の人々はどのくらい効率的に協力して働いているか？
2．上司とはどのくらいうまくつきあっているか？
3．スタッフと上司の関係はどうか？
4．今回の事態に関して，本当は取り上げなければならないが，ディブリーフィングの際に話題にできないと思うことはあるか？
5．ディブリーフィングを開始する前に，状況に関連して，CISMチームが知っておくべき，不自然で奇妙な何かがあるか？
6．緊急事態に影響を受けた人あるいは今でも受けている人に関連して，この組織の中で起きている何らかの対人関係はあるか？
7．CISMチームが関心を払うような何か他のことはあるか？
8．今回の緊急事態と同様なことが過去にも起きたことがあるか？
9．他にも関連のある重要な情報があるか？

チームが事前に参加者と十分に接触できたら（10～20分間），グループから離れて，別の部屋で短時間のミーティングを開く。ディブリーフィングを始める前に，参加者に対してトイレも済ませておくように言っておく。CISDの方針検討会は，ディブリーフィングが実施される前に，ディブリーフィング介入の計画についてチームが話し合う最後の機会になる。予期不安を減らすためにも，時間通りCISDを開始する。

CISMチーム・メンバーとの方針決定会議

方針決定のための話し合いでは，CISMチームだけで集まって，ディブリー

フィングへのアプローチ法を検討する。チームのメンバーはそれぞれの役割を与えられる。ドアの係，副リーダー，教育チーム，その他などである（詳しくは次項を参照）。精神保健の専門家は，ピア・サポート・スタッフが，グループのために意見を述べたり必要な質問をしたりすることによって，積極的にディブリーフィングに参加するように励ましておく。チームのメンバーが座る位置も前もって相談し，意見を一致させておく。緊急事態や，尋常ではないと考えられるいかなる点についてもチームは手短に話し合い，ディブリーフィングでどのようなことが起きるか前もって予想しておく。普通ではない強い反応がグループから出てくることが予想される場合，チームのメンバーにその可能性について警告しておき，いつもよりも少し長めにそして慎重な言葉遣いで紹介を始めることにする。特別に教育する話題についてチームのメンバーにその役割を振っておく。CISM チームのメンバーに問題点を明らかにしておきたいとか，何か質問がある場合は，この方針決定の場で話し合っておく。ディブリーフィングに関する特定の指示がチーム・リーダーから与えられる。全メンバーが緊急事態について十分な情報を得て，CISD で実施すべき方針が理解できたならば，チームは方針決定会議を終え，ディブリーフィングの部屋へ移動する。

ディブリーフィングにおけるチームのメンバーの役割

　CISM チームは CISD の最中そしてその後もさまざまな働きをしなければならない。誰も独力ですべての機能を果たすわけにはいかないので，他のスタッフと共同して素晴らしい仕事をすることが期待されている。ピア・サポート要員と精神保健の専門家は互いに協力しあって，グループ全体のために役立つ必要がある。

チーム・リーダー

　チーム・リーダーとは，グループを指導していく責任を与えられた人のことである。多くの場合，CISD では精神保健の専門家がこの役割を果たす。しかし，経験豊富なピア・サポート要員がチーム・リーダーとなり，精神保健の専門家は教育段階における教育の専門家としての役割を果たすこともある。いずれにしても，参加者の混乱を避けるために，CISD では 1 人の主リーダーを定める。チーム・リーダーの役割はコミュニケーション能力を遺憾なく発揮して，緊急事態について参加者が積極的に話すように巧みに働きかけることである。

一般的に，チーム・リーダーはCISDの各段階で質問をしていく。精神保健の専門家は，チーム・リーダーであろうとなかろうと，グループ全体の状態を注意して見守り，他の人々に比べて強い苦悩を経験している人に特別な注意を払っておく。

　チーム・リーダーはとくにディブリーフィングの教育段階に深く関わり，参加者自身が緊急事態をどのように捉えているのか明らかにしていく。チーム・リーダーはグループが経験したことのさまざまな側面を協調したパターンへと組み込んでいき，参加者がより広い視点で自らの経験をとらえるように働きかける。ディブリーフィングの間，チーム・リーダーは時々質問をしたり，適切だと思われる意見を述べながら，参加者の意見を一生懸命に聞く。あまりにも緊張感が強まり参加者が話し合いを効率的に進められない場合は，精神保健の専門家がバランスを取り戻すために間に入って，ある事柄について説明し，参加者が自分の体験を明らかにとらえられるように助力する。チーム・リーダーと精神保健の専門家は，参加者が経験した緊急事態から肯定的な意味を得てディブリーフィングを終えるように努力する。

　すでに述べたように，チーム・リーダーと精神保健の専門家（そして他のピア・サポート要員）は互いに協力して指導的な役割を果たしていかなければならない。CISDのリーダーは1人だけであるべきだが，他のメンバーも適切な質問をしたり，適切な情報を提供することで，教育段階に貢献しなければならない。効果的なディブリーフィングを実施するには各チーム・メンバーの能力を認識したうえで，相互に協力するスタイルが不可欠である。

　有能なチーム・リーダーは永年の豊富な経験からその技能を培っている。緊急サービスの専門家や他のさまざまな専門家とやり取りした経験をもとにこれまでもディブリーフィングを実施してきたならば，これからも効果的なディブリーフィングを実施できるだろう。チーム・リーダーが精神保健の専門家である場合，ある特定のCISDのチーム・リーダーになる前に，緊急サービスに関わる専門家と知りあいになっておくことが強く勧められる。緊急車両に一緒に乗り込む，病院の救急部やコミュニケーション・センターを訪問する，火事の現場，警察署，救急医療部に出かけてみるといったことが救急サービスにあたる人々の性格や仕事に関する適切な理解を育むのに役立つ。実際の所，緊急要員に対するいかなる介入を始める前にも，すべての精神保健の専門家は緊急サービスの独特の「文化」に馴染んでおくべきである。

銀行や他の産業といった緊急要員以外の人々を対象としたり、地域の一般住民を対象に地域対応チームに関与している精神保健の専門家は、かならずしも事前に緊急要員と接しておく必要はないだろう。実際のところ、産業界や一般住民を対象としたCISDでは、精神保健の専門家は副リーダーの役割で働くことが典型的であるからだ。

副リーダー

ディブリーフィングが緊急要員を対象にしているならば、ピア・サポート・スタッフのひとりが副リーダーになる。副リーダーに選ばれたピアは多くの場合、ピアの中で最もディブリーフィングの経験が豊富な人である。もしも、ディブリーフィングの対象が地域の一般住民であって、緊急要員ではないならば、副リーダーも精神保健の専門家があたる。

副リーダーの主な役割はチーム・リーダーと協力して、グループの指導にあたることである。副リーダーは紹介の際に、チーム・リーダーが言い忘れたことや重要な意見を付け加える。副リーダーはグループのメンバーが呈している苦悩の兆候や質問に常に注意を払っておき、適切な答や意見を述べる。副リーダーはディブリーフィングの教育段階で重要な役割を果たす。副リーダーはリーダーがディブリーフィングをまとめるのを手助けし、ディブリーフィングが終わった後もその場にとどまり、サポートを必要としている人や専門家の元へ紹介が必要な人と接触を持つ。

副リーダーは普通、フォローアップの際にも重要な役割を果たす。多くの場合、とくに緊急要員の場合、精神保健の専門家よりも、ピア・サポート要員が、ディブリーフィング後数日以内に最初に参加者に連絡を取ることに責任を持つ。ピアは精神保健の専門家から協力を得て、さらに援助が必要な緊急要員を支えることができる。

副リーダーは、適切なCISDチームのメンバーに特定のフォローアップの課題を割り振る。たとえば、あるピアは職場の上司に助言するという課題を与えられた。また別のピアは、ディブリーフィングの参加者で、緊急事態に深刻な影響を受けている2人に電話するように指示された。

ドア係

ドア係はディブリーフィングで重要な役割をになっている。ディブリーフィ

ングが行われている場所に，参加する資格のない人や不適切な人が入ってくるのを防ぐのだ。ディブリーフィングに参加するのを許されない人とは，現場に直接関与していない人，ディブリーフィングに参加している人の家族であってもその組織に属していない人，ジャーナリスト，たまたま現場に居合わせた一般市民などである。ドア係は，その組織に属していてディブリーフィングが必要な人や，緊急事態に巻き込まれたが遅れて会場にやってきた人の入室を許す。CISMチームのメンバーが2人しかいなければ，副リーダーがドア係の役割を果たさなければならない。

　ドア係にはもうひとつのきわめて重要な役割がある。もしも誰かがディブリーフィングの場から立ち去ってしまったならば，ドア係はその人の後を追いかけていき，部屋に戻るように働きかける。トイレに行ったというだけならとくに問題はない。ドア係はなるべく早くディブリーフィングに戻ってほしいと告げるだけでよい。しかし，ある人が苦悩に圧倒されていて，あまりにも辛い思いをして立ち去った場合は，ドア係はやさしく声をかけ，真剣に相手の言葉に耳を傾け，サポートする。なるべく早くディブリーフィングに戻るように働きかけることが非常に重要である。時には，その人に対して，強制されることはないし，話したくなければ話さなくてもよいことを説明する必要がある。その人をディブリーフィングに参加している他の人々が必要としていて，手助けをするのに役立っているので，部屋にとどまってほしいと話しかけることも時にはある。このようにして，ピア・サポート・スタッフのドア係から働きかけられて，ほとんどの人はディブリーフィングに戻ってくる。

　ごく稀には，ディブリーフィングから立ち去ってしまい，戻ることを拒否する人もいる。そのような場合には，ドア係は一対一の形でその人をサポートする。それでも，援助を一切断ってしまう時には，その人の名前や電話番号を聞き出そうとする。少なくともドア係は自分の名刺を渡し，緊急事態に関して何かできることがあればいつでも連絡してきてほしいと伝えておく。CISDが終了した後でも，CISMチームのメンバーはそのような人に働きかける努力をすべきである。

聖職者

　CISDについて訓練を受けていて，CISDのチームの一員であれば，傾聴し指導できるという意味で聖職者は重要な役割を果たす。参加者全員が同じ信仰

を持っているわけではないので，ディブリーフィングの際に特定の宗教に基づいた説教や祈りは避けるべきである。さらに，CISDで聖職者が説教や祈りをするのは適していない別の理由は，緊急事態のために精神的な遮断状態にある参加者の耳には重要な霊的なメッセージが届かないからである。参加者の心理的苦悩がおさまって，霊的な話し合いをする心の準備ができてから，CISD後に聖職者であるメンバーが霊的な事柄を取り上げたほうがよいだろう。

　CISDが実施されている間，聖職者は話し合いを進めていくようにするために，適切な意見を言ったり，質問をしたりする。CISMチームの聖職者の役割はリーダーを補佐することである。聖職者は教育段階に積極的に関わる。一生懸命に参加者の話に耳を傾け，ディブリーフィングが終わった後にさらにサポートが必要な人がいないか見守っていく。ディブリーフィングが終わった後では，聖職者は参加者が適切に事柄に対処しているのか，あるいは（とくに信仰の視点から考えて）通常の機能を回復するために援助が必要かを見極めていく。説教とか祈りといった霊的な介入はCISDの後に，とくに一対一の場面で効果的に行われる。

ピア

　地域対応チームではピアがいなくても機能する。地域対応チームは精神保健の専門家だけを用いるからだ。しかし，緊急要員，軍人，航空機要員，鉄道員などを対象にCISMチームがディブリーフィングを実施する場合には，ピア・サポート要員が絶対に必要である。救急要員に働きかけるうえで，成功の鍵は以下のような点である。

1．緊急要員が行っている仕事の内容やそれに独特の文化や雰囲気をよく知っている。
2．直ちに介入を開始する。
3．実用的なストレス・マネジメントの技法を強調する。
4．緊急サービスのピア・サポート要員はこれらの特徴を具体化したものであり，CISDチームの統合的な一部分をなしている。

　ディブリーフィングが実施されている間，副リーダーとかドア係といった特定の課題を割り振られていないからといって，ピア・サポート要員はただ気楽

に座っていればよいというのではない。注意深く話し合いに耳を傾け，参加者を観察し，さらに援助が必要だと思われ，教育段階でストレスを減らす技法のいくつかを教えなければならない参加者を探し出す。ディブリーフィングでは単なる傍観者でいられる人はひとりもいない。CISDチームのピア・スタッフはディブリーフィングの過程の一部なのだ。

　ピア・サポート要員は紹介の部分を助け，必要ならば，自分の意見を言ったり，質問をする。また，まとめの話し合いにも積極的に参加することによって，ディブリーフィングを終わりに近づけていく手助けをする。参加者のひとりが話をしている時に，チーム・リーダーが一生懸命に耳を傾け，その人をしっかり見守る。そのような状況では，ピア・サポート要員がグループの他のメンバーに注意を払い，その表情やボディランゲージを読み取ろうと努力する。あるいは，すでに1人の参加者が部屋から出て行ってしまい，ドア係もその人を追って，退室している。そしてさらに2人目の人が立ち去ろうとしたら，ピア・サポート要員は補助のドア係役をする必要がある。あるいは，チーム・リーダーや副リーダーがすでにディブリーフィングの次の段階に移ってしまったが，参加者の中に何か発言したい人に気づいたら，ピアはその人に発言の機会を与えるように声をかける。

　ディブリーフィングの全課程でピアと精神保健の専門家は協力していく。それぞれが重要な役割を持ち，他のスタッフを援助する。このように，ディブリーフィングとはチームによる活動であるのだ。

まとめ

　本章では，CISDの実施の決断，計画，準備といった非常に重要で広範囲な話題を取り上げた。CISDは慎重な計画と準備を必要とする複雑な危機介入法であるという正しい印象をこの章から受けたことだろう。いかなる状況においても，グループを対象にした危機介入は複雑である。さらに，心的外傷を伴う事態のためにCISDによるグループ介入の必要性が生じた場合には，準備がより一層重要になる。場当たり的なグループ介入は，経験したばかりの緊急事態のためにすっかり心理的に圧倒されてしまっている人に悪影響を及ぼす可能性を増してしまう。

第11章

CISD：グループ過程の実施

グループの過程

　適切な計画と準備ができていないと，CISDは実施できない。前章では，CISDを成功させるのに必要な多くの点について解説した。本章を読む前に，前章をもう一度読んでいただきたい。周到な計画と準備がなされていないとCISDが失敗する可能性は高く，参加者に悪影響を及ぼす。CISMチームはCISDについて正しく説明し，参加者に最大の利益をもたらすことができなくてはならない。このように，あらゆる事前の準備がCISD成功の鍵になる。ディブリーフィングはCISMの中でも最も応用が難しいので，チームのメンバーは十分に時間をかけて準備しておく。適切に準備し，ふさわしいメンバーが確保できたならば，ディブリーフィングが成功する可能性が増す。ディブリーフィングの目標とは，ストレスの衝撃を和らげ，できるだけ早い段階で通常の機能へと回復させることであるから，苦悩に満ちた人々に対して慎重に計画された方法を用いることが重要である。
　CISDの訓練を受けていない人が以下の項を読むと，まるで自分が十分な訓練を受けて，ディブリーフィングを実施する準備ができたと思いたくなる強い誘惑に駆られるだろう。しかし，これはもちろん誤解である。単にディブリーフィングについて読んだからといって，訓練を受けたことにはならない。本では十分に説明できない多くの微妙な事柄や技法がある。有資格の経験豊富な専門家による訓練を受けて初めて，CISDを実施するための適切な準備ができたと言えるのだ。それだけの準備ができていなければ，とても専門家とは言えないし，ディブリーフィング・チームから良質なサービスを得ることを期待している苦痛に満ちた人々に悪影響を与えてしまう。不十分な訓練しか受けていないのにCISDを試みて，既に苦しんでいる人にさらに苦痛を与えてしまうことがしばしばある。

```
┌─────────────────────────────────────────┐
│          ディブリーフィングの課程          │
│                                         │
│              ┌──────┐                   │
│              │ 認知 │                   │
│              └──────┘                   │
│     導入  ＼        ／  再入            │
│                                         │
│     事実   ＼      ／   教育            │
│                                         │
│     思考    ＼    ／    症状            │
│              ＼  ／                     │
│               反応                      │
│              ┌──────┐                   │
│              │ 感情 │                   │
│              └──────┘                   │
└─────────────────────────────────────────┘
```

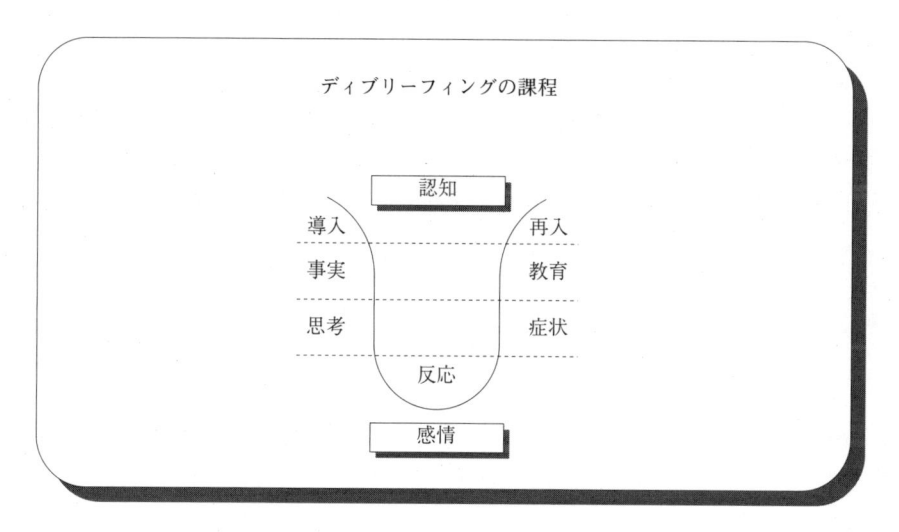

図11-1

　正規のCISDには7段階がある。図11-1は以下の項目を理解する助けになるだろう。

　CISDチームの全体的な方針としては，話すのが容易な事柄を取り上げて，ディブリーフィングの過程を始めていく。そして，徐々に強い感情を伴う話し合いへと進んでいく。強烈な感情を伴う事柄を扱った後に，グループはそこから離れて，刺激の少ない話題へと戻っていき，最後に話し合いが終了する。

　それでは，CISDの段階をひとつひとつ検討していくことにしよう

1．導入

　導入段階はCISDにとってきわめて重要である。この段階がディブリーフィングの他の全段階の方向性を決めるといっても過言ではない。導入段階でうまく対処できないと，ディブリーフィングの他の段階を実施するのも難しくなってしまう。ディブリーフィングが成功しなかったとチームのメンバーが考えた場合，その過程を検討するとほとんど常に導入段階の問題でつまずいたことが明らかになる。ディブリーフィングのこの段階は，チームのメンバーがCISDの他の過程を円滑に行う基礎になる。

　導入段階で達成しなければならない目標がいくつかある。CISDチームがしなければならないのは以下のような点である。

・チームのメンバーを紹介する。
・チーム・リーダーが自己紹介する。
・チームのリーダーシップを確立する。
・この会の目的を説明する。
・全体をどのように進めていくか，過程を説明する。
・参加者の動機を高める。
・抵抗感を和らげる。
・CISD のガイドラインを説明する。
・参加者から協力を求める。
・参加者が初めに感じている心配に答え，不安を減らす。
・参加者からの最初の質問に答える。
・互いに助け合うように働きかける。

ピアのチーム・メンバーは導入段階で参加者に紹介されるのだが，彼らの実際の活動は事実段階に入ってからになる。ディブリーフィングの初期に強烈な感情が表されてグループが不愉快な思いをするのを，ピアが紹介されることによって和らげられる。「事実」段階の項でピアの紹介について詳しく解説する。

緊急事態のもたらした悲惨な状況の直後であるが，CISD のチームのメンバー全員は自信とともに，リラックスした態度を示す必要がある。雰囲気や言葉を通じて，苦痛に圧倒された要員の窮状に対して共感し心配している態度を示す。チームのメンバーは自分たちが援助を行うための適切な訓練を受け，経験も積んでいると確信できなければならない。しかし，かといって自信過剰で傲慢に見えてはならない。自分自身がその緊急事態を経験したら，自分たちも参加者と同じような状態に陥るはずだと認識していれば，傲慢になることを避けられる。緊急要員の思考や感情に傾聴するということは，他の人々はほとんど経験できないことで，ディブリーフィング・チームだからこそできるのだと認識していることも，傲慢な態度を取らずにいるのに役立つ。

導入段階で CISD について話し合うべき決まりやガイドラインは以下の通りである。

・部屋の中を見回して，いかなる理由であっても，グループに属していない人がいないかどうか参加者に問いかける。ディブリーフィングに参加すべ

き人だけがいることを確認するのに数分かける。(ただし殉職が起きた場合は，組織全体が影響を受けるので，現場にいた者だけでなく，ディブリーフィングへの参加を全員に呼びかける。)

・秘密を絶対に守る。その部屋の中で語られた内容は絶対，外部で話してはならない。この決まりは参加者ばかりでなく，チームのメンバーにもあてはまる。ディブリーフィングの後に，参加者は自らの感情，反応，チームから学んだことを話したいと思うかもしれないが，ディブリーフィングで他の人から聞いたことを話し合ってはならない。

・参加者は自分のことを話さなければならない。自分が見た他者の反応を語るが(「私はジョンが走っていくのを見た」)，その観察を解釈(「彼は恐がっていた」)しないかもしれない。あくまでも参加者は自分自身について話すべき(「私は恐かった」)であり，誰かに代わりにそうしてもらうべきではない。

・ディブリーフィングの参加者は，もしも話したくなければ，話す必要はない。そうすることが彼らにとっての最大の利益にはならないかもしれないが，そのように振る舞う権利がある。ただ首を横に振って「ノー」のサインを示せば，それ以上，チームから働きかけないことを参加者に伝えておく。

・部屋をいったん離れてもかならず戻ってきてほしいと参加者に頼んでおく。ディブリーフィングの全課程を終えることが重要なのだ。CISD を途中で退席するのは，実際に，かえって状態を悪化させてしまうかもしれないと参加者に警告しておく。トイレに行く必要があるときには，直ちに部屋に戻ってくるよう指示する。

・カメラ，テープレコーダー，その他いかなる方法でも記録を取ることはディブリーフィングでは許可しない。ディブリーフィングでは記録を取る理由はない。チームのメンバーがある参加者のフォローアップが必要であると感じたら，ディブリーフィングが終わってから名前や電話番号を尋ねればよい。

・CISD は精神療法ではないし，また，精神療法の代用品でもない。心的外傷を伴う出来事の衝撃を和らげ，人々を可能なかぎり正常な機能に戻す手助けをするように特別に訓練を受けたスタッフのもとで，話し合うのが，ディブリーフィングである。

- CISD は調査ではない。調査を妨害するような情報，犯罪行為を承認するような情報，警察の一般的な捜査手順に関する情報などは話題にしないように参加者に指示する。大きなグループで話し合うには不適切と思われるような情報について参加者は事前に検討することが許される。そのような情報は別の調査チームに伝える。
- 参加者は一時的に地位や部署のことは忘れて，悲劇に出会ったごく普通の人として振る舞うようにする。
- ポケットベル，携帯電話，無線機など注意をそらすような器具のスイッチを切っておく。
- CISD チームは参加者のためにいるのであり，ディブリーフィングが終わったら個別に相談に乗ることも伝えておく。
- ディブリーフィングに積極的に参加することによって，他の参加者を助ける。自分はディブリーフィングが必要ではないと感じていても，グループの他の人はそれから利益を得られるかもしれない。緊急事態における自分の役割について話すことは，他者にとっての助けともなるのだ。
- CISD は緊急事態への対策について批評しあう場ではない。
- ディブリーフィングが行われる唯一の理由は，できる限り早く回復して，日常の生活に戻ることであると参加者に告げる。心的外傷体験について話した人は，睡眠や食欲が改善し，ごく普通の日常生活に比較的早く戻れると経験的にわかっている。
- ディブリーフィングの最中にある人物について語られた内容を上司に報告したりはしないと参加者に説明しておく。
- 数分したら，次のような質問をすることを参加者に告げておく。参加者が誰か，緊急事態における役割は何であったか，自分の目には何が起きたと考えたかという質問である。
- ディブリーフィングの間は休憩時間を取らない。もしもトイレに行きたければ，行っても構わないが，すぐに戻ってくるようにと伝える。
- チームが参加者に教えなければならないことはたくさんあると説明する。ディブリーフィングの最後のほうで教育的な過程が始まる。
- 導入段階において，秘密を守る必要性を何度も繰り返し伝える。
- 参加者は必要なときにはいつでも質問できる。

CISD の導入段階で説明される事柄はディブリーフィングごとにいくらか変わり得る。時にはガイドラインの多くの点を詳しく説明しなければならない。これまでにディブリーフィングを受けたことのない新しいグループに実施するときには、とくにこういった傾向が強くなる。ディブリーフィングをこれまでに何回か受けたことのあるグループでは、参加者は決まりごとをすでに知っているので、ほんの少し注意するだけで済む。

　導入段階について説明している間、チームのメンバーは自信を持って話すとともに、参加者に対して心配しているという気持も伝えなければならない。ただし、余裕ある態度で話し、不必要な不安感をあおってはならない。また、ディブリーフィングの際に参加者が示す言語的・非言語的なサインに敏感でなければならない。また、グループの誰かから表出される抵抗をうまく扱えるようにしておく。導入段階で生じた抵抗を無視してしまうと、それだけでは済まず、後になって影響が出てくる。解決されていない抵抗は、ディブリーフィングのより微妙な段階になって悪影響が出てくる。

2．事実

　救急サービス要員のための話し合いの中で最もやさしい部分は、普通は、緊急事態に関する事実を述べることである。事実は個人的な感情から離れて実際に起きたことからなる。自分がどう感じたかについて話そうとするのは、非常に個人的なことであり、苦痛を伴う。それに比べると、事実について語るのはそれほど苦痛を伴わない。この傾向は、緊急要員でとくに強い。というのも、彼らは認知の領域での防衛が強く、自らの感情について語ることを慎重に避けようとするからである。彼らは感情に圧倒され、障害され、その結果として、適切に任務を遂行できなくなってしまうのではないかとひどく恐れている。ところが、彼らも実際に何が起きたかということを尋ねられるのは居心地が悪い感じはあまりしない。彼らは事実を理解し、自分の仕事の中で常に事実を扱っている。ある状況に関して話し合っている間中、ほとんどの場合、事実にしがみついている。事実段階は、悲劇的な出来事について話し合いを始めるには最も論理的な段階である。

　事実段階で、ある状況について参加者に話してもらうためには、チーム・リーダーは単に次のように言って始めればよい。「私たち CISD チームは現場にいたわけではありません。そのごく一部を断片的に知っているだけです。そこ

で，今回の事態について皆さんが知っていることを話していただくのは，実際に何が起きたのか理解するのにたいへん役立つでしょう。そこで，皆さんが誰で，緊急事態が起きたときにどのような役割を果たしていたのか，そして，手短にご自分の目から見て何が起きていたと考えていたのかを話してください。私たちはまず緊急事態に関する全体像を知る必要があります。非常に詳しい点を探し求めているわけではなく，あくまでも全体像を知りたいのです。あなたが経験したことが，他の人々の経験と異なっていてもまったく構いません。皆さん全員がこの状況の中で重要な役割を果たしていたのですから，それぞれが経験した事柄を少しずつ集めていけば，全体像をとらえるのに役立つはずです。もしも，話したくなければ，それでも構いません。ただ首を横に振ってください。そうしたら，次の人に移っていきます。ディブリーフィングのこの段階では，全員に自分自身の体験を少しずつ語っていただく機会を与えます。それでは，まず私の左（あるいは右）の人から始めて，順々に話してもらいます。もう一度言っておきますが，私たちが知りたいのは，『あなたは誰ですか？』『緊急事態の最中にあなたの仕事，あるいは役割は何でしたか？』『自分の目から見て何が起きていたと考えていましたか？』という点です」

　こうして参加者が話し始める。正確な話の順序はまったく問題ではない。現場に最後に到着した人が最初に話し始めるかもしれない。全員が話し終えると，事態の全体像が浮かび上がってくる。ディブリーフィングの前に準備をしていたCISDチームが，次に，話を整理する。

　もしもグループの人数が20人以上であったり，止むを得ない事情で非常に短い時間しかない場合には，グループの全員がそれぞれ緊急事態について話すのはあまりにも時間がかかりすぎるかもしれない。そういった時には，他の選択肢を考える。前述した質問とは少し異なるのだが，それでもやはりグループに事実について話してもらうように働きかける。事実段階で用いる代わりの質問とは次のようなものである。

- 誰が現場に最初に到着したのか？
- 次に到着したのはどの部隊か？
- その他の部隊が到着した時に何が起きていたか？

　一般的に，各部隊のスポークスマンのような人が活動中の部隊の役割を短く

説明する。おそらく，20人のうち6～7人が話すだろう。これでも完璧に近い。ディブリーフィングの最中に話す機会を与えられなかった人がいるからといって心配することはない。話す機会が与えられなければ，まったく効果がないと考えるのは誤りである。話す機会が十分にあるにもかかわらず，ディブリーフィングの最中に人の話を聞いているだけの人も多い。しかし，他の人の話を聞いたことがとても役立ったと彼らも報告している。事実段階では，参加者はしばしばごく自然に感情を表出し始める。

　ディブリーフィングで，その状況に関する事実について話してほしいと言われているのに，参加者が感情を表し始めたとしたら，それは彼らが緊急事態によっていかに深く傷ついているかということを示しているサインである。しかし，ディブリーフィング・チームは直ちにそれを探っていくことはしない。時期尚早に感情を探ろうとすると，怒り出す参加者もいる。彼らはその状況に対する自分自身の感情的な反応に普通は驚いているのだ。ひとりにしておいてほしいのであって，もっと感情をあらわにするようになどと働きかけてほしくはない。緊急要員は同僚隊員の前ではとくに感情のコントロールができなくなるような事態を恐れる傾向が強いことをCISDチームは忘れてはならない。彼らは突然自分の感情を出してしまうと，ひどく狼狽する。ディブリーフィング・チームが去った後も，彼らは同僚の隊員と一緒に働かなければならない。このような場合に，CISDチームが取る最もよい行動とは以下のようなものである。

・感情を受け止める。
・感情を表すのは適切なことであると認める。
・感情の表出は当然予想されることであり，同じような状況に置かれたならば誰もが同様の感情的反応を示すことを個人やグループに伝える。
・ある人がグループ全体で話を続けることを望まない場合には，別の人へと話題を移していく。

　さらに，誰かがこのように早い段階で感情をあらわにしたことで，他の参加者もひどく神経を逆なでされてしまうかもしれない。彼らはどうしたらよいのかわからない。彼らはCISDチームがディブリーフィングをコントロールできなくなってしまうのではないかと恐れ始める。ディブリーフィングで他の参加

者の不安感がひどく増してしまうのは一般的にこのような状況である。その後の数人の参加者は，もしも誰かが感情的な反応を示さなかったならば当然話したはずの事柄を話すのを控えてしまったり，あるいはまったく話さないかもしれない。このような状況では，まだ自己紹介をする機会のなかったピア・スタッフが大いに役立つ。

　各参加者が事実段階の質問に答え終えたら，チームのメンバーは一生懸命に話を聞き，事実段階の初めのころの話し合いに少しずつ変化が生じて，感情が表現され始めたことに気づく。もしも感情が表出されたために，グループの中に不安が生じたら，次のピア・スタッフが自己紹介する。この特定のピアによる自己紹介は普通（おそらく数行の文章）よりも少し長くなる。ピアが少し時間を多く取って，自己紹介をすると，普通はグループ全体が落ち着きを取り戻す。事実段階の最中に行われたピアの紹介は，ディブリーフィングをコントロールしているという感じを取り戻す。これは，次の参加者が事実段階の質問に答え始める前に一種の息抜きの効果を現す。そして，その人は誰か，役割は何だったか，何が起きたかに関する話し合いがこれまでと同じように続いていくと，参加者の一人が感情的になったために引き起こされた不快な不安感の多くは和らいでいく。

　事実段階は5〜25分間続く。その長さは参加者の数や情報の多さによって決まる。チームのメンバーはある種の反応についてもう少し明らかにするように働きかけることもある。まだ話題にしていないのに，思考段階や反応段階の要素について取り上げる参加者もいる。チームのメンバーは彼らの言葉に慎重に耳を傾けるが，最初の段階では普通はそれに反応しない。参加者から出てきたそのような意見はディブリーフィングの後の段階（たとえば，教育段階や再入段階）で取り上げることになる。

　事実段階が終わると，思考段階が直ちに始まる。

3．思考

　何も考えずにただ自動的に行動していた段階が過ぎ，最初に浮かんだ考えや，最も強かった考えは何かと，チーム・リーダーが参加者に質問したときに思考段階が始まる。緊急要員の多くが認知面で防衛的になる傾向が強いので，彼らの答のほとんどは事態をどう処理するかといった側面に向けられがちである。しかし，「容疑者が窓から飛び出すとは思わなかった」「私が最初に考えたのは

『なんてことだ。こんなことが子供に起きるなんて』という思いでした」などと多くの参加者は答える。このような感情的な側面を無視したり妨害してはならない。「地区全体を失ってしまうのではないかと恐ろしくなりました」とか「人間が他の人間に対してこんなひどい仕打ちができるのか私は本当に腹が立ちました」などと言う人もいるだろう。

　思考段階は，事実の世界から，より個人的な世界への移行段階である。事実は個人を超越しているが，思考は内的かつ個人に属するものなのだ。この話し合いでは何らかの感情が入り交じらずに思考に関する質問に答えるのは不可能である。CISD チームはこれを CISD 過程の一部として予測しておかなければならない。思考段階は認知の領域から感情の領域への移行段階である。ディブリーフィングの過程が予定通り進んでいる兆候として，感情が込められた意見を CISD チームは喜んで受け入れなければならない。

　しかし，感情的な内容があまりにも早く現れ，あまりにも強烈になったら，ディブリーフィングを受けているグループは強い不安を感じ，自分自身の感情を率直に表現させようとする努力に抵抗したいと感じるかもしれない。ディブリーフィングはよくないと主張して，チームのメンバーに対して参加者が怒りをぶつけることもある。あるいは，事実についてとか作戦の手順だとかいった話題だけにこだわり続けることもある。あるいは，つい感情を示した途端に，チームからすぐに助けを求めようとすることも稀にはある。時には，ディブリーフィングの場から立ち去ってしまう者も出てくる。

　この移行段階では参加者から出てくる可能性のあるすべての反応を予想することなどできない。参加者は自分自身ばかりか CISD チームも試しているのだ。チームはいかなることに対しても準備しておかなければならない。誰かが部屋から出ていってしまったら，メンバーのドア係がその人の後を追っていき，部屋に戻ってくるように働きかける。感情があまりにも強くなりすぎたら，チームのメンバーは，承認，確認，保証などをする必要が出てくるかもしれない。もしも怒りが爆発したら，そのうちのある部分は受け入れなければならないだろう。また，そのうちのある部分は方向を変える必要もある。CISD チームはこの段階では警戒を怠ってはならない。数秒考えたうえで，チームのメンバーは反応すべきである。ディブリーフィングを受けている苦悩に満ちた人に比べると，チームのメンバーは冷静で，より合理的に考えているので，正しい選択ができるはずである。

4. 反応

　反応段階では典型的に最も感情的な側面が強くなる。CISDチームが導入,事実,思考の段階を巧みに進めてきたならば,思考段階から反応段階への移行は比較的円滑に進む。グループの相互関係は反応段階ではきわめて本質的なものであることにCISDチームは気づくだろう。実際のところ,話し合うのはほとんどが参加者であって,CISDチームではないし,また,そうあるべきなのだ。CISDチームのメンバーが話すのは,彼らの意見が本当に必要な時か,参加者の話し合いの流れを妨げない時だけである。

　反応段階でほとんどの話し合いのきっかけを作るのは次のような内容である。

・その状況であなた個人にとって最悪なことは何だったか？

　緊急事態に関連して感情についての話し合いを引き出す質問にはさまざまな形がある。たとえば,

・この事態のどの部分があなたを最も悩ませたか？
・この事態のある部分を消し去ることができるとしたら,どの部分を選ぶだろうか？
・この事態のどの側面があなたに最も強い苦痛を与えたか？
・今でも最も気になっている事柄は何か？

　この時点では話し合いは自由に進んでいく。チームが主導して,話し合いを進める必要もない。話したい者が,自由に話すことができる。黙っていたければ,そうして構わない。話し合いの順序もない。着席している順に意見を述べていくのは事実段階と思考段階だけである。反応段階では,話したければ,全員に意見を述べる機会がある。

　初めのうちは話し合いは不活発かもしれない。参加者は緊急事態に関連した自分の感情に必死で取り組んでいるのだ。ついに参加者の1人が何かを話し,感情を認める。すると,別の参加者が恐怖,怒り,悲しみといった感情を話し始める。そして,しばらくすると,参加者のほとんどが何か話をする。

　グループ全体が一時的に押し黙ってしまうような意見もあれば,全体が活発に話し始めるきっかけになる意見もある。グループ内に激しい言葉のやり取り

を引き起こすような意見もある。椅子から立ち上がろうとしたり，手を堅く握って大きく振り上げるといったさまざまな非言語的なサインも出てくるだろう。視線を落としてしまう人もいる。ボンヤリと虚空を見つめたり，涙ぐんだり，苦痛に満ちた言葉で声が震えたりすることもある。

　感情が微妙な形で表出されるディブリーフィングも多い。涙が流されることもない。はっきりととらえられる明らかな感情の表出もないかもしれない。しかし，言葉には非常に多くの感情的な内容が含まれている。出来事の深刻さ，グループ内の信頼感，経験や反応を率直に話し合おうとするグループの態度などによって，ディブリーフィングごとに特徴が出てくる。ディブリーフィングにおいてグループがどのように機能するかという点に関連するもうひとつの要素は，CISDチームの技量と，チームがグループのメンバーと事前にどれほど良好な関係を築き上げていたかという点である。

　グループの大きさや緊急事態の深刻さにより，反応段階は10～40分間続く（時にはそれよりもわずかに長くなる）。話も出尽くし，チームのメンバーがもっと話し合うように働きかけてもあまり反応が出なくなったら，反応段階が終わるサインである。次の段階である症状段階へと移っていく。

5．症状

　症状段階はもうひとつの移行段階である。この段階の目標は，感情的な内容に満ちた反応段階から，より認知面での指向性の強い領域へと，グループを移していくことにある。症状段階は，認知領域から感情領域へと入っていき，そして再び認知領域へと戻っていくという，一連の過程の自然な一部である。この時点でディブリーフィングを止めてしまうと，参加者は感情に圧倒されたまま放置されてしまい，悪影響を受ける可能性さえある。ディブリーフィングはかならず最後の段階まで行い，全過程を終了し，参加者を認知の領域まで回復させる必要がある。そうすることによって，参加者は通常の責任ある生活に戻ることができ，いつもの心理的防衛機制が守られた状態になる。

　参加者が緊急事態の現場で働いていたときに経験した認知，身体，感情，行動などの面に現れた体験について話してもらうように働きかけることで，症状段階が始まる。ディブリーフィング・チームはストレス関連の症状をいくつか例に挙げる必要があるかもしれない。たとえば，手が震える，決断が下せない，極端に口数が減る，怒りの感情に駆られるなどである。次に，現場で働いてい

る際にさまざまな形で苦痛を味わったことを数分間グループで話し合う。

　緊急事態後数日間，ディブリーフィングを受ける前までに，どのような状態にあったか，CISD チームが参加者に質問する。そして，数日間に経験した苦悩の兆候や症状について参加者たちが話し始める。

　最後に，緊急事態の最中あるいはディブリーフィングを受けるまでの間に残っていた症状はないか CISD チームが参加者に尋ねる。参加者はディブリーフィングに持ち込んできたさまざまな症状を語る。

　症状が出ているのは自分だけで，それは異常な症状だと思い込んでいるために，なかなか参加者が口を開こうとしないこともある。このような不安のために参加者が話そうとしないのだと CISD チームが気づいたならば，少し角度を変えて質問してもよい。たとえば，ある兆候や症状があるかどうかグループ全員に手を挙げてもらうなどというやり方がある。まず，チームのメンバーがごく一般的なストレス反応について取り上げて，それを説明した後に，その症状があるかどうか手を挙げてもらう。その反応を経験した人がグループの中に何人かいる可能性が高いので，数人の手が挙るはずだ。同じようにいくつかの質問をすると，参加者の気持ちは和らいでいき，CISD チームは今度は手を挙げさせなくてもさらに情報を得るための質問ができるようになる。

　症状段階は一般的には 5 〜 10 分間かかる。症状について語る人の数が明らかに減ったならば，次の段階である教育段階へと進んでいく。

6．教育

　教育段階は反応段階の次に来る。両者は密接に関連している。症状段階で解説したいくつかの症状を指摘し，このような症状は緊急事態後に予想される典型的で正常な反応であることを参加者に理解させることによって教育段階を始める。有能で経験豊富なチームはこの移行を円滑に進めることができるために，参加者は新たな段階に入ったことに気づかないことさえある。

　グループを教育していくうえで，チームのメンバー全員が活発に役割を果たしていく。あるメンバーは一般的に経験する典型的な苦悩の症状について説明する。他のメンバーは，まだ現れていないが，将来現れる可能性のある症状について前もって説明する。参加者は自分たちが受けてきた訓練の通り活動してきたのであるから，現実に別のやり方で活動できなかったのは当然であるという意見もチームのメンバーは告げる。ストレスを克服する方法についてもかな

りの時間を費やす。再適応に必要な手順として，食事，運動，休養，家族との会話，上司と一緒に働いていくことなどに関する具体的な指示を与える。

　教育段階では認知面でのアプローチに重点を置く。反応段階で取り上げた感情の領域から，参加者を徐々に引き離していく。この段階で解説する情報の一部はある特定の参加者には当てはまるものかもしれないが，伝える相手はあくまでもグループ全体である。

　この特定の参加者に最も重要な話題が出尽くすまで教育段階は続いていく。しかし，この段階をあまりにも延々と続けてはならない。参加者ばかりかCISDチームもこれまでにすっかり疲れ果てている可能性がある。真に必要な事柄以上の教育はグループを苛立たせたり，チームからの最も重要なメッセージを見逃してしまうかもしれない。

　この段階において，教育には深刻な限界がある点をチームが認識していることが重要である。瞑想，筋肉リラクゼーション，認知再構築法といったどちらかというと複雑な技法を教えるのは，この段階では適切ではない。さらに適切に学ぶ前に，広く行われている5種のストレス・マネジメント技法に時間を費やすべきである。しかし，このタイプの教育と学習はディブリーフィングの最中には行わない。こういった学習は他のストレス軽減の機会に学ぶ。それよりもあまり複雑ではないストレス・マネジメントを学ぶことが肝心である。

　多くの場合，教育段階の最後に，CISDチームのメンバーの1人が参加者に次のような質問をする。たとえ，その緊急事態が全体として今まで経験した中で最悪の出来事だったとしても，その最中に何か少しでも肯定的な感じを受けただろうかと質問するのだ。この場合，非常に慎重に質問すべきである。その状況に何らかの肯定的な側面を見出すことなど難しいと感じている人もいるはずである。次のように質問することができるだろう。

- 「その事態の最中に生じた何か小さな出来事が混乱や苦痛を減らしましたか？　苦痛の只中にあって，わずかでも希望がありましたか？」
- 「この経験から自分自身あるいは人生について何かを学び，そして将来それを人生に役立てたいと思いますか？」

教育段階はこの後，再入段階へと自然に移行していく。

7. 再入

　正式なディブリーフィングの最後の段階は再入段階である。出来事を整理し、質問に答え、これまでの過程をまとめ、参加者を通常の機能へと戻す最後の機会である。この段階ではディブリーフィングで話し合われたことをまとめる。人間のすることのほとんどと同じように、ディブリーフィングには、始まり、途中、終わりがある。それぞれが関係しあっていて、単独では成り立たない。ある経験に終わりがあってこそ、始まりや終わりにも意味が生じる。

　再入段階でディブリーフィングが終了するのだが、この段階で達成すべきいくつかの課題がある。ディブリーフィングの参加者にも、そしてCISDチームも、それぞれが達成すべきいくつかの課題がある。参加者は以下のことをしなければならない。

・話し合いたい新たな事柄を示す。
・今までに話し合われた事柄を復習する。
・疑問に思っていることを何でも質問する。
・ディブリーフィングを終えるのに役立つような事柄について話し合う。

　ディブリーフィング・チームは以下のことをしなければならない。

・いかなる質問にも答える。
・必要ならば、保証や情報を与える。
・参加者が抱いていると考えられるのだが、誰も取り上げていない感情について話す。
・適切なパンフレットを配る。
・まとめのコメントを述べる。

　まとめのコメントはCISDチームのメンバーの心の底から出たものである。尊敬、激励、理解、援助、感謝、方向性を示す言葉であることが一般的である。CISDチームのメンバーは一人一人が、ディブリーフィングの最後の数分間でまとめのコメントを述べる。望むならば参加者も何かのコメントを述べることができるが、強制されるわけではない。

　ディブリーフィングが終了に近づくにつれて、チームはディブリーフィング

後の活動を始める。チームのメンバーは立ち上がり，ディブリーフィングだけではなく，さらに何らかの援助が必要と思われる人との接触を開始する。

ディブリーフィング後の活動

一対一のフォローアップ

　本章の冒頭で述べたように，チームがごく一般的に抱く誤解とは，ディブリーフィングですべてが成し遂げられるという確信である。ディブリーフィングは治療というよりもむしろ予防的な意味で用いる。これは治療というよりは，評価やスクリーニングのための手段なのだ。この事実を認識していないと，ディブリーフィングが済めばチームの仕事が終わったと考えてしまう過ちを犯しかねない。そこで，フォローアップはCISDの本質的な要素となる。一対一のフォローアップ，職場への訪問，電話，CISD後の教育プログラムなどさまざまな形を取る。

　グループが解散する際に，チームのメンバーは参加者と握手をし，ディブリーフィングの最中に極端な苦悩の兆候を示していた人の元へと向かっていく。また，ディブリーフィング中に押し黙っていた人にも接触を図る。接触を図るべき人とは，ディブリーフィングだけではなくそれ以上を必要としていると思われる人のことである。ディブリーフィングでは単にスクリーニングの機会を得ただけかもしれない。あるいは，仲間からのわずかな励ましの言葉だけで十分な人もいるだろう。たしかにそれだけで十分な人もいる。しかし，個人精神療法に紹介する必要がある人もいるのだ。（個人精神療法に紹介することは稀である。おおまかな目安として，参加者の2〜3％は紹介が必要であるが，非常に過酷な状況ではもう少しこの率は高くなるだろう。一般の人々は，緊急要員よりも紹介が必要となる率は低い。）

　ほとんどの場合，ピア・サポート・スタッフが，ごく短時間様子を見に行ったり，電話をかけることによって，苦痛に満ちた人を援助できる。そのように接触することが参加者にとって有益であるとCISDチームのメンバーが考える場合には，苦痛に満ちた人とピア・サポート・スタッフの間で話し合い，電話番号や住所を交換しておく。

　CISDの直後に普通は軽食が用意されている。このようにすることでCISMチームのメンバーと参加者の交流を深めることができる。軽食を用意しておくとグループを一箇所にしばらくの間留めておくことができ，チームのメンバー

と参加者が自然な形で触れ合うことができる。

　精神保健の専門家はしばしば参加者の中の1人か2人に別室で個別に会うように求められる。このような追加のセッションだけで十分な人もいれば，精神療法への紹介が必要になる人もいるだろう。

　両者の接触は参加者が自然にその場を立ち去るまで続く。個人的な接触を図ろうとする人が1人もいなくなったことが明らかになれば，CISDチームも解散の準備をする。チームのメンバーはCISD後のミーティングをその場を離れる前に開くか，あるいは帰路の車の中や，帰宅する前にどこかに立ち寄って開くこともできるだろう。

ディブリーフィング後のミーティング

　CISD後のミーティングはかならず開かなければならない。

　これはチームのメンバーが悪影響を受けることを予防するために非常に重要である。CISD後のミーティングには以下のようないくつかの重要な課題を達成しなければならない。

- CISDで何を行ったか検討する。そうすることによって，チームのメンバーはディブリーフィングの過程をさらに学び，ある時点でなぜある決定が下されたかを知り，なぜ参加者がある質問をしたのか理解できる。
- 個々のメンバーに特定のフォローアップの課題を割り当てる。誰がどの参加者のフォローアップをするかという点について混乱が生じてはならない。
- CISDを今終えたばかりのCISMチームのメンバーに十分な仕事をしたという保証を与える。今や，ディブリーフィングを行った者に対して，ディブリーフィングを行う時なのだ。ディブリーフィングが行われるたびにこのようにしておかないと，心理的に圧倒されたままチームが解散し，メンバーが帰宅することになってしまうかもしれない。そのようなことがあまりにもしばしば起きると，CISDチームは素晴らしいメンバーを失いかねない。

　このミーティングで最も重要なことは，ディブリーフィングを実施した者のためのディブリーフィングである。その過程は正式なものでもなければ，構造

化されたものでもない。自発的に始まり，自然な流れの中で行われる。

実施報告書

　ディブリーフィング実施報告書を作成するか否かは自由選択に任される。次のCISMチームのミーティングで事例検討のために用いられるように記録は保存される。実施報告書の中には，CISDに参加した特定の個人がわかるような情報を含めてはならない。実施報告書は単純で短いものにする。もしも記録として残すならば，1ページを3段落に分けて書いておく。各段落には以下のような特定の情報を含める。

・緊急事態に関する短い記載
・ディブリーフィングで話し合われた一般的なテーマ
・CISDチームがディブリーフィングの参加者に与えた指示の要約

　CISMチームが各回のチームメンバーについて統計を取ろうとするのならば，CISMチームメンバーの名前，ディブリーフィングの日付，参加者の数などを記載しておくと有用な情報となる。これと同じ統計をより効率的に記載しておくことができる。すなわち，ひとつの欄にはCISMチームのメンバー名を書いておき，別の欄にCISD，ディフュージング，一対一の介入などといったCISMサービスのタイプを書いておく。チームのメンバーが行った介入のタイプがわかれば，介入の日付は集計表に記録されている。そうすれば，実施報告書にこの種の情報を書き込む必要はなくなる。

ディブリーフィングに関して考慮すべき他の重要な項目

グループの大きさ

・ディブリーフィング・グループの理想的なサイズは4～20人である。
・20～30人のグループもディブリーフィングは可能である。しかし，時間がより多くかかるし，ある種の修正も加えなければならない。
・30人以上の大きなグループに働きかけていくのは明らかにより一層難しい。
・大きなグループの場合，ディブリーフィング・チームは別の事実段階の形式を用い（どの部隊が最初に到着したか？　その次に到着したのはどの部

隊か？　何が起きたか？)，話をしてもらう人の数を少なくする。思考段階において，「緊急事態に巻き込まれたときにあなたは何を考えましたか？　話したい人は自由に話してください」と参加者に話しかけるのはよい考えである。
・40人以上の大きなグループの場合，もしも可能ならば，いくつかの小さなグループに分けることを考えるべきである。

対象となるグループ

ディブリーフィングが必要な人が多数いる場合は，どのグループを対象とすべきか優先順位をつけなければならない。緊急事態のために最も深刻な影響を受けている人がディブリーフィングの最初の対象となる。次は，直接緊急事態に関与した人のグループが対象となる。さらに，監督にあたったスタッフである。そして，間接的に関与しただけの人が続き，最後は，影響を受けているものの，緊急事態には関与していない人となる。

グループは以下のような条件によって分けられる。

・そのグループが配置された地域
・到着時刻
・特別な機能
・通常の仕事のグループ
・職業（警察官，消防士，救急医療スタッフ）

ディブリーフィングの参加者

緊急事態に関与した要員はディブリーフィングへの参加を働きかけられるべきである。監督にあたる人々もディブリーフィングを受けるべきだ。彼らを除外してしまうと，職場の中で壁を作ってしまいかねない。

傍観者，ジャーナリスト，他の緊急要員以外の人々もサポートが必要かもしれないが，緊急要員とは別に扱う。異なるグループを一緒にして扱うのは賢明ではない。緊急要員以外の人々があまりにも苦痛に満ちた体験を耳にしてしまう可能性があるからだ。

緊急要員の家族もやはり別に対応すべきである。彼らはすでに緊急要員である愛する人からあまりにも多くの苦痛に満ちた出来事を聞かされてすっかり参

第11章　CISD：グループ過程の実施　195

ってしまっているかもしれない。緊急要員も家族を守るために話し合いを止めてしまうかもしれない。これまでに議論してきたように，グループの均質性，任務の遂行，ほぼ同程度の心的外傷を常に念頭においておかなければならない。

休憩

ディブリーフィングの実施中には休憩時間は取らない。ディブリーフィングが行われている最中に休憩を取ると，全体の過程を妨げてしまい，グループの感情の勢いがそがれてしまう。

任務からの解放

ディブリーフィングを受ける者はすべての責任ある任務から解放されていなければならない。緊急の呼び出しや通常の配備に対応しなければならないからといって，ディブリーフィングの最中に退席するのはかえって悪影響をもたらす。ディブリーフィングの間は認知の防衛機制から引き離されているので，緊急の呼び出しなどに対応させてしまうと，認知の領域よりも感情の領域が優勢の状態で任務につくことになり，かえって彼らを危険にさらしかねない。

CISD は批判ではない

CISD は作戦に関する批判的な検討ではない。作戦の検討は CISD の後に行われるのが理想的である。しかし，しばしばそれは不可能であるので，次善の策として，ディブリーフィングが計画されたときには，作戦の批判的な検討は終えておく。作戦に対する批判と CISD を一緒に実施するのはよい考えではない。

秘密の保持

秘密は絶対に守らなければならない。秘密が守られないと，CISD チームの効果は激減してしまう。CISD のチームのメンバーは守秘義務を真剣に考えておかなければならない。

フォローアップ

フォローアップはディブリーフィングで始めた仕事を完了するために非常に重要である。実際のところ，フォローアップは CISD の過程にとって本質的な部分である。適切なフォローアップをしないで CISD を行うことは，CISM の

領域における標準的な手続きを破ることになる。フォローアップをしないCISDはその性質さえ変化させてしまうので，この点について十分に注意しておかなければならない。CISDはけっしてそれ単独の過程ではなく，包括的・系統的・多要素的なCISMプログラムから大きく離れて実施することはできない。ただ単にディブリーフィングが行われたからといって，援助の全過程が完了したと決めつけられない。もっと多くの仕事が手つかずのまま残されているのだ。フォローアップをしなければ，症状が再び出現し，以前よりも重症になってしまう参加者もいるだろう。フォローアップをしてもらえない人は，見捨てられ，関心を払ってもらえないと感じるかもしれない。彼らはしばしば十分なサポートを得られなかったと感じている。

ディブリーフィングの終了直後に，ディブリーフィングの参加者と一対一で接触することからフォローアップは始まる。24時間以内に実施されれば，フォローアップが必要と考えられた人にとってその効果が最も強く現れる。

フォローアップにはさまざまな方法がある。以下のようなフォローアップがあるが，もちろん，それ以外にも数多くの方法がある。

- 部署への訪問
- 電話による問い合わせ
- チャプレンによる訪問
- 個人的なコンサルテーション
- 精神療法への紹介
- 小グループとの追加の会合
- 同乗プログラム（たとえば，消防士とともに消防自動車に同乗してみたり，警察官とともにパトロールカーに乗ってみて，その仕事についての知識を増す）
- 家族セッション
- ディブリーフィングから1週間後の全グループとのフォローアップ
- 他の必要とされるフォローアップ

まとめ

本章ではCISDの過程について詳述した。これはCISMチームが実施する介入法のうちで最も複雑なものと考えるべきである。CISMチームはディブリ

第 11 章　CISD：グループ過程の実施　197

ーフィングが本当に必要かどうか慎重に評価しなければならず，CISD を実施するよりも効果的な他の介入法がないかどうか決断を下す必要がある。

　過去 25 年間，世界中の多くのチームが作り上げてきた数々の特定のガイドラインや，CISD に関する幾多の経験についても本章では取り上げた。

　ディブリーフィングは単にその過程について書かれた文献や著作を読むだけでは十分に学ぶことができないという点を，読者に再び注意を喚起しておく。効果的にディブリーフィングを実施したいと考えている者は，適切な訓練を受けて，このサービスを有効に実施する必要がある。

　読者にさらに注意しておくのは，CISD は単独の過程ではなく，系統的な CISM プログラムの一環として実施されるべきだという点である。

第12章

ディフュージングとディブリーフィングの 一般的な問題点とその解決法

　過去25年間以上に及ぶ経験と約5万回のディフュージングとCISDの実施経験から，非常に多くの教訓を得て，それが集積されてきた。本章では，ディフュージングやディブリーフィングを成功させるうえでしばしば出会う一般的な問題点について焦点を当てていく。

　興味深いことに，ディフュージングやCISDを指導してきた人の失敗から一般的な問題点が浮かび上がり，その結果，この介入法に本質的な力動的過程を理解できるようになったし，また，結果的に失敗したものの，同様の困難な問題にその後は効果的に適応できるようになった。ディブリーフィングの最中に生じる問題は数多くあるが，大多数は5つの範疇のどれかにあてはまる。それを表12-1に挙げておいた。

　それらの問題のひとつひとつを手短に検討していくことにしよう。

過度に柔軟性に欠ける方法で実施する

　本書は，CISD，ディフュージング，ディモビリゼーション，危機管理ブリーフィング，その他の関連の介入法をいかに実施するかを解説したマニュアルである。本書に記載されているガイドラインは，過去において有効であったとされている一般的な対策であり，その方針についての考察である。新たな心的外傷は新たな問題をきたし，危機や混乱の最中では柔軟な態度が要求される。本書に掲げられたガイドラインは大多数の事例に対して有効であると考えられるが，特殊な状況のために別の方法で適応を図る必要があることも理解しておかなければならない。

　柔軟に方法を変化させて適応しなければならなくなる一般的な変数としては次のようなものがある。困難で独特な地理的設定，文化・人種・民族の多様性，心的外傷体験の強度や持続期間などである。新たな挑戦的なCISDにどのよう

第12章 ディフュージングとディブリーフィングの一般的な問題点とその解決法　199

表12-1　CISDで生じる一般的な問題

1. 状況，個人，文化，社会の個別性を十分に考慮しないで，CISDの一般的なガイドラインをあまりにも頑なに守ろうとする。
2. ディブリーフィングを受ける人の心理的機能やそれを受け入れる準備ができているかどうかを考えずに，あまりにも熱狂的に介入を実施しようとする。
3. 最初に認知の領域から始まり，次に，感情の領域に入っていき，再び認知の領域に戻って終わるというのが正規の過程であるのだが，ディフュージングやディブリーフィングをこのような別個の構造として行うことに失敗する。
4. チームのメンバーが自分たちの仕事を妨げてしまうような逆転移を抱く。すなわち，心的外傷体験に過剰に同一化してしまったり，ディブリーフィングの過程に関して客観的な視点を保つことができない。
5. ディフュージングやディブリーフィングの原則や技法は世界中のCISDチームがこれまでに作り上げてきたものであり，現在では，緊急要員や災害援助要員に対してCISDを実施するのは標準的な方法として確立されている。この原則や技法を忠実に実施することに失敗する。

に適応したらよいか疑問を感じたら，次のような常識的な方法を実施するとよい。1）傾聴する，2）危機介入の概念を応用する，3）収拾できないような感情的な問題を取り上げない，4）特定のグループの必要性についてより明らかに理解しているピア・サポート要員に援助を求める。

あまりにも熱狂的に介入を実施する

　ディフュージング，ディブリーフィング，ディモビリゼーション，危機管理ブリーフィングなどが開発されて，災害時の精神保健サービスが社会に貢献する可能性が増してきたのは事実であるが，これらの有力な介入は慎重に応用しなければならない。危機介入や治療的技法をあまりにも熱狂的に過度に応用するのは，応用の度合いが低すぎる場合と同様に有害でさえある。
　介入が心理的に受け入れられて初めて，いかなる心理学的介入も最大の効果が現れる。たとえば，本書で既に述べたように，いつ介入を実施すべきかという点について一般的なガイドラインがある。しかし，最終的にその介入が適切なものかどうかを決定するのは，緊急事態から何時間あるいは何日経っているとかではなく，犠牲者が自分に差し伸べられた援助の手を心理的に受け入れられるかどうかにかかっている。
　読者自身も人生の中でそっと1人にしておいてほしいと思った難しい時期を

経験したことがあるだろう。同じように，仲間がそれを癒しと考えるときでも，本人にとっては困難な体験と考える場合もあるのだ。この差はどうして生じるのだろうか？　その答は，心理的受容性の差と言える。すなわち，援助を受け入れる心の準備ができているかどうかという点なのだ。無理やり援助の手を差し伸べようとすると，ある時期にはしばらくの間はひとりでそっとしておかれることが必要な犠牲者にとって，本来の心的外傷と同様に，心の傷を深めてしまう危険さえある。

　心理的受容性とともに，心理的防衛の問題もある。心的外傷体験や災害時に最も多く認められる最初の防衛機制は否認である。すなわち，客観的にはその正反対なのに，すべてがうまくいっているとか，実際にはそれほどひどい状態ではないと主張する。これを心理的「ショック」状態と呼んだ者もいる。

　心的外傷に対して介入を実施する者がしばしば犯す過ちは，この防衛規制に対して熱狂的に働きかけ，それに直面させようとすることである。危機介入の目標は心理的ホメオスタシスあるいは基本的機能の回復であることを考慮すれば，心理的に圧倒されるような体験に対処するために防衛機制が有益な役割を果たしていると理解できる。危機が過ぎ去るか，解決するまで，心理的な保護と犠牲者が考えるような何かと置き換えられるのでなければ，けっして防衛機制を崩そうとしてはならない。

　介入が過度に熱狂的に実施されようとするのは，しばしば大災害が生じた直後である。非常に多くの援助者が現場に殺到する。災害の現場に到着した時に，自分が何をすべきかわかっていない者も多いのだが，それでも彼らは悲劇に巻き込まれてしまう。しかし，災害救援に対して組織だった方法を用いなければ，単に混乱を増すだけだろう。

　援助を依頼されていないのに，現場に到着し，不幸なことに災害時の混乱を増してしまうCISMチームやCISMの訓練を受けた個人がいることは事実である。彼らは普通，地域のCISMの機関と協力した行動計画を立てていない。災害救援に当たっている人々がいまだに救出活動をしている最中であったり，あるいは，ショックや否認の状態にあることをまったく考慮しないで，ディブリーフィングを行おうとする者もいる。

　CISMチームは災害に対して自分たちが示しかねない過度に熱狂的な反応を抑えるべきである。（一般的には地域のCISMチームによって実施される）現場における短時間の援助活動や，援助を必要としている人との一対一の接触以

外は，災害時のCISDは緊急事態後3～6週間経ってから始められる。CISMチームが他の地域で起きた緊急事態に最も効率的に対応するためには，その地域と協力し，あるいは国際緊急事態ストレス協会と協力して行動することである。災害時に不必要なプレッシャーとなるのは，過度で不適切な対応であり，実際に援助を必要としている人ばかりかCISMチームにとってさえ有害なものとなり得る。

表12-2

CISD段階	心理的過程
導入	認知
事実	認知
思考	認知 → 感情
反応	感情
症状	感情 → 認知
教育	認知
再入	認知

必要な心理的構造を活用することに失敗する

CISDの過程は自然な心理的構造にそって進められるように計画されている。すなわち，最初は認知的（知的）に情報を処理する過程であり，次に体験を感情面で評価していく。そして，最後にまた認知過程へと戻っていく。正常の認知の過程を飛ばして，突然，感情の要素に満ちた話し合いを始めてしまうと，心理的過程の自然な流れをさえぎってしまう。緊急要員に対してこのようなことをすると怒りや拒絶を引き起こしかねない。心的外傷を伴う経験に対処するための正常心理的過程を突然妨げられたために，実際に心の傷を負ってしまう緊急要員もいるのだ。

表12-2にはディブリーフィングの段階と，各段階に対応する心理的過程をまとめてある。

思考段階は認知から感情の領域へ，症状段階は感情から認知の領域への移行段階であり，移行はできる限り円滑なものでなければならない。あまりにも移行が速すぎると，心的外傷を負っている人に強い不快感を呼び起こしてしまう。

ディブリーフィングの実施に際してこの構造に従うのに失敗すると一般的には以下のような（そしてそれ以外にも）一連の問題が生じてしまう。1）チームに信頼感を覚え，その過程が定まる前に，参加者は感情的な事柄について話さなければならないという圧力を感じてしまう。2）感情的な事柄について話

し始めると、自分が周囲から切り離されてしまったように感じる。3）参加者はCISDチームは無能で、ディブリーフィングをコントロールする力を失っていると感じる。

逆転移

　個人としてあるいは専門家として、CISDチームのメンバーがディブリーフィングを受ける人に対して過度に同一化すると、逆転移の問題が生ずる。CISDチームのメンバーは参加者に対して十分な共感や理解を示しながらも、悲惨な状況に圧倒されたり、あるいは他の緊急事態との類似点ばかりを探し求めたりしないという、きわめて難しい道を歩んでいく必要がある。これはけっして容易ではないが、ディブリーフィング・チームは緊急事態と、それを体験した人に対して客観的な視点を保っていなければならない。

　CISDの客観性を保つうえで最善の方法の1つは、チームのメンバーが自分の経験を認知の領域に留めておくようにすることである。たとえば、ディブリーフィングを行っている現時点での出来事と過去に経験した出来事の間の類似点を探し求めようとするのではなく、今、行っているディブリーフィングに集中するのだ。たとえば、「どのような質問をすべきか？　どのような手順で進めていく必要があるのか？　参加者がこのディブリーフィングから最大の利益を得るためには何を教える必要があるのか？」といった質問を自分自身にするとよいだろう。

基本的なCISDの原則を守らない

　大多数のCISMチームがきわめて良質のディフュージングやディブリーフィングを行ってきて、数多くの緊急要員を救ってきた。過去25年間、彼らの活動は一貫して多くの効果をもたらしてきた。これらの献身的な人々の業績は尊敬や賞賛に値する。

　しかし、数は少ないもののディフュージングやCISDで深刻な過ちを犯したチームもある。実際のところ、どのチームもその活動を行うにあたって何らかの小さな間違いはしている。以下に述べる事柄は、その過去の業績に対する非難などと考えないでほしい。むしろ、それを他者から何かを学ぶ機会としてとらえ、CISMサービスの限界や実施の際に避けるべき陥穽として自覚しておくことと考えてほしい。

第12章　ディフュージングとディブリーフィングの一般的な問題点とその解決法　203

　ディブリーフィングで生じる最も深刻な問題のひとつは，ディブリーフィングを精神療法にしてしまおうとすることである。CISD は精神療法ではないし，その代用品でもない。CISD は心的外傷についてグループで話し合い，ストレスから生じる悪影響を予防することである。それとは対照的に，精神療法は（緊急事態の有無に関わらず）既に存在していた問題や障害を「治癒」したり「修正」するために開発されてきた。CISD では伝統的な精神療法の役割を担うことを避けて，次のような主な目標に忠実に沿ったものでなければならない。1）心的外傷体験の衝撃を和らげる。2）きわめて異常な事態に遭遇して，正常な人が経験した正常な反応から回復するための自然な過程を促進する。3）グループの中でさらに援助が必要と思われる人を発見する。

　CISM チームが直面する次に最も難しい問題は，しばしば最初の問題の根本的な原因と関連している。適切な CISM の訓練を受けなくても十分に任務をこなすことができると誤って考えているメンバーがいるのだ。本書の他の部分でも記載しているように，専門家としてそしてピア・サポート要員としての訓練が不足しているというのは，最悪の結果を招く最大の原因といってもよい。

　CISD を行っているチームが犯すもうひとつの深刻な過ちは，ディブリーフィングを受けている人は全員が話をしなければならず，そうしなければセッションから利益を得られないと誤解していることである。このために CISD チームのメンバーが，個々の参加者は沈黙を守ることができるという究極の権利を侵害してしまうことがある。

　チームの行うすべての援助活動は実際のディブリーフィングの最中に終わらなければならないと確信している CISM チームもまた深刻な過ちを犯している。CISD は回復のための手法というよりは，むしろスクリーニングのための手法である。ディブリーフィングの後にも多くの仕事が残っている。チームのメンバーは電話や，部署への訪問などによって，フォローアップをしなければならない。2～3時間の接触だけでもって，心的外傷体験に関連する思考や感情の問題のすべてを解決できると確信しているとすれば，それ自体がチームがディブリーフィング過程の限界について誤解していることを示している。

　そして，別の深刻な問題は，本来実施すべき対象ではない事柄に対してCISD を誤用することである。たとえば，CISD を用いて長期にわたる社会問題を解決しようなどとすればかならず失敗するだろう。

　ディブリーフィングは他の多くの理由で失敗する。避けるべき一般的な陥穽

を以下に列挙しておく。

- 訓練されていないチームのメンバーや，経験のないチームを使う。
- ディブリーフィング・チームに精神保健の専門家を含めない。
- 同じ職種で，かつ CISM についてよく訓練されているピアを十分に活用しない。
- ディブリーフィングについて十分に準備ができていない（例：十分に事例検討をしない）。
- ディブリーフィングを実施する前に CISD チームの方針を検討するミーティングを開かない。
- CISD モデルに従わない。CISD モデルを大幅に変更してしまう。CISD 過程を誤解する。(CISD の過程では，認知が優勢な段階（導入，事実段階），認知から感情への移行段階（思考段階），感情が優勢な段階（反応段階），感情から認知への移行段階（症状段階）を経て，最終的に再び認知の段階（教育，再入段階）に至る。)
- あまりにも多くの助言を与えたり，参加者との論争に陥ってしまう。
- ディブリーフィングの最中に何かを書きとめる。
- CISD を始める前に緊急事態に関する知識を十分に把握していない。
- 近親者，友人，あるいはチームのメンバーがいつも監督したり一緒に働いている人に対して CISD を行う。
- ディブリーフィングの対象となっている緊急事態に直接関与している人，あるいは現在，深刻な個人的な問題を抱えている人に，ディブリーフィングの実施を任せてしまう。
- ディブリーフィングの最中に自らの感情を表現している人の言葉をさえぎる。
- 最初の説明が不十分である。
- CISD をまるで個人的な悲惨な話ばかりを語る場にしてしまう。
- 教育やまとめについての解説が不十分になる。
- ディブリーフィングが終了した後で，CISD のチーム・メンバーが公共の場でそれについて話す（守秘義務の違反）。
- 十分な CISD のフォローアップを行わない。
- CISD の過程を過小にしか使用しない（深刻な出来事を扱わない），ある

いは，過剰に使用する（些細な出来事にまで CISD を用いる）。
・CISD チームの状態を確認するために，ディブリーフィング後にミーティングを行う必要があるのに，それを実施しない。

まとめ

　本章では，CISD チームの効果を弱めてしまいかねない 5 種の主要な問題を検討した。CISD のガイドラインをあまりにも頑なに守ることも，CISD の過程をあまりにも熱狂的に用いることに対しても，注意を払っておかなければならない。最も深刻な問題のひとつは，ディブリーフィングの適切な心理構造の活用に失敗することである。自らの客観的な態度を失ってしまうことも，ディブリーフィングを実施するうえでの標準的な手順に沿っていないという意味で失敗である。

　本章の最後には，CISD チームが最も効率的に仕事ができるようにするために，避けなければならない問題点を列挙しておいた。

第13章

CISMの上級概念

はじめに

　本書でも既に述べたように，一般的に，緊急事態ストレス・マネジメント（CISM）の概念は過去20年にわたって現象学的な発展を遂げてきた。同様に，緊急事態ストレス・ディブリーフィング（CISD）と呼ばれるグループを対象とした危機介入も飛躍的な発展を遂げ，さまざまな困難な状況に応用されてきた。1984年以来，ディブリーフィング過程の中核に変化はないが，これを複雑な状況に応用するうえで比較的小さな改良をいくつか行ってきた。CISDモデルの中核に変化はないが，より困難な状況でこの過程を実施するためにいくつかの段階に改良を加えたのだ。そこで，本章では，より複雑な状況におけるCISDの応用について解説する。

　本章ではCISMの領域とCISDの特殊な応用に関してさらに一歩進んだ概念を取り上げる。この概念は，国際緊急事態ストレス協会が実施するCISMの上級コースを受講した経験豊富なCISMチームによって用いられることを意図している。特別な訓練を受けていないチームは，複雑な状況に対してCISMの概念やCISDの過程を応用すべきではない。特別な応用法について読んだだけでは，特別な訓練を受けたことにはならない。

CISDを含めたCISM介入の実施時期

　苦悩に圧倒された個人やグループに対してCISMをいつ実施するのが最適かという点についてはいくつかの混乱がある。全般的なCISMの戦略を決定するのに役立つ点を以下に挙げる。一般に，受け入れる準備がすっかりできた時にこそ，人は援助の手を受け入れるということを忘れてはならない。すべての状況に応用可能な特殊な介入を決定するために必要な情報をすべて提供できる者などいない。介入を実施する者は自分の置かれた状況を慎重に検討する必

要がある。まず状況を評価することから始めて、さらに、援助を必要としている人の状態を見きわめていく。そのような情報を得た段階で、CISM チームのメンバーは、介入の目標を達成するために必要な CISM の応用を決定する。

CISM の時間経過

時間	状況	介入法
事態発生以前	緊急事態前の状態	・計画 ・教育 ・準備 ・情報提供 ・練習 ・評価 ・プロトコル作成 ・可能性の評価 ・スタッフの選出 ・訓練
発生時点	緊急事態の発生	・チームの派遣に関する検討 ・評価 ・現場におけるサポート ・指揮に関する助言 ・短時間の個人的サポート ・最初の犠牲者，家族，目撃者へのケア ・次の段階への準備
最初の 8 時間	活動は進行中	・必要ならば，現場におけるサポートを続ける。 ・必要に応じて，近くにディモビリゼーション・センターを設置する（最初の 1～2 シフトのみ） ・必要ならば，さらに CISM サポートを要請する。 ・必要ならば，一対一のサポートを行う。 ・ディフュージングの準備をする。

最初の24時間	活動が終了に近づく	・一対一のサポートを続けるか，接触を終える。 ・必要ならば，現場におけるサポートを続ける。 ・ディブリーフィングの準備をする。 ・実施可能な他の介入の計画もする。
24-72時間 （災害復旧活動が長引けば数週間）	正常の活動に戻り始める（CISDに最適の時期	・CISD ・すでにCISM受けた人に対する一対一のフォローアップ ・必要があれば，強い絆のあった人に対する援助。 ・地域に対する働きかけを始める。 ・非公式的な話し合いを奨める。 ・以前に実施したすべてのCISM介入にフォローアップをする。
72時間〜 1カ月 （災害復旧活動が長引けばさらに後に）	ほぼ正常の状態にシステムは復する	・フォローアップを継続する。 ・一対一の接触を続ける。 ・必要ならば，専門家に紹介をする。 ・評価 ・計画 ・教育 ・練習

防御壁としてのCISM

　CISMが適切な方法で適切な時期に行われれば，PTSDの発症を予防するのに役立つ防御壁として働く可能性がある。PTSDの発症にはいくつかの要素が関与している。まず，日常生活の通常の体験をはるかに超えた激烈な出来事が起きる。そして，その外傷体験に対する反応が生じる。心的外傷体験を認知的・感情的に評価したことに基づいて身体的・感情的な反応が生じる。激烈な出来事を認知的・感情的に評価したことから，心的外傷の全般的な解釈が下される。もしもその解釈が世界観を変化させるほど激烈であると，PTSDが発症する。図13-1がこの過程を示している。

PTSDの発展過程とPTSDに対する防御壁としてのCISD

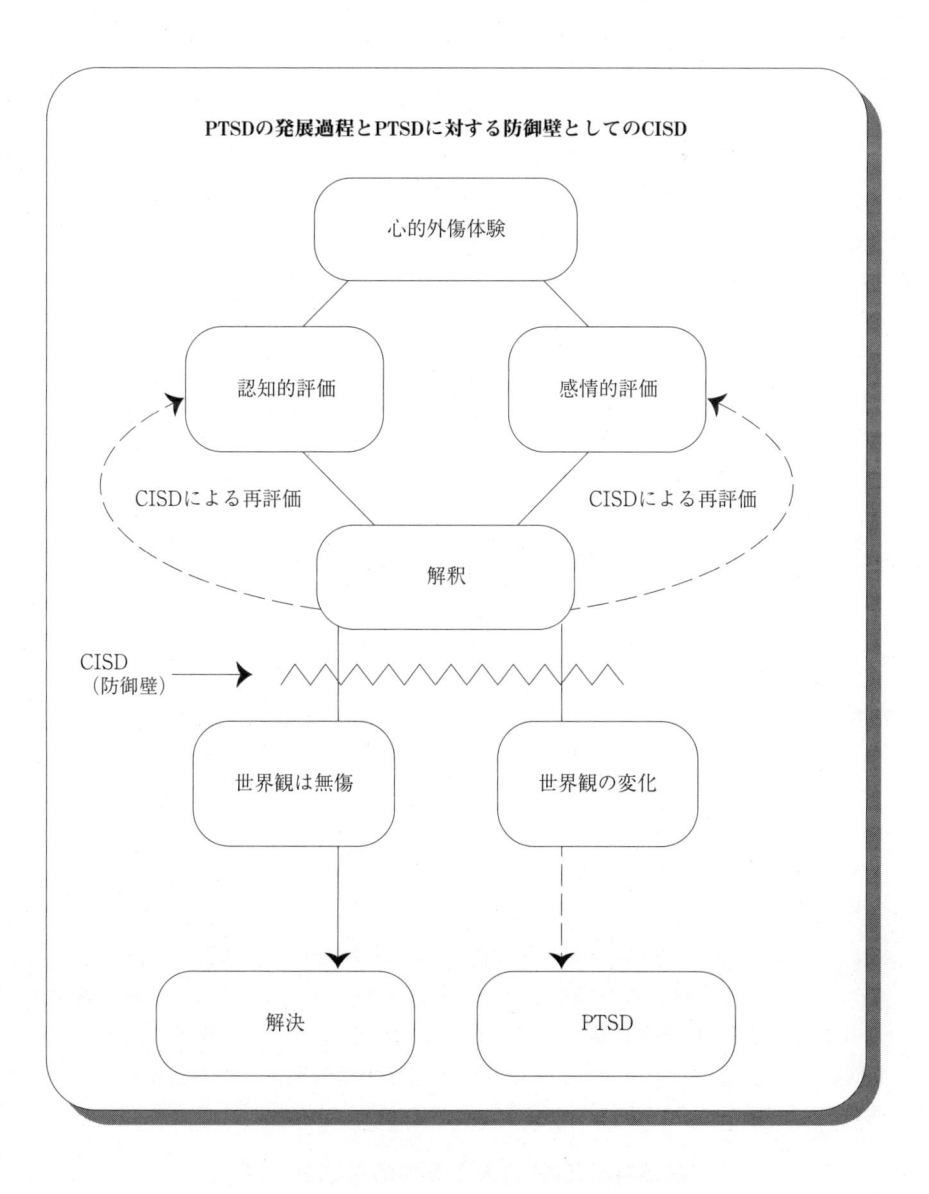

```
           ┌─────────────┐
           │  心的外傷体験  │
           └──────┬──────┘
          ┌──────┴──────┐
    ┌─────┴────┐   ┌────┴─────┐
    │  認知的評価 │   │  感情的評価 │
    └─────┬────┘   └────┬─────┘
   CISDによる再評価    CISDによる再評価
          └──────┬──────┘
              ┌──┴──┐
              │ 解釈 │
              └──┬──┘
CISD
（防御壁）   〜〜〜〜〜〜〜〜〜〜〜〜
          ┌──────┴──────┐
    ┌─────┴────┐   ┌────┴─────┐
    │ 世界観は無傷 │   │ 世界観の変化 │
    └─────┬────┘   └────┬─────┘
       ┌──┴──┐        ┌──┴──┐
       │ 解決 │        │ PTSD │
       └─────┘        └─────┘
```

図 13 - 1

PTSD の発症につながるような世界観の変化が確固としたものになってしまう前に CISD を実施することができれば，多くの場合 PTSD の予防に役立つ。心的外傷体験に関する幅広い知識を提供することによって，CISD はすぐれた効果を現す。グループ全員から与えられた多くの知識によって，体験を見なおし，再解釈を下し，その結果として PTSD を発症する可能性がより低くなるだろう。たとえば，ある人が心的外傷を経験する。そして，それを認知的・感情的に解釈し，緊急事態で活動している最中に同僚の身に起きた事故を防げなかったのは自分の責任だと解釈する（それは誤った解釈かもしれない）。そうなると，PTSD が発症する可能性が高まってしまう。

一方，同じ人物であっても，CISD に参加し，事故が起きたのは同僚が適切な手続きを踏まなかったためであると知ると，PTSD の発症につながるような形で出来事を解釈する可能性は低くなるだろう。図 13-1 は，CISD によって，認知的・感情的要素に再評価を下し，PTSD に対する防御壁として機能していることを示している。PTSD につながる破線は，心的外傷体験があまりにも激烈であると，CISD を受けたとしても PTSD が起こり得ることを示している。しかし，一般的には，CISD が適切に実施されれば，PTSD 発症の可能性は低くなる。

困難な介入

本書に掲載されている情報量の多さだけを見ても，たとえ訓練を受けなくても CISD は誰にでも実施可能な過程だと思う者はいないはずである。事実その通りである。最高の状況においても，ディブリーフィングはきわめて難しく，ピア，聖職者，精神保健の専門家の誰であれ，訓練を積み経験豊富なチームのメンバーでさえさまざまな挑戦に遭遇する。

CISM チームが以下に述べるような介入を行う場合には，事前に CISM の上級コースに関する適切な訓練を受けておく必要がある。このような状況は非常に複雑であり，事態は容易に悪化しかねない。以下のような事態に対処する CISM チームは，ディブリーフィングの過程の中核的要素を保ちながらも，臨機応変に行動し，その手法を状況に応じて変えられなければならない。

複雑な CISM 介入：5 つの主なタイプ

いくつかの状況では，CISM のさらに進んだ手法が必要とされる。以下に挙

げる5つのタイプはCISMチームにとって非常に難しい状況である。

1．遅すぎる介入

　緊急事態に関与した人が数カ月間もCISMチームに援助を依頼してこない状況がある。すぐに援助を求めなかったことには多くの原因がある。上司が部下を指導できないことが問題にされるのではないかと心配して，援助を求めなかったかもしれない。時には，緊急要員自身がCISMから得られるものはないと考えていたのかもしれない。そもそも援助を依頼できるとか，どのようにして依頼するのか知らないといった状況もあるだろう。プライドが邪魔をしていることもある。

　一連の介入の開始が3カ月以上遅れた場合や，最初に行った介入が不十分で，修復のための追加の介入が必要な場合には，CISMチームは複雑な問題に直面する。その場合は，多くのCISM介入を組み合わせて活用する必要がある。極端に遅れて開始された介入に対する効果的なプログラムの段階を以下に掲げておく。

1. 現在の状況とこれまでの経緯を慎重に評価する。状況やそれに対する人々の反応についてCISMチームが多くを知り，理解できれば，より望ましい。
2. 組織内で援助を依頼できる権限を持った人からの公式な依頼に対してチームが応じていることを確認しておく。正式な依頼や権限がないのにある組織の中に入っていくのはよい考えではない。グループの大多数ではなく，1人か2人の個人が援助を必要としているのならば，その人を対象に一対一の介入を行う。
3. 包括的かつ柔軟な行動計画を立てる。CISMのどの介入法を組み合わせたら最もよい結果が得られるか判断する。
4. 組織の関係者とともにその計画を検討し，意見を求め，承認を得ておく。
5. CISMのメンバーの中から対応チームを結成する。
6. 援助を依頼してきたグループと介入を計画する。
7. 最も妥当であると思われる介入から始める。
8. 極端に遅れて開始された介入で用いられる技法には以下のようなものがある（もちろん，それ以外の技法もある）。

- 一対一の介入
- 教育プログラム
- 家族援助プログラム
- CISD
- 配偶者への援助
- 組織への援助
- フォローアップのミーティング
- 精神療法への紹介
- 他の資源の同定
- 必要とされる他の革新的な介入法

　極端に遅れて開始された介入にCISMを応用する際に成功の鍵になるのは，特定のひとつの方法に過度に頼らないことである。いくつかの介入を組み合わせて慎重に実施する。適切なフォローアップが開始され，実施されているか，チームのメンバーはとくに留意しておかなければならない。

2．多発緊急事態ディブリーフィング

　多発緊急事態ディブリーフィングが実施されるのは，ある組織の同じ要員が短期間の間に複数の悲惨な事態を経験したときである。最大4件の事態について同じセッションでディブリーフィングを行うことができる。5件以上になるとCISDチームの負担が過剰になってしまい，グループを援助する試みが失敗する可能性が高い。もしも5件以上の事態になったら，そのうちの最悪の4件はどれかCISDチームは選ばなければならない。援助を受けるグループがチームのメンバーにそのうちのどの4件が最悪であったか普通は自ら告げることができる。

　選ばれた4件以外の事態は多発緊急事態ディブリーフィングには含めない。それぞれの事態が複雑であり，多発緊急事態ディブリーフィングを成功させるのが非常に難しくなる。とくに殉職を取り上げるのは避けるべきであり，多発緊急事態ディブリーフィングには含めない。あまりにも衝撃が強すぎて，他の事態にも深刻な影響を及ぼしてしまうので，殉職は別個に取り上げるべきである。

　ディブリーフィングの対象となる複数の緊急事態は，互いに類似しているか，

あるいは，まったく異なるものの非常に短い間にほぼ同時に起きていたかもしれない。一般的な時間枠は1回のシフト内に複数の事態が起きたものであって，14日以上の場合はこれに該当しない。14日以上経っている事態を選ぶと，チームが多発緊急事態ディブリーフィングを行うことをさらに複雑にしてしまう。

CISDチームは状況を評価し，どのように多発緊急事態ディブリーフィングを実施するかについて決定を下す。CISDを実施する者はけっして慌てふためいたりしないで，多発緊急事態ディブリーフィングを通常のディブリーフィングのように自然な形で行う。多発緊急事態ディブリーフィングは，十分に計画された過程であり，偶然かつ突然行われるものであってはならない。

多発緊急事態ディブリーフィングを実施する可能性を評価するために，CISDチームは，ディブリーフィングの要請があった場合に，初期評価として以下のような質問をする。

・依頼されたディブリーフィングを必要とする事態以外にも，最近14日以内に他にも深刻な事態が起きたか？ もしも答が「いいえ」であるならば，標準的な単一の緊急事態ディブリーフィングを行う用意をする。もしも答が「はい」ならば，さらに次の情報を得るために質問する。

☆ 何件の緊急事態が起きたか？
☆ どのような種類の緊急事態が起きたか？
☆ 複数の事態のうち類似のものはあるか？
☆ どのような時間枠で事態が生じたか？
☆ それぞれの事態に対応したのは同じ要員だったのか，それともある人が1件か2件の事態に対応し，すべての事態に対応したのではなかったのか？
☆ ある事態があまりにも深刻で，他の件をしばらく置いておいても，単独でディブリーフィングが必要なのか？
☆ 人々がある1件の緊急事態に最も関心を払っているように思われるか？
☆ これらの複数の緊急事態を経験した要員の今の状態はどのようなものか？
☆ 要員の間に異常な反応や症状が明らかに認められるか？
☆ 他に関連する情報があるか？

評価が終わり，CISDチームが多発緊急事態ディブリーフィングの実施を決定したら，実際にディブリーフィングを行うメンバーを選び出さなければならない。チームには最低1名の追加のメンバーが必要となるだろう。もしも，通

常の単一の CISD を 2 名のメンバーで行っているならば，多発緊急事態ディブリーフィングのためには 3 名のメンバーが選ばれる。もしも，通常の単一の CISD を 3 名のメンバーで行っているならば，多発緊急事態ディブリーフィングのためには 4 名のメンバーが選ばれる。実施を計画するにはいつもよりも多くの時間が必要である。ほとんどの多発緊急事態ディブリーフィングでは 1 時間半から 2 時間半が必要になる。

　CISD チームは複数の緊急事態の一件一件について，まるでそれぞれが単独でディブリーフィングを実施される場合のように，詳しく知っていなければならない。要するに，チームは多発緊急事態ディブリーフィングを行うにあたって，事前に十分な準備をしておかなければならない。

　チームのメンバーのひとりひとりに「専門家」の役割を割り当てる。ディブリーフィングの最中に自分が担当を割り振られた事態について話題になったら，そのメンバーは特別な注意を払うように指示される。教育段階において，特定の事態に割り振られたメンバーはその事態について教育する。チームのどのメンバーもいかなる事態についても教育できるのだが，ある特定の事態に対して「専門家」の役割を割り振られたメンバーが自分の担当の事態について教育しなければならない。このようにしてチームの負担を均等化しておけば，1 人のメンバーがすべての仕事をしなくても済む。

　複数の事態のうちの 1 件だけで働いた人を，もっと多くの事態で働いた人と一緒のグループに入れても構わない。彼らはすでに自分たちが働いている組織を通じて緊急事態について知っていることが多い。自分が参加していなかった事態から普通は悪影響を受けることはないので，このようにしても，緊急要員に深刻な影響が出ることはほとんどない。

　しかし，多発緊急事態ディブリーフィングは一般市民を対象にして計画されたものではないという点を忘れてはならない。この過程は，緊急要員，軍隊，きわめて類似の産業界などだけを対象に実施されるべきである。地域のある人が他の人々を狼狽させてしまうかもしれないので，地域の一般住民を対象にして多発緊急事態ディブリーフィングは行わない。

　複数の事態を同時にディブリーフィングの対象にする。さまざまな事態は一緒に話し合われ，その話し合いを分野ごとにまとめたりはしない。さまざまな事態を整理するのはディブリーフィングの教育段階において行われる。これは CISD チームにとってまさに大きな挑戦となる。状況について語られ，それぞ

れが複雑にからみあっているのだが，チームのメンバーは各状況を押さえていこうとする。そして，各事態について話し合われるのは教育段階であることが重要である。そうしないと，CISDチームがある事態は他に比べてそれほど重要ではないと考えているとの印象を参加者は持ってしまうだろう。こうなると，教育段階で話し合われない事態によってひどくうろたえている人は，ますます苦悩が増してしまいかねない。

多発緊急事態ディブリーフィングを始めるにあたって，CISDチームは次のように質問する。「あなたは誰ですか？　いつもの仕事は何ですか？　どのような事態に巻き込まれて，そのうちであなたにとって最悪だったのは何ですか？　それぞれの事態で何が起きたのか短く話してくださると助かります。特別な順序で話す必要はありません。思いつくままに話してくださって結構です」

思考段階では次のように質問する。「それぞれの事態でどのような考えが心に浮かびましたか？　こういった事態を振り返ってみて，とくに目立った考えがありますか？　あるひとつの事態でも，それ以上の多くの事態でも，あなたが思った通りに自分の考えを話してください」

同様に，反応段階では，標準的なCISDを修正して次のように質問をする。「こういった事態であなたにとって個人的に最悪なことは何ですか？　それぞれの事態について何か話してもよいですし，全体を通じて最悪なことを取り上げて話しても構いません」

症状段階では，何らかの事態において苦悩のサインが生じていないか参加者に尋ねる。

多発緊急事態ディブリーフィングの教育段階では，一般のCISDと同じように教育的過程が進んでいく。異なるのは，ひとつひとつの事態を教育段階では取り上げる点である。もうひとつの相違点は，チームは複数の事態を関連させるように努力し，存在していると思われるいかなるテーマも指摘することである。

3．同僚の自殺

自殺ほど組織の団結力や士気を下げてしまう緊急事態はほとんどない。たとえ，早期の段階でその事態に対応したとしても，それはきわめて複雑な状況であり，幅広い介入法を用いる必要がある。自殺が起きて数時間以内にCISDが実施され，ディフュージングに取って代わる。ディフュージングは，同僚の自殺のように極端に深刻な事態に適した手法ではない。ディフュージングは

CISDほど参加者を援助するうえで影響力がないのだ。同僚を自殺で失ったことに苦悩しているグループの特定の要求に対応できるようにCISDを修正して用いる。その主要な目標は，同僚の自殺に関して皆が同じような情報を共有するようにすることである。第二の目標は，衝撃を受けたグループが葬儀を執り行う準備をし，悲嘆の最初の段階を助けることである。

通常の7段階からなるディブリーフィングの代わりに，同僚が自殺した当日に5段階のCISDを実施する。思考段階と症状段階を除くのだ。その理由は，同僚が自殺したまさにその日に，この両段階について質問されると，強烈な怒りを引き出してしまうことがあるからだ。「同僚が自殺したと最初に聞いたときにどういった考えが心に浮かびましたか？」といった質問に対する唯一の現実的な答は，ショック，否認，心理的混乱，感情的に圧倒された経験といったものだろう。つい数時間前に同僚が自殺したと知った後に経験した症状についてグループに尋ねたとしても，同じような答になるだろう。こういった答は，自殺が起きた当日に実施されるディブリーフィングではチームのメンバーには比較的自明なものと言える。あまりにも答が明らかな質問をすると，鈍感で無責任な人間だと思われてしまう。

5段階のCISDが終了しても，それから数日間，数週間，いや数カ月間もCISMチームが取り組まなければならない仕事が残っている。同僚の自殺が起きた後に，以下のようなCISM介入のいくつかを実施することが奨められる。

1．多くの一対一の介入を行う準備をする。
2．葬儀の後に2回目のCISDを実施する。通常，葬儀後3～10日後に行う。この場合，7段階からなる正規のCISDとなる。葬儀後のCISDはグループが回復していくのに役立つ。これは長期にわたる悲嘆反応の始まりと言ってもよい。
3．数週間から数カ月間はより多くの一対一の介入が必要になるだろう。
4．遺族に対する援助は絶対に必要である。同僚を失った他の要員の家族に対する援助も必要になるかもしれない。
5．CISD後に自殺予防に関して教育プログラムを実施するのは有用だろう。ただし，この教育プログラムを実施するまでにはある程度の期間を置くことが奨められる。あまりにも早く実施すると，グループ内に強烈な感情を引き起こす可能性がある。

6．すでに援助を実施したにもかかわらず，苦悩の症状がある程度の期間（約1～2カ月間）で軽減しない場合は，精神療法への紹介が必要になる。

4．殉職

　殉職は，ディブリーフィングが対象とする事柄のうちでも最も難しい事態であることに疑いはない。殉職は，ディブリーフィングの参加者に極度のショック，否認，不安，悲嘆を引き起こす。グループの個人個人に対して繊細な感情でもって慎重に接すべきである。CISD の前後に個人に対して一対一の介入が必要になることも多い。殉職を取り扱う CISD チームは，死亡が宣告された時点から葬儀の数週間後まで非常に多くの仕事をこなさなければならない。悲嘆の初期は組織にとってもその組織に属する個人にとってもきわめて難しい時期である。個人と組織が悲嘆の段階を経ていくと少しずつ変化が生じ始めるものの，強烈な感情がそのまま残る。殉職が起きた後に何カ月間も援助が必要な人がいる。うつ病，混乱した感情，身体症状，自責・悲嘆・怒りの感情などを訴えて，個人的にピア・サポートを求めてくる人も時にはいる。

　このような感情はしばしば CISD チームのメンバーにも伝染してしまう。ディブリーフィングを実施することでさまざまな心的外傷を自らも負うことになる。チームのメンバーはディブリーフィング前に十分に情報を得ておく必要がある。また，各 CISD や他の CISM サービスを終えた後に，ディブリーフィング後のミーティングをしっかりやっておく必要がある。

　殉職に対応するには広範囲の CISM サービスが必要になる。殉職について知らされたら，チームはすぐに行動を起こす。チームは組織が家族に死を告知する計画を直ちに立てる手助けをする。多くの CISM チームは緊急の計画に沿って，遺族に死を告げることに積極的に関与する。このような場合，チームアプローチが奨められる。一般に，その部門に所属する牧師，上官，CISM チームの精神保健の専門家やピア・サポート要員が集められて，死の宣告をする。そのような合同チームを直ちに招集することができないならば，組織の上官が遺族に死を告げる。いかなる場合も，遺族に対して死を告げることは最悪の経験である。どのような訓練をどれほど受けてきたとしても，そういった悪い報せを仲間の遺族に伝える心の準備が十分にできている人はいない。

　死を告げたら，チームはグループのメンバーに対する最初の接触を図ることに注意を向ける。殉職が起きたその日に最初のディブリーフィングを行う。し

かし，このディブリーフィングは，葬儀後に行われる7段階のディブリーフィングと同じ方式を用いない。7段階のディブリーフィングよりも短いものになる。実際に，最初に行われるディブリーフィングは，ディブリーフィングというよりはディフュージングに近いものである。最初のディブリーフィングには2つの主要な目標がある。

・状況に関する基本的な知識を得る。
・グループのメンバーが葬儀の準備をするのを助ける。

　最初のディブリーフィングでは，皆が同じ情報を得られるように何が起きたのか説明してほしいと，CISDチームが参加者に質問する。普通は意見はポツリポツリと出てくるばかりで，それも苦痛に満ちている。ショックが強すぎて，細かい事実まで整理できていないのだ。誰も自分の考えを整理するだけの十分な時間がないので，思考段階は飛ばして，反応段階へと進む。反応段階では，状況のどの部分が最も強い苦痛をもたらしたのか見つけてほしいととくに強調してCISDチームは参加者に尋ねる。ディブリーフィングの際に参加者が多くの論理的な情報を話せると期待してはならない。この時点ではわずかな人しか話さない。ショックと否認以外の症状を経験する時間がほとんどないので，症状段階も飛ばして先に進む。教育段階では，初期の悲嘆についての全体像を説明し，さらに，今後数日間，とくに葬儀のときの苦痛に満ちた感情と参加者が対処する準備のためにしばらく時間を使う。
　依頼があれば，そして葬儀の準備をする数日間は必要とされるときにはいつでも，CISMチームのメンバーは一対一の援助を行う。組織やそのメンバーに敬意を払うために，CISMチームからも何人かは葬儀に参列するとよいだろう。なお，葬儀に参列するチームのメンバーにはCISMの機能はとくに与えられていない。普通は特別な援助をする必要はない。人々は葬儀に関心が向かっていて，この時点で直接援助を求めてくる者はほとんどいない。葬儀の直後からチームのメンバーに対して自分の感情を発露する機会を求めてくる者がいる。依頼があれば，チームのメンバーは援助するとよいが，けっしてメンバーの側から押し付けてはならない。悲嘆（死別反応）は自然の経過であり，あまりにも多くの援助はかえって自然の対処の過程や回復の過程を妨げてしまう。そこで，CISMチームのメンバーはまずこの段階では悲嘆の過程をじっと見守る態

度を取る。依頼されたときだけ援助するのであって，過剰な援助は禁物である。葬儀に参列したCISMチームの代表が葬儀後にディブリーフィングを実施することを期待されるべきではない。彼らが葬儀にも出席して，なおかつ，ディブリーフィングを行うのはあまりにも辛すぎるからである。

　第2回目のディブリーフィングは普通，葬儀の3～7日後に実施される。このディブリーフィングの目的は，喪失感について詳しく取り上げ，長期にわたる悲嘆の過程を乗り越えるための橋渡しにすることである。既に述べた殉職が起きた日に行われたディブリーフィングとは異なり，今度は標準的な7段階のディブリーフィングを実施する。この時点で苦痛に伴う反応を引き起こす事柄は葬儀中に起きた出来事や，組織が正常の機能に戻ろうと努力していることに関連している。たとえば，組織の上層部が故人のロッカーを整理したといったことが，同僚たちの怒りを引き起こしたりする。CISMチームはディブリーフィングの際に取り上げられたさまざまな事柄のすべてに対処していく必要がある。CISDの反応段階のある部分で，故人をどのようにしたら忘れずにいられるだろうかと参加者に尋ねる。すると，参加者は悲嘆の過程を詳しく話し合い，自分たちが悲嘆を受け入れていくにはかなりの時間がかかるだろうといった現実的な予測が述べられるはずだ。記念のプレート，植樹，奨学金の設立など，組織の中で故人の思い出をどのようにして持ち続けることができるか，チームのメンバーから具体的に助言することも多い。

　数週間はフォローアップが重要である。CISMチームのメンバーと話す必要のある人も出てくるだろう。葬儀の後や，2回目のCISDの後に，どのように暮らしているか見きわめるために短いグループ・ミーティングが必要になるかもしれない。管理者や上司が回復の過程をどう取り扱うか助言を求めてくることもあるだろう。愛する人を失った心理的苦痛にとらわれて苦しんでいる遺族が援助や助言を求めることのできる専門のカウンセラーを探す手助けをする必要もあるだろう。その部署の他の配偶者たちに対するディブリーフィングも依頼があればCISMチームが実施する。彼らは殉職という事実をひどく恐れ，自分の愛する人にも死が起こる可能性があるという事実に直面している。そこで，心のバランスを取り戻すために援助が必要であるのだ。時には，組織のスタッフの子供たちにもディブリーフィングによる援助が行われる。

　1カ月後，3カ月後，6カ月後，1周忌は，さらに反応を引き起こす傾向が強まる難しい時期である。CISMチームはこのような時期に注意を払い，もし

も依頼されれば，個人的な援助を行う準備をしておかなければならない。

複数の殉職

　1名の殉職ですら組織にとって非常に強い打撃となるのだが，複数の殉職が起きた場合，その状況がもたらす衝撃を表現するのは「破局的」という言葉しかない。複数の殉職の打撃から回復するのは非常に困難な課題である。複数の殉職が生じた後にCISMチームが援助を依頼されたら，その仕事は当然非常に難しいものとなる。チームのメンバーにとっても感情が枯れ果てるような経験になり，援助を行っていくにしたがって，自分たちが燃え尽きてしまい，メンバーの交代も余儀なくされるかもしれない。

　殉職を取り扱った前項の内容がこの場合も当然適応になる。しかし，複数の殉職はあまりにも特殊な事態なのでいくつかの特定の項目についてここで取り上げておく。

　まず重要なのは，遺族を個々に扱うことである。けっしてすべての遺族を一緒に集めてはならない。遺族にはそれぞれに異なる必要性がある。今自分たちが必要としていることに対して助けてもらうのに，外部の人ではなく，家族が一緒になって，家族に頼りあっている。遺族を皆一緒に取り扱ってしまうと，それでなくとも強烈な悲嘆の感情がコントロールできなくなってしまいかねない。さらに，ある遺族が自分の愛する人が亡くなったのは，他の殉職者の責任だと信じている場合（たとえそれが誤解であったとしても），別々の遺族を一緒にしてしまうと，激しい感情が吹き出すだろう。もちろん，遺族自らの希望により一緒に集まるのはよいが，組織が別々の遺族を，葬儀の前，最中，後に一緒に集めようとしないほうがよい。数カ月後に遺族たちが一堂に会することを決めたり，何らかの特別なセレモニーのために集められることはあるだろう。その時までには，愛する者を失ったという事実はある程度受け入れられていて，初期の悲嘆に対処するだけの時間が持てるだろう。それぞれの遺族はまず危機介入についてのサポートを与えられるべきである。後になって心の準備ができたら，悲嘆についてのカウンセリングを受けると，有益なものになるだろう。

　ディブリーフィングや一対一のサポートといった，重要な絆のあった人に対するサポートは，組織と関係があるすべての家族に必要となる。複数のスタッフを悲劇的な形で失ったことによって子供たちに引き起こされる恐怖感を和らげるために，多くの場合，子供たちのグループやティーンエイジャーの自助グ

ループも作る必要がある。組織や地域の他のプログラムでは実施できないので，これも CISM チームの仕事になる。

　CISM チームはメディアとの仲介役として組織を援助する必要もあるだろう。組織に承認された発表を行うことによって，社会の強い関心のために引き起こされた苦痛をいくらかでも和らげることができる。

　組織を支える仕事をしている人についても CISM チームは忘れてはならない。そのようなグループとは，事務職員，秘書，コンピュータのオペレーター，用度係などである。かれらは殉職した人々の近くでいつも働いていたというわけではないかもしれないがやはり喪失感を抱いている。

　生き残った人々の多くが犠牲者に対する自責感を抱いているので，喪失の衝撃を克服するために短期間のカウンセリングや精神療法が必要かもしれない。また，同僚の誰かが殺され，他の人は生き残ったことに対して怒りを覚えている者もいる。これは生存者の憤りと呼ばれ，不快ではあるが，喪失に対する自然な反応である。しかし，この感情があまりにも強くなると，これに悩んでいる人も援助が必要だろう。

5．災害または多数の死者が出た事態

　本項で扱う内容はとくに地域対応チームの緊急要員や災害援助要員に当てはまる。

　災害はある意味で，重要な学習の機会でもある。災害における活動をどのように管理するかを学びたいと思っている場合にはとくにそうである。災害の現場に身を置くことによって，この大規模な緊急事態で何をすることが期待されているか多くを学ぶことができるのだ。しかし，別の意味では，災害は悲惨な学習環境でもある。危機介入や CISM をどのように実施すべきかこれから学ぼうとしている人の場合にこれが当てはまる。危機介入の技法を学ばせるために未経験の人を災害の現場に送り込むのは，救援される人にとっても危険であるばかりか，間違ったことを学習することにもなってしまう。災害はあまりにも異常で圧倒される事態であるので，十分な準備ができていない人はその状況に強いショックを受けてしまい，自分自身が生き延びるための術以上のものを学ぶのは非常に難しい。

　危機介入の技法や CISM はより小さな事態から徐々に経験を積んでいくべきであって，経験豊富な人が災害援助にあたったほうが，発達した技法を応用

できる。災害の現場で学ぶことは,日常生活で経験することとは非常に異なるので,災害から得た経験をCISMで毎日行うことに応用するのは難しい。

災害援助を行う最善の方法は,訓練,練習,事前の計画である。小さな出来事や訓練を通じて徐々に危機概念に慣らしていくことによって,そこで学んだ内容を災害の際の援助にも応用できるようになる。援助を必要としている人は訓練を積み経験豊富なスタッフから最高の援助を受けるべきであり,きわめて異常な環境で自分自身を見失わないように必死になっている人から凡庸な援助を与えられるべきではない。

災害の状況に役立つCISMの一般的ガイドラインのいくつかを以下に挙げておく。

1. あまりにも多くのCISM要員を現場に派遣してはならない。多くの人々が現場の惨状に触れて,心的外傷を負ってしまうと,他の人々を助けられなくなってしまうかもしれない。また,派遣の時期も考慮すべき重要な点である。追加の情報として次項「過剰かつ拙速」を参照されたい。
2. 自分の任務を適切にこなしている人に干渉してはならない。ある人が任務を適切にこなしているかどうかの指標としては,感情の表出よりも,任務を持続する能力を見きわめるほうが重要である。
3. 現場の緊急活動要員は感情を抑えてしまう傾向があることを承知しておく。緊急要員がその状況に何らかの反応を示すまでには数日かかる。被災者のほうが直ちに反応を示す傾向がある。
4. 災害の最中にグループに対する介入を行わない。いかなるグループ介入も,緊急要員が現場での任務を終え,現場から解放されてから行う。
5. 災害の後には,まず,ディモビリゼーションを実施する。その1週間〜10日後に正規のCISDを行う。
6. 現場のスタッフやその活動に影響を及ぼすようなCISMチームの決定は必ず現場の活動の責任者から承認を得ておく。
7. 災害時の援助を実施する者は,緊急要員の健康を推進する原則を必ず守る。すなわち,適切な食事,休養,現場から離れた時間を設けることなどである。
8. サポート要員は現場での活動に身体的に関わるべきではない。そのようにすると,身体的・心理的な傷を負う危険が増し,緊急要員を十分に援

助できなくなってしまうかもしれない。
9．CISM 要員は現場での活動に責任を負っている人が定めた規則に則って働く。
10．必要ならば追加の CISM 要員の応援を要請する。

　状況があまりにも激烈で，人々は自らの経験に対して多くの反応を示すため，災害後のディブリーフィングはいささか通常とは異なる。彼らは反応段階において，10 以上もの「最悪の経験」を思いつくかもしれない。しばしば，ディブリーフィングの最後まで押し黙っている人がいたり，あるいは，つい先ほど他の人が話したのと同じ内容を再び話題にする人がいたりする。ある人が話したいと思う話題を口にして，全グループが教育段階や再入段階から脱線して，再び反応段階に戻ってしまうこともある。CISM チームが巧みにそして自信をもってディブリーフィングにあたれば，このような事態を乗り切ることはできる。なお，話し合いがあまりにも不活発になってしまったら，CISM チームの側から積極的に教育をしていけば，グループが建設的な結果を得てディブリーフィングの終了に向かっていくことを助けられるだろう。

過剰かつ拙速

　これまでに遭遇した多くの災害がまさに CISM の活動を進めるきっかけになったのだが，われわれはそこから貴重な教訓を学んできた。一般的に，それらの教訓は最近の災害にも効果的に応用されてきた。しかし，残念なことに，ある組織，個人，そして CISM チームでさえも学び取って応用するのが難しい教訓がいくつかある。実際に，過去の災害からのいくつかの非常に重要な教訓を受け入れるのを事実上，無視したり拒否している組織，個人，CISM チームがあるように思われる。おそらくこういったことが起きるのは，彼らには災害という悲劇に巻き込まれたり，歴史の一部になるといった，説明不可能な欲求があるからだろう。しかし，誰も本当のことは知らない。彼らの動機ははっきりとしていない。どういった理由であれ，災害時に心理的援助を行う際に深刻な過ちがおかされている。

　問題は CISM の存在やその使用法ではない。災害を収拾するためには，援助活動を適切に実施することは歓迎され，また重要である。しかし，援助活動という視点から考えると，痛ましい事実として，ほとんどすべての災害におい

てあまりにも過剰な対応が繰り返されてきたという歴史があるのだ。災害に対して過剰に動くことは非常に危険な行動であり，再考し，変更を加える必要がある。

適切な時期に適切な心理的援助を行うのは，災害時の危機管理において最も重要な課題である。過去10年間，さまざまな災害で繰り返しこの点が指摘されてきたにもかかわらず，いまだに，内的な抑えられない衝動に駆られて災害の現場に直ちにかけつける人々が後を絶たず，その結果，CISMや他の心理的援助活動に深刻な悪影響を及ぼす可能性がある。やみくもに現場に駆けつけるというのは，危機介入の重要な概念を無視している。心理的援助が有効になるには，それを必要としている人々に心の準備ができていなければならない。あまりにも拙速に援助を開始すると，援助が拒絶されたり，その努力が失敗に終わる下地を作ってしまう。

緊急要員が現場でさまざまな活動に携わっている。救出，消火，トリアージ（負傷者の治療優先順位づけ），治療，輸送，遺体の収容といった活動である。そのようなさまざまな活動が一段落するまでは，彼らは心理的な援助を受け入れる準備がほとんどできていない。自分の任務に手いっぱいで，感情を抑え，任務を完遂するのに役立つ認知の過程に焦点を当てている。災害救援活動が数日から1週間に及んだり，あるいはそれ以上になったとしても，この傾向は認められる。その状況から十分に引き離されて初めて，彼らは認知の領域から，感情の領域へと移行していき，そのようになってからストレス反応を呈し始める。図13-2は現実に起きた災害に基づいて，緊急要員の間に現れた深刻なストレス症状を示している。この図から，要員が援助を受け入れる用意ができた時点で，援助の手を差し伸べる必要があることが理解できるだろう。

この図は，Jeffery T. Mitchellが中心になって行った災害後ディブリーフィングの経験をもとに作った。メリーランド州ボルチモアで起きたアムトラックの鉄道事故ではCISDを開始するのに2日かかっている。ストレス症状が早期に現れて，個人的なコンサルテーションの形で援助が必要な人もいたが，緊急要員の大多数はグループ介入が必要なほどストレス症状が明らかになるまでに，救援活動を終えてから3〜5日間かかっていた。

エルサルバドル地震では現場における救援活動が7日間続き，その間，緊急要員は症状を抑えていた。彼らが症状を呈し始めたのは活動を終了して7〜10日後のことであった。同じように，カリフォルニア州セリトスでは航空機

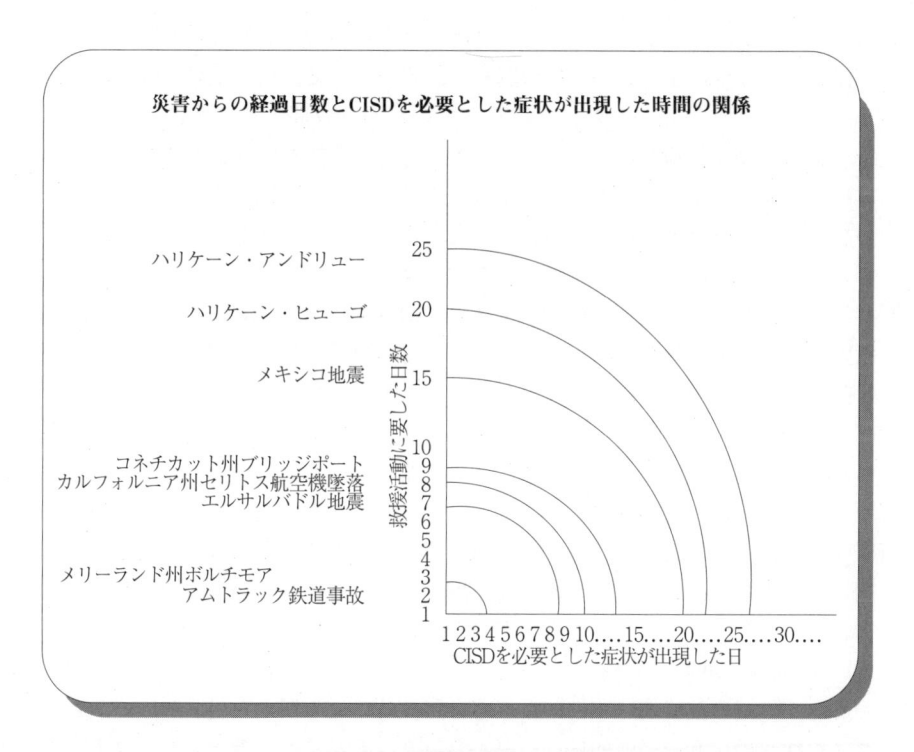

災害からの経過日数とCISDを必要とした症状が出現した時間の関係

- ハリケーン・アンドリュー — 25
- ハリケーン・ヒューゴ — 20
- メキシコ地震 — 15
- コネチカット州ブリッジポート
- カルフォルニア州セリトス航空機墜落
- エルサルバドル地震 — 10 9 8 7 6 5 4 3 2
- メリーランド州ボルチモア
- アムトラック鉄道事故 — 1

救援活動に要した日数

1 2 3 4 5 6 7 8 9 10 …. 15 …. 20 …. 25 …. 30 ….
CISDを必要とした症状が出現した日

図 13-2

墜落事故の援助活動が8日間続き，活動が終了して10〜14日後になるまで症状が明らかにはならなかった。図13-2はMitchellの経験から得た他の例も示している。

図13-2を見れば，一般的に，CISDは直ちに必要になるものではないことをCISMチームは理解できるだろう。もちろん，明らかに心理的に圧倒されている個人を対象とした一対一の援助，指揮にあたるスタッフへの助言，現場で打ちひしがれている被災者や傍観者への直接的な援助といった，現場におけるサポートは必要である。災害ディモビリゼーションやディフュージングは各部隊が任務から解放された時点で必要になるかもしれない。しかし，正規のCISDは事態がある程度収拾されてから（一般には，ほとんどの災害において1週間から10日間後に）実施する。それよりも収拾に長期間かかる災害もあり，その場合はディブリーフィングの実施を災害後6〜8週間延期する。きわ

めて特殊な状況ではこの一般原則には例外があるのだが，例外に関しては十分に検討しなければならない。他の関連した問題として，災害現場で救援活動をしている最中に彼らがどのように感じているかと質問することについてである。緊急要員は任務を遂行している間は極度に防衛的な認知状態にあり，感情に焦点を当てるように働きかけてくる人に対して憤りを覚える。実際に，彼らの認知的な防衛機制を解いて，感情を表出するように働きかけることは，彼らの安全や生命を危険にさらすことになりかねない。

最近起きた航空機墜落事故で，明らかに訓練が不足していて，CISM の基本原則について無知な精神保健の専門家が現場に駆けつけた。彼らは緊急要員の行動が適性かどうか，感情を表出しているかといったチェックリストをクリップボードにくくりつけて，現場の緊急要員に質問して回った。さらに，緊急要員がまだ災害救援活動という非常に苦痛を伴う活動をしている最中であるというのに，繰り返しかつ執拗に，心を開いて，この事態に関連する感情について話すようにと迫った。こういった方法はまったく不適切である。危機介入の原則に無知であるばかりか，このような馬鹿げた行為をしている人の恐るべき無神経さを表している。緊急要員の任務も彼らの性格についてもほとんど理解していないことは明らかである。

なお，直接の被災者は感情的な反応を比較的早い時期から呈するので，さまざまな種類の援助を一般的には，緊急要員よりも早くから受け入れられるだろう。緊急要員が第一線で働くにあたって必要とされる任務について回る「イメージの鎧」を，被災者は気にしなくてもよいのだ。被災者は認知面での防衛を早い段階で捨て去るので，より速やかに援助を受け入れる準備ができている。

災害に対する危機介入は一般の CISM サービスとは異なる。通常の CISM や心理的援助とはあまりにも異なるために，災害に対する危機介入は，未経験で十分に訓練を積んでいない CISM チームのメンバーや災害救援組織のメンバーにとって悲惨な学習の場となってしまう。災害時には，経験豊富な CISM の専門家が必要とされるのであって，ほとんど経験のない人は適していない。標準的な知識や経験さえ不足していると，利益よりも害をもたらしかねない状況を作り出してしまう。したがって，災害に対する援助を実施するにはきわめて慎重に事を進めなければならない。まず状況を評価し，現場で必要とされるならば一対一の援助を行い，深刻な影響を受けている小グループに対してはディフュージングを，それほど深刻な影響を受けてはいないが大グループに対し

てはディモビリゼーションを,任務から解放された後に安全な場所で実施する。そして,慎重に計画されたCISDを緊急事態が収束して1週間から10日後(あるいは状況によってはもっと後)に行う。長期化した災害では,事態が収束してから数週後にCISDの実施を延期する場合もある。

慎重かつ十分に計画された方法を用いて,相手方が援助を受け入れる準備ができた時に,適切な種類の適切な量の援助を適切な時期に実施すべきである。

経験から学んだ教訓

過去25年間に及ぶCISM活動から多くの教訓を学んできた。そして,過ちをおかすと,それを訂正してきた。過去から得た教訓は現在のわれわれにとって,そしてCISM一般,とくにCISDの将来にとって重要である。CISDについて学んだ教訓のいくつかは本書の他の部分に記載してある。繰り返しを避けたいが,繰り返しによって学べることもあるので,過去から学んだ主要な教訓のいくつかを以下に指摘しておこう。

1. **CISDは精神療法**ではない。CISDは精神療法として開発されたわけでもないし,精神療法の代用品でもない。これは,専門のチームによって指導され,組織化・構造化されたグループによる心的外傷に関する話し合いの場である。CISDには次のような目標がある。1)心的外傷体験の衝撃を和らげる。2)異常な事態に対して一般的に正常な反応を呈した健常人の正常な回復過程を促進する。3)さらに援助が必要と思われる人を発見する。表13-1は精神療法とCISDの相違点を示している。

2. **CISDはチームによるアプローチ**である。CISDのグループに対する過程を促進する最も効果的な方法はチームによるアプローチである。救急医療,矯正施設,航空業界,病院,軍隊,鉄道,他の第一線の活動を行っている組織,非常に多くの従業員を抱えている企業などでは,同じ職種から選び出されたピア・サポート要員が精神保健の専門家と協力して事に当たる。緊急活動とは関係していない小さな企業や地域のグループの場合は,2~3人の精神保健の専門家が介入チームを作る場合が一般的である。なお,同じ職種から選ばれたピア・スタッフを用いるのが理想的である。たとえば,警察官は他の警察官のために,看護婦は他の看

表13-1 精神療法とCISDの比較

精神療法	CISD
治療モデル：既に存在している問題に対する介入で，防衛機制を変化させ，ライフスタイルや対人関係を変化させることが目的	危機介入モデル：安定化，資源の活用，正常化，機能の回復
一般的に長期間（12セッション以上）	非常に短期間（計3～8回の接触，そのうち1回はCISD）
個人の必要性を強調	グループに重点
治療	予防
防衛機制の変化が必要な場合もある	効果的な防衛機制を強化する
転移の問題を扱う必要がある	接触の機会が短いので，転移の問題が持ち上がることは必要最小限である
問題が解決し，症状が軽減するか消失するまで治療が続けられる	症状が持続したり，悪化した場合には，専門家に紹介する
重篤な精神症状を認める場合には集中的な治療が必要となる	重篤な精神症状を呈している者を治療しようとはしないで，精神保健の専門家に紹介する
治療者が中心的な役割を果たす	ピアが中心的な役割を果たし，精神保健の助言を与える
精神保健の専門家が行う	ピア／精神保健のチーム

護婦のために最も役立つ。同じように，どの緊急要員も，同じ職種のピア・スタッフが行うCISDから最大の利益を得られる。

3．CISDは緊急事態が終了した後の比較的早い時期に実施されるとより効果的である。ほとんどの場合，緊急事態が生じて24～72時間以内にディブリーフィングが実施されるのが理想的である。緊急事態の深刻さにもよるが，大多数の状況では，事態が生じて4～8週間経ってしまうと

ディブリーフィングの効果は薄れてしまう。しかし，もっと遅れてCISDが実施されることもあり，緊急事態が生じて数週間後であっても有益な場合もある。状況が深刻であればあるほど，CISDはより効果的である。

しかし，CISDがあまりにも遅れて（たとえば，2カ月以上も経ってから）実施されると，実際にはかえって危険かもしれないという点に注意すべきである。心の傷を再び開いてしまい，任務を遂行するうえで必要な防衛機制を崩してしまう可能性がある。明らかに遅れて介入を実施する場合は，事前に慎重に計画し，考え得るすべての結果を検討しておかなければならない。また，実施があまりにも遅れてしまったために，CISDは介入法のひとつとして活用されないことが選択されるかもしれない。逆に，グループが過去に負った心の傷をこれまで話し合ったことがないので，あらためて話し合う必要があるという理由で，CISDを用いる場合もある。

非常に稀であるが，緊急事態が発生して数年後にディブリーフィングを行うことがある。緊急事態が起きた当時や，その後，グループに対して一切の援助が与えられなかった場合には，成功する可能性が高い。その事態はグループのメンバーにとって非常に深い心の傷になっていて，容易に忘れ去ることができないでいる。こういった事態が組織の歴史の中のすべての出来事に影を落としてきた。このような状況においては，CISD単独では十分な効果が上げられない。そこで，一対一のサポート，EMDR（Eye Movement Desensitization and Reprocessing：眼球運動による脱感作と再処理法）などの神経認知的治療，教育プログラム，配偶者に対するサポート，管理者に対する教育や援助プログラムなども必要になってくる。

4．**CISDの実施時間は短いものにする**。CISDの過程を完了するには約2〜3時間と計画されている。グループが小さい場合は，もっと短時間で終えられる。しかし，より大きなグループが対象であったり，事態がより深刻な場合は，もう少し時間が必要になるだろう。しかし，CISDが3時間以上続くのはきわめて稀である。ディブリーフィングが4時間以上続くことは避けるべきである。マラソンのように長時間続くCISDは以下のような問題があることを示している。

・事態がきわめて深刻である。
・事実段階や思考段階でチームが参加者にあまりにも多くの発言を許している。
・チームに経験が不足している。
・チームのリーダーシップに欠ける。
・チームがCISDの過程についてよく知らない。

5. **不必要な探索はCISDには望ましくない**。ディブリーフィングで参加者から与えられた情報にチームのメンバーは満足しなければならない。もしもそうしたいならば、参加者には話し合いに参加することを拒否する権利がある。したがって、ディブリーフィングの参加者の個人的な情報についてチームのメンバーはことさら探り出そうとしたりしないことがきわめて重要である。

6. **CISDの参加者の面目をつぶさない**。ある特定の参加者に皆の注意を向けさせるといったことは不適切である。誰かが泣いているとか、手を堅く握って大きく振っているとか、何らかの方法で感情を激しく表しているという事実に気づいても、CISDチームのメンバーはそれを言葉に出すのは避ける。また、苦痛に満ちている参加者にティッシュ・ペーパーの箱を渡すといったこともしない。ディブリーフィングの最中には、苦悩に圧倒された人の身体に触れることも避ける。緊急要員は自己をコントロールする必要があり、彼らの面目を潰すようなことは、そのコントロールの能力を脅かし、否定的に反応させてしまいかねない。

7. **CISDの秘密を守る**。ディブリーフィングの守秘義務を破る（あるいは破ったと思われる）ことはCISMチームの誠実さを疑われ、ディブリーフィングの過程自体に悪影響を及ぼしかねない。

8. **CISDにおいてあまりにも多くの助言を与えようとしない**。ディブリーフィングは感情や思考を発散させる機会を与えるために計画されている。チームのメンバーが自分の気に入っている助言をあれこれと与える場ではない。ストレス・マネジメントに関する有用な助言を与える必要

があることは明らかだが，かといって助言を与えすぎるべきではない。

9. **個人的に経験した悲惨な体験の話をしない。**CISDで自分の話ばかりをするチームのメンバーは，グループが話し合っている事態から参加者の注意を妨げてしまう。チームのメンバーが個人的な体験ばかりを話していると，話し合うべき事態から注意が逸らされてしまい，CISDチームのメンバーに向いてしまう。

10. **CISDチームのメンバーは反応段階では口を開かずに，参加者により多く話させる。**CISMチームのメンバーが積極的に話しかけるのは，導入，教育，再入の段階である。一方，参加者は普通，事実，思考，反応，症状の段階で非常に積極的に話す。短時間（ほとんどの場合10秒間ほど）は沈黙が効果を現すのを待つ。沈黙があまりにも長く続く場合は，チームのメンバーの誰かが再び質問して，誰か話したい人や，そうしたいように見える人に働きかける。

11. **教育プログラムはけっしてディブリーフィングの代用にはならない。**ストレス教育は非常に重要ではあるが，ディブリーフィングの代わりとしては用いられない。そうしてしまうと，参加者は今自分が経験している苦痛を軽減するために，自分の感情を発散する機会や，他者から緊急事態について詳細な事実を聞く機会を失ってしまうだろう。

12. **CISDを実施した後には必ずフォローアップする必要がある。**ディブリーフィングが行われた1週間後にフォローアップの会合（他のディブリーフィングではない）が開かれることがある。ディブリーフィングを受けた後はどのような状態だったか，まだ話し合わなければならない残された反応はあるかなどについて，参加者に質問する。参加者が話し合うべきだと思っている事柄は何でも取り上げるとともに，役立つ情報も与える。

ほとんどのフォローアップは一対一の形で行われる。ピア・サポート要員がピア・カウンセリングの訓練を受ければ，個人的なフォローアップの際にさら

に効果を上げることができるだろう。

象徴的なディブリーフィング

　ある事態に関してディブリーフィングを行っていると，それがきっかけになって過去の心的外傷体験に関する多くの古い記憶がよみがえってくることがある。ディブリーフィングにおける話し合いは，昔の出来事をあれこれと語り合うことに変わってしまう。現在の事態から昔の出来事へと話題が移ってしまってCISMチームのメンバーは驚いてしまうのが普通である。しかし，このようなことは自然に起こるのだ。

　現在の事態から過去の事態へと話題が移ってしまうのは，昔の記憶をよみがえらせる何かが存在するからである。現在の事態と過去の事態が非常に似ていたり，過去の出来事の際に抱いた感情と同様のものが現在の事態にも存在しているのかもしれない。時には，五感が古い記憶を刺激しているのが何らかの役割を果たしている。現在の事態が古い出来事を代表していたり，「象徴」している。

　この「象徴的なディブリーフィング」に対処するには，CISMチームのメンバーはまずこういったことが起きる可能性について認識しておく必要がある。昔の事柄がディブリーフィングに出てきたら，チームのメンバーは注意深く耳を傾ける必要がある。過去と現在の事態が互いにどのように関連しているのか見きわめるのである。両者の移行に気づいたら，CISMチームは一度か二度，優しい口調で現在の事態に話題を戻すように試みる。現在の事態をもう一度取り上げるようにするために，たとえば，「今回の事態のために，あなたが昔の出来事について多くを思い出したことはよくわかります。それを話題にしてくださったことに感謝しています。指摘してくださった過去との関係はとても大切ですが，私たちは現在の状況について別の質問をしたいと思います」などと話しかけるとよいだろう。そして，現在の事態に関連した質問をする。それでも，また過去の出来事に移ってしまったら，それは，苦痛を伴う過去の経験についてこれまで十分に取り上げられてこなかったために，あらためて話し合う必要があることを示しているのかもしれない。現在の事態に話題を戻そうとするのをやめて，チームのメンバーはグループが何を話し合うにしろ，注意深く耳を傾けてみる。

　もしも過去の事態にはとくに重要な感情的な意味がなくて，ただグループが

現在の，より多くの苦痛を伴う事態を避けているように思われる場合には，過去の事態を話し合うのはやめて，現在の事態に話題を戻すようにする。そのような状況では，話題が移ってしまうのは，現在の事態に伴う苦痛を避けるための煙幕の役割を果たしているのかもしれない。

　もしも象徴的ディブリーフィングが続いていき，多くの過去の出来事が取り上げられるならば，CISM チームのメンバーは注意深く耳を傾け，何か共通する主題がないか見つけようとしなければならない。教育段階においてチームのメンバーがまとめをして，話し合われたさまざまな事柄の意味を見出そうとする際に，こういった主題について教えることができるだろう。CISM チームはどのような質問を何回するかといったことに柔軟でなければならない。緊急事態に関して一見すると関係ないようないくつかの出来事が話し合われるときにはこういった柔軟な態度が求められる。広い範囲のさまざまな質問をすることによって過去と現在の事態に何らかの関連があることがわかり，象徴的なディブリーフィングの最後には，参加者にとってその課題はこれまで以上に解決したものになる。

まとめ

　本章では，CISM 領域のさらに進んだ中心的な概念や話題のいくつかを概観した。CISM の実施に関する時間経過を，過去の CISD の経験から得た教訓に沿って解説した。複雑な状況とディブリーフィングについても十分に議論した。この議論の中には，災害復旧，複数の殉職，象徴的ディブリーフィング，多発緊急事態ディブリーフィングなどが含まれた。

　CISM の上級の概念について十分な訓練を積まずに，個人あるいはチームがこのような進んだ技法を使おうとしてはならないことも強調した。新たに組織されたチームは，自分たちの知識や経験を超える事態に対処すべきではない点にとくに注意すべきである。そのようにすると，援助を求めようとする人に対して悪影響を及ぼしてしまう可能性があるからだ。

第14章

多発災害 CISD 介入と地域対応チーム

　Mitchell らが開発し，普及させた CISD モデルを，急性の緊急事態以外の状況にも応用できないかと，近年さかんに議論されている。たしかに，一般に緊急要員が直面する急性の緊急事態によって引き起こされる心的外傷後ストレスを和らげるために当初 CISD は開発された。Herman ら（1992）は，PTSD の変形した症候群を「複雑」PTSD と呼んだ。「複雑」PTSD は長期化・慢性化した心的外傷や反復する急性の心的外傷によって生じる。「複雑」PTSD を対象とする「多発災害」CISD モデルが，基本の CISD から考案された（Mitchell, 1983）。

開　発

　危機介入に経験豊富な専門家は Mitchell（1983）によって最初に開発された CISD モデルを永年にわたって活用して，「複雑」PTSD と呼ばれている状態を緩和させることにも成功してきた。しかし，当初開発された手順を活用可能なものにするために，いくつかの小さな修正を加える必要があった。

　ハリケーン・イニキ，ハリケーン・アンドリュー，ユーゴスラビア紛争，今でも続いている中東紛争，ソマリア紛争といった最近の経験をもとに，著者らが最初の CISD モデルに修正を加えて，「多発災害」CISD モデルを開発した。戦闘，長期化した内紛，多発災害，長期化した地域対応活動などのために生じた「複雑」PTSD の症状を緩和させるために，このモデルは作られた。多発災害 CISD モデルは，バーンアウトやストレスの蓄積に対して効果的であることが証明されるだろう。

急性 CISD モデルと多発災害 CISD モデルの比較

　おそらく，原法と比較することが，多発災害 CISD モデルを紹介する最もわかりやすい方法であるだろう。表 14-1 は原型の急性緊急事態 CISD モデルの

表 14-1　CISD の段階

第1段階	導入	介入チームのメンバーを紹介し，過程や目標を説明する。
第2段階	事実	認知の領域において，各参加者の視点から心的外傷体験を語る。
第3段階	思考	参加者に認知面での反応を語ってもらい，感情の領域へ移行する。
第4段階	反応	参加者にとってもっとも強い心的外傷になった点を発見する。
第5段階	症状	苦悩の個人的な症状を発見し，次に認知の領域に戻る。
第6段階	教育	正常な反応であることを教え，適応的な対処機制（例：ストレス・マネジメント）を教育する。認知の錨を与える。
第7段階	再入	漠然としていた点を明確にし，終了に向けて準備する。

表 14-2　多発災害／地域対応 CISD 変法

第1段階	導入	介入チームのメンバーを紹介し，過程や目標を説明する。
第2段階	事実	認知の領域において，各参加者の視点から心的外傷体験を語る。
第3段階	思考反応	認知面での反応を引き出す。たとえば，「どの側面がもっとも否定的な衝撃をもたらしましたか？」あるいは「どの側面があなたにとって最悪でしたか？」などと尋ねる。次に認知から感情の過程へと移行する。
第4段階	感情反応	第3段階に対して反応があれば，感情面の反応や結果を引き出す。
第5段階	リフレーミング	感情の領域から認知の領域へ再び移行する。「どのような教訓をこの経験から学びましたか？」「この経験から何か今後に生かせるものがありますか？」などと尋ねる。
第6段階	教育	正常な反応であることを教えるとともに，応用が可能ならば，基本的なストレス・マネジメントについて教育する。
第7段階	再入	肯定的・教育的な側面を強調して経験をまとめる。

段階を列挙している（Mitchell, 1983, 1988）。表14-2は「多発災害」CISDモデルの要点を紹介している（Everly & Mitchell, 1992）。

　両者を詳しく検討すると，多発災害 CISD モデルでは感情を直接的に発散させることをいくらか強調している（第4段階）。さらに，経験がもたらす建設的な側面の意味を強調し（第5段階），再建や感情面で良好に機能することに目標を置いている。得るべき教訓がない状況（そういった状況など想像しがたいが）や，建設的な側面がまるでない状況では，まず生き延びることができたという現実を強調する。生存自体がしばしば重大な達成であることを忘れてはならない。明らかに異なる状況では，異なる視点が求められる。

多発災害 CISD モデルの活用

　災害時に複数の心的外傷体験に見舞われた災害救援要員に対して活用するために多発災害 CISD モデルは開発された。ある期間に数多くの災害を体験したり，あるいは，ひとつの災害だが長期化したものを体験した災害救援要員を援助する目的もある。第一次対応緊急要員や赤十字の災害救援要員は多発災害 CISD モデルを効果的に活用してきた。多発災害 CISD モデルを活用するにあたって以下のような重要な点について考えておく必要がある。

・緊急要員は任務から解放されて，休養のために自分の基地に戻っている。
・対象となる緊急要員は現時点で必要なスタッフから外されている。すなわち，彼らは最低1週間，できれば2～3週間は災害現場に戻ることを期待されていない。
・彼らは家族や友人との関係を取り戻す時間がある。もしもこのようになっていないと，緊急要員はしばしばディブリーフィングや他の援助に抵抗する。

多発災害 CISD の実施

　多発災害 CISD は，通常の任務において重篤だがより小規模の緊急事態を経験した緊急要員に対するディブリーフィングと同じような形で実施される。しかし，いくつか重要な差がある。主な差はディブリーフィングの第3，第4，第5段階である。実際に，技法の差を明らかにするように段階の名称を変えている（表14-1，表14-2を参照）。

　たとえば，第3段階は「思考」段階（これは診療補助者，消防士，警察官などの緊急要員に当てはまる）から，「思考反応」段階へと段階の名称を変えた。経験の認知の領域から感情の領域へとグループが移行するのを助けるために，「自動的な行動が済んだ後に，最初にどのような考えが浮かんできましたか？」といった質問の代わりに，より直接的に「どの部分があなたにとって最も否定的な衝撃をもたらしましたか？」といった質問をする。

　一般のディブリーフィングに比べて，多発災害 CISD では強い感情を伴った内容を CISM チームのメンバーは聞かされることが多い。参加者があまりにも打ちひしがれていて，事実段階で早々と思考について話し始めることもある。参加者が2つの段階にまたがっているならば，それを受け止めたまま，感情反

応段階へと移っていく。

　第4段階では，状況に関する感情の側面について直接的に質問する。たとえば，「どのような感情的な反応をあなたは経験しましたか？」などと質問する。感情について話すことを避けたがる傾向が強い警察官，消防士，救急隊員などとは異なり，災害救援要員に対しては，カタルシスを進めるために，感情や反応について直接的に質問する。

　第5段階のリフレーミングでは，警察官，消防士，救急隊員に対するディブリーフィングの場合のように症状について話し合うことはしない。代わりに，参加者はその経験から何を学んだのかを質問される。一般的な質問としては，「その経験からあなたはどのような教訓を得ましたか？」などと尋ねる。その他にも，「この経験から何か建設的なことを得られましたか？」とか「どの時点で自分自身を最も誇りに思いましたか？」などと尋ねることもできるだろう。

　CISMチームのメンバーは積極的な役割を果たして，参加者が建設的な視点で自分の経験をとらえるように働きかける。たとえば，他の同僚が死んだり，怪我をしたのに，自分は危険から逃げ出したといって自責的になっている人がグループの中にいるとする。CISMチームは，むしろそれは自らの生命を守るための賢明な行動であったし，生きていたからこそ負傷者を助けることもできたのだと，参加者が受け止めるように働きかけていく。リフレーミングの背後にある思考法は，混乱と否定に満ちた状況の中に建設的な点を見出していくように視点を変換させることである。この種のディブリーフィングにおけるチームの努力は，救急要員に対する一般のディブリーフィングよりも明らかである。

　ディブリーフィングの他の段階は原則的には同じものである。

地域対応チーム

　多くの地域には，深刻な心的外傷を負った人々に対して援助する緊急のCISMチームがある。また，他の地域では，救急要員が対象ではなく，一般市民を巻き込んだ地域の緊急事態に対応するために独立したチームを作っている。

　地域が必要としているものとそれに対する対応の仕方は，救急要員を対象としたものとは大きく異なっているので，とくに前者を援助するためにはいくつかの修正が求められる。

　地域に対してかならずしも常にディブリーフィングを実施する必要はない

し，他の介入が効果を現すこともある（そして，そのほうがディブリーフィングよりも大きな効果を現す）。

ある地域で数百人の人々が心的外傷を負ったとすると，全員に対して正規のディブリーフィングを実施することは難しい課題であるばかりか，まったく不必要であったり，かえって逆効果になってしまいかねない。

非常に時間がかかり複雑なディブリーフィングを地域の各グループに実施するよりも，多くの人々を集会場に集めて，心的外傷ストレスと地域に及ぼす影響について短時間の講義をするほうがよほど効率的である。情報を与えて，質問に答える。必要な情報を記載したパンフレットを配るのもよい。そのような方法には一般的に1時間から1時間半かかる。緊急要員以外の一般の人々を対象にした別の有効な方法としては，危機管理ブリーフィング（CMB）がある。CMBは大グループに対する介入法であり，大企業の従業員や地域住民を一堂に集めて，約45分間にわたって，危機的状況に関して情報を与え，危機を乗り切るために実際に行われている活動について説明する。CMBは，緊急要員に対して行われるディモビリゼーションと似ている面がある。しかし，CMBのほうがより双方向的であり，参加者からの質問や意見が出るように積極的に働きかける。CMBは心的外傷状況を経験したことを短時間話し合い，そのうえで，情報，助言，指示を参加者に与える。非常に多くの人々を巻き込んだ災害ではCMBはきわめて効果的である。この方法は重要であり，第8章で取り上げている。

さらに特別な援助が必要なグループには地域対応チームがディブリーフィングを実施して，個人的な短期カウンセリングや，精神療法への紹介が役立つと思われる人を発見する。

地域対応チームが行う援助には次のような条件が整っている必要がある。

・適切である。
・グループの要求に応えている。
・地域で手に入る資源と十分に協力しあっている。
・年代に合っている。
・フォローアップや紹介の体制を整える。
・早期に実施する。
・計画されたフォローアップとともに実施する。

まとめ

　CISD, そしてそれと並行して行う介入である心的外傷後ストレス・ディブリーフィングは Mitchell（1983, 1988a, 1988b, 1991）によって開発された介入法であり，消防士，救急医療スタッフ，警察官，看護婦，派遣要員，災害救援要員，兵士などといったハイリスクの職業に就いている人々のとくに心的外傷後ストレスや PTSD を予防するのが目的である。最近修正された CISD の変法は，大災害や地域への対応に適している。心的外傷に対する事前準備の訓練が広まっていくにつれて，CISD モデルはさらに新たに応用範囲が拡大していくだろう。CISD の過程に少しずつ変更を加えることは，ある状況での効果を最大にするために必要である。ほとんどの状況では，CISD モデルをそのまま使用できるのだが，各段階のいくつかの部分は変えなければならないだろう。とはいえ，CISM の基本や，10 年以上にもわたって実際の現場で試されてきた CISD の特別なグループ過程について十分な訓練を受けた者が，本当に必要な時に，修正を加えてこそ最善のものになるのである。

第15章

災害，テロ，暴力，その他の地域の危機における聖職者による危機介入の役割

　暴力，テロ，災害，そしてある種の自然死さえも，地域に衝撃を及ぼし，その心理的基盤を揺るがす。テロ行為の共通の目的は地域の心理的団結心を脅威にさらすことであるが，地域の集団としての団結心は事故，暴力，自然災害などによっても脅かされる。

　危機や災害時に多くの人が宗教的・霊的（spiritual）指導者を求めるのはごく普通のことである。危機の際に人々は信仰の場所や宗教的・霊的な意義を持った場所に集まることがある。本章では，地域の危機と災害対応における聖職者による危機介入に果たす役割を検討する。

聖職者による危機介入の定義

　多くの人々が信仰に基づく援助，助言，保証をごく自然に求めているにもかかわらず，正規の地域危機介入や災害対応の一部として信仰に基礎を置いた資源の活用を歴史的に明らかに除外してきたのは実に興味深いことである。そのようなサービスは伝統的にチャプレンによるサービスとして比較的限定された人々を対象に実施されてきたが，一般的に，大規模な地域における危機に対して行われることはなかった。聖職者によるカウンセリングは地域で起きた危機や災害の際に用いられてきたが，しかし，これは定義のうえでは「カウンセリング」であって，「危機介入」ではなかった。Everlyが述べたように，危機介入はカウンセリングや精神療法とは大きく異なる（Everly, 1999a, 1999b, 2000; Everly & Mitchell, 1999）。Everly（1996b）は危機介入とは心理学的な「応急処置」であると指摘した。危機介入の目標とは，1）苦悩や機能低下の兆候や症状を安定させる。2）苦悩や機能低下の兆候や症状を和らげる。3）適応的な機能への回復を促進する。4）持続的なケア，典型的にはより高いレベルのケアを求める。

表15-1　聖職者による危機介入の積極的なメカニズム

従来の危機介入のメカニズム

　　　初期介入　　　　　カタルシス
　　　社会的援助　　　　問題解決
　　　　　認知面での再解釈

聖職者による危機介入に独自の潜在的メカニズム

　　　　霊的な教育，洞察，再解釈
　　　　個人あるいは集団での祈り
　　　　他者のための祈りに対する確信
　　　　　統一した世界観の説明
　　　　　カタルシスとしての告白
　　　　信仰に基づいた社会援助体制
　　　　　　　儀式と礼典
　　　神による介入と許しに対する確信
　　　　　死後の世界に対する確信
　　　聖職者による危機介入に独特の精神
　　独自の守秘義務を伴ったコミュニケーション

注：信仰の差によって，これらのメカニズムはこれ以上にもこれ以下にも機能する。

　聖職者による宗教的・霊的なあらゆる資源と，典型的には危機介入と考えられている評価と介入の手法を統合し，Every（2000）はそれを「聖職者による危機介入」と名付けた。したがって，聖職者による危機介入とは，従来の危機介入に「価値を付加」したものと見なすことができるだろう。表15-1に聖職者による危機介入を含めて，危機介入に認められる積極的な要素を列挙した。
　聖職者による危機介入の潜在的なメカニズムを含めることで，きわめて多くの「価値が付加」されたことに読者は気づくだろう。しかし，聖職者による危機介入のメカニズムが効果を上げるのは，表15-1に列挙した危機介入の伝統的かつ積極的な要素は当然であるが，独自の卓越したコミュニケーション能力と急性のストレス・パターンを他とは異なる形で認識をすることによっていると見なしている点が重要である。表15-2には聖職者による危機介入を積極的に用いる指標を挙げておいた。
　したがって，適切な時期と場所を選び，適切な人々を対象にして実施される

表15-2　聖職者による危機介入を使用する指標

1. 信仰に期待している。すなわち，危機にある人が，祈り，霊的指導，礼典，儀式などを期待し，望んでいる。
2. 信仰を受け入れる心の状態にある。すなわち，とくにこの種の危機介入を期待しているわけではないとしても，危機にある人が，聖職者による危機介入に対して心を開き，それを受け入れる心理的状態にある。急性の危機的状態にあっては，議論やディベートは避けるべきである。そのような行動は介入を問題の一部としてしまい，解決の一部にはならない。
3. 聖職者による危機介入は，当然，危機の主な犠牲者ばかりでなく，その他にも，家族，緊急対応要員，傍観者に対しても用いられる。しかし，実施に当たっては同様のガイドラインが適応されるだろう。

ならば，聖職者による危機介入はきわめて効率的な補助手段になると考えられる。当然，聖職者による危機介入が影響を及ぼして良い結果をもたらすためには，深い洞察力と技術が必要とされる。もちろん，これにも短所はある。表15-3に聖職者による危機介入を使用したときに起こり得る問題点を挙げておく。

当初 Everly（2000）によって提唱された聖職者による危機介入を振り返り，その定義を広げようとしてきた。定義によれば，聖職者による危機介入は，従来からある地域危機介入に潜在的に強力な価値を付け加える。また，聖職者による危機介入の活用を推奨するとともに，その実施に伴う潜在的な問題点についても取り上げた。次項からは，公衆衛生の視点で聖職者による危機介入を検討していく。

聖職者による危機介入の公衆衛生モデル

本章の目的のひとつは，聖職者による危機介入を，より大きな地域危機介入・緊急精神保健モデルの正規の資源への統合を図ることである。図15-1は，このような統合的モデルを示している。図15-1で示したように，一般的な地域資源として聖職者による危機介入を効果的に使用するには，従来からある地域精神保健資源との統合が前提になっている。

地域に心的外傷を伴うような出来事が起きた結果，牧師，司祭，チャプレン，聖職者のカウンセラー，他の宗教的指導者に直接援助を求める人がいる。こういった人々の多くは前述したような聖職者による危機介入（1）や聖職者によるカウンセリング（2）を必要とし，また，それから利益を得るだろう。しか

表15-3　聖職者による危機介入の実施に伴って生じ得る問題

1. 危機に陥っている人の世俗的な要求に傾聴することを怠る。
2. 危機にある人に対する構造化された介入計画に欠ける。
3. 急性の危機にある人と霊的・神学的問題を議論する。
4. なぜ心的外傷が起きたか，霊的・神学的に説明しようとする。
5. 受け入れる準備ができていない人に対して，説教や祈りをする。
6. 受け入れる準備ができていない人に対して，改宗するように働きかける。
7. 臨床的な兆候や症状を見分けるのが難しい。たとえば，
   a. 大うつ病か死別反応か
   b. 短期精神病反応か侵入的思考か
   c. 短期精神病反応か解離か
   d. 解離か侵入的思考か
   e. 状況依存性学習の後遺症か人格障害か
   f. 急性・一過性の認知障害か重症の障害か
   g. 自殺あるいは他殺のサインを見逃す
   h. 心理学的トリアージのガイドライン（とくに心的外傷後ストレスのサイン）や精神保健の専門家への紹介について十分な知識がない
   i. 大うつ病か急性の抑うつ状態か
   j. 必要であるのに，精神保健の専門家への紹介を怠る。

し，従来からある精神保健サービスや治療的危機介入を必要としている人もいるだろう。そういった場合には，危機介入を行う聖職者は，心理学的トリアージ，他のより適切な地域資源への紹介（3）について十分な訓練を受けておくことが重要である。心的外傷体験の結果，従来からある精神科治療を求め，あるいはそこへ紹介される人もいるだろう（4）。ほとんどの人はそのようなサービスによって利益を得られる。しかし，「信仰の危機」を経験した人で，地域の精神保健機関から聖職者による危機介入機関に紹介されることによって，より大きな利益を得られるかもしれない（5）（あくまでも，聖職者による危機介入は，聖職者によるカウンセリングとは異なることを忘れてはならない）。

　従来からある危機介入であれ，聖職者による危機介入であり，それを必要としている人に対して地域で積極的に働きかけることができれば危機介入の効果はさらに増す。危機介入が積極的に用いられるか否かは，その存在が地域の人々に広く知られているかにかかっている。

```
                        心的外傷体験
                            │
                            ▼
               (1)       犠牲者       (4)
                  ↙                ↘
    ┌──────────────────┐  (3)  ┌──────────────────┐
    │ 聖職者による危機介入 │ ───→ │ 地域の精神保健資源 │
    │                  │ ←─── │                  │
    └──────────────────┘  (5)  └──────────────────┘

    1．地域における働きかけ        1．地域における働きかけ
    2．電話相談                  2．電話相談
    3．心理学的トリアージ          3．一般的な個人危機介入
    4．聖職者による個人的な危機介入  4．グループに対する一般的な危機介入
    5．聖職者によるグループに対する危機介入  5．カウンセリング，精神療法
    6．紹介                     6．精神科治療
                               7．紹介
                ▼
             (2)
         ┌──────────────────┐
         │ 聖職者によるカウンセリング │
         └──────────────────┘
      (1) ▼                      (4) ▼
   サービスを受ける必要性がなくなる    サービスを受ける必要性がなくなる
```

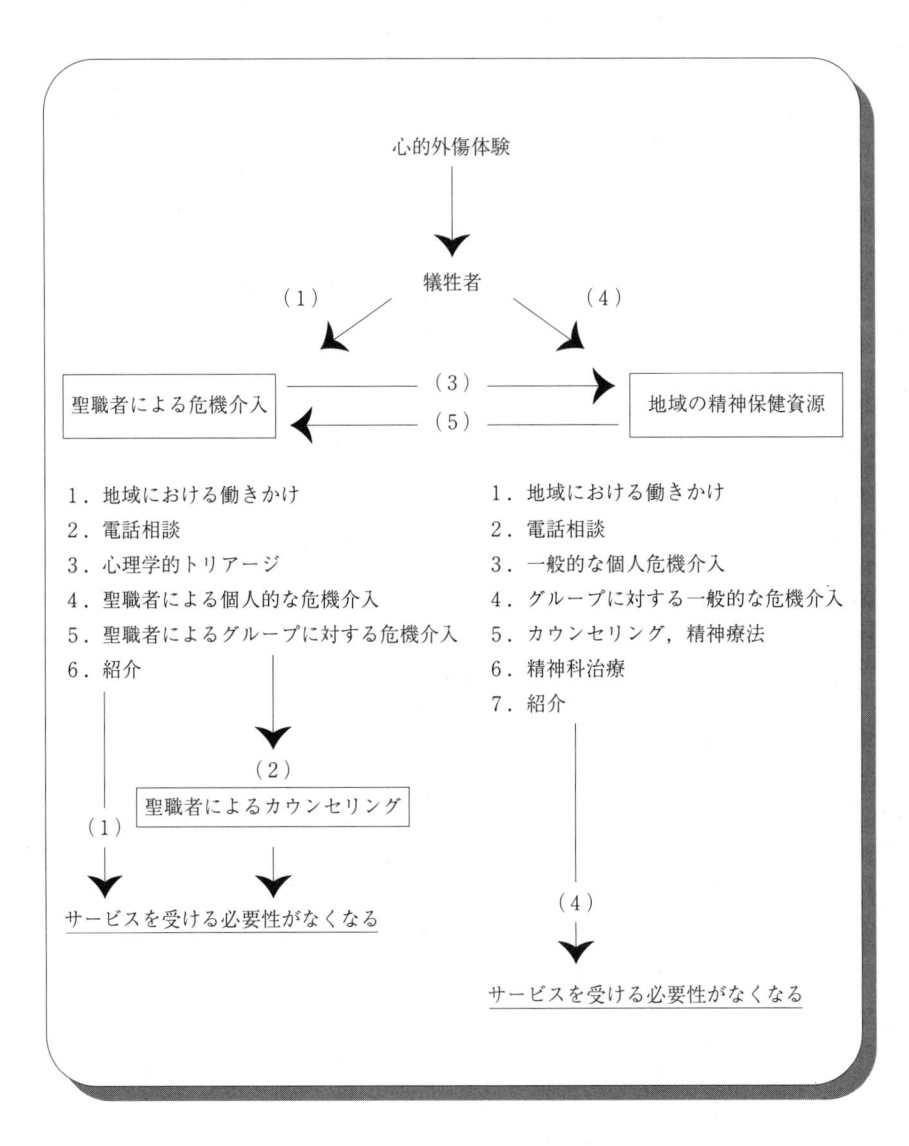

図15-1　聖職者による危機介入の地域における公衆衛生モデル

まとめ

　聖職者による危機介入とは，霊的・宗教的指向性のある人によって行われる危機介入というだけではない。また，聖職者による危機介入は，聖職者によるカウンセリングとは異なる。危機介入と精神療法の関係と，聖職者による危機介入と聖職者によるカウンセリングの関係は同じと考えてよい。図15‐1に示したように，聖職者による危機介入は，従来からある危機介入や緊急精神保健サービスと，聖職者の活動が機能的に統合したものである。地域の精神保健や危機介入プログラムのすべてがそうであるように，聖職者による危機介入もまた人間の苦悩に対して援助を図る，重要な資源のひとつである。

付録A

緊急要員を対象としたCISMチームの構成

はじめに

　ここでは，特に緊急要員と地域保安要員を対象として作られたCISMチームの特殊な構成について取り上げる。緊急要員を対象としたCISMチームという話題に絞って意見を述べることを念頭に置いていただきたい。本書の前章までを読めば，付録Aで取り上げる内容のいくつかは繰り返しに過ぎないと感じるかもしれないが，この方式を用いて決断が下されるので，ここでは完全かつ慎重に概論を述べることにする。この情報の多くは，軍隊や産業界ばかりでなく，学校や緊急要員以外の組織や地域にも応用可能で有用である。これから取り上げる内容は地域で独自のCISMチームを作るにあたって非常に有益な情報であり，読者はそれを活用し，応用してほしい。

　産業界や地域のグループを対象とする地域対応チームは，主として緊急要員を援助するCISMチームとは異なる構成にしなければならない。地域対応チームでは，ピア・サポート・スタッフを使う場合もあれば，使わない場合もある。比較的安定した数多くの職員がいて，そこからピアが選べる場合には，ピア・スタッフを用いる。しかし，地域対応チームは，ピアを使うよりも，精神保健の専門家や医療スタッフを活用する場合が多い。また，地域対応チームが対象とするのは，緊急活動にあたる組織ではなく，会社，学校，地域といった比較的小さなグループである。チームの構成は異なるのだが，CISM領域における介入は，緊急要員に対するものと同じモデルに普通は従う。CISMの危機介入モデルはほぼ同一と言ってよいのだ。異なる点は，心的外傷体験の話し合いを始めて，それを進めていく方法である。状況によっては，特定の産業界や地域のグループの要求に応じて，介入の戦略にいくらかの修正を加える必要もあるだろう。いかなる修正も思いつきで行われてはならず，はっきりとした理論的根拠に基づいていなければならない。

概　観

　ほとんどの場合，CISMチームは共通の目標を達成しようとするさまざまな個人とグループによる無償の共同作業からなる。その目標とは，緊急要員が負った心的外傷ストレスの衝撃を和らげ，ストレスに満ちた出来事からの回復と心の健康を促進することである。このチームの活動を支えている動機は，地域に貢献している緊急要員スタッフを援助することへの献身と関与である。

　ほとんどのチームのメンバーはさまざまに異なる機関や地域から参加している。援助を必要としているいかなる緊急要員に対してもサービスを実施する。CISMチームは状況によっては，あるいは，ケース・バイ・ケースで地域のグループに奉仕することもある。

　CISMチームは明らかに異なるが，相互に関連している2つのグループのメンバーからなる。両者は互いの専門性を尊重しながら協力して，緊急事態に伴うストレスを予防し，もしも予防ができない場合は，ストレスからの回復を早めるように努力する。2つのグループとは，専門のサポート要員と，ピア・サポート要員である。

　専門のサポート要員には，精神保健の専門家，聖職者などが含まれる。後に詳述するが，精神保健の専門家と聖職者ではいくらか異なる役割を果たす。ピア・サポート要員としては，警察官，消防士，看護婦，診療補助者，救急医療技術者，輸送要員，医師，他の一次対応要員などである（表A-1を参照）。

　CISMチームによる危機介入では，ピアが重要な役割を果たすが，彼らは精神保健の専門家から助言や指示を受ける。チームの主な機能は，事態が緊急要員に深刻な影響を及ぼすストレス反応を引き起こす前に，混乱し極度のストレスに満ちた状況を安定化させようとするものである。治療よりも，予防に力点が置かれている。

　CISMチームの基本的な要素をすべて取り入れずに，緊急要員のためのサポート・サービスを作ろうとこれまでも試みられてきた。たとえば，適切な精神保健の専門家を含めずにストレス対策チームを作ろうとした者がいた。あるいは，ピアを含めずにチームを作ろうとした者もいた。両者ともに誤った方針を取ったと考えられる。精神保健の専門家と相談したり助言を受けたりできないと，ピア・サポート要員は重要な心理的問題を容易に見逃してしまいかねない。また，チーム内にピア・サポート要員がいないと，悲惨な体験をした緊急要員

表A-1　緊急要員を対象としたCISMチームのメンバー

専門のサポート要員
　　1．精神保健の専門家
　　2．聖職者

ピア・サポート要員
　　1．消防士
　　2．警察官
　　3．診療補助者
　　4．救急医療の技術者
　　5．看護スタッフ（とくに集中治療や緊急医療にあたる看護スタッフ）
　　6．派遣要員
　　7．捜査救援要員
　　8．森林警備隊員
　　9．スキーのパトロール隊員
　　10．捜査犬チームのメンバー
　　11．山火事の消火隊員
　　12．災害救援要員
　　13．水泳場の監視員
　　14．医師（プライマリケア医）
　　15．他の一次対応要員

が精神保健の専門家から援助を受けるのが遅れてしまうかもしれない。実際のところ，緊急対応の組織のメンバーの中に現れた異常なあるいは機能低下をもたらすような行動を早期に発見するうえで，ピアは非常に重要な役割を果たしている。さらに，緊急要員はしばしば精神保健の専門家に対して抵抗感を覚える。精神保健の専門家の仕事は緊急要員にとって無関係だと思われてしまい，彼らと効果的に援助を進める関係をなかなか築けない。ところが，ピア・メンバーは，救急要員と精神保健の専門家の間で橋渡しの役割を果たすことができる。

　CISMチームによる介入は短期間である。3〜5回（最大8回）の接触で兆候の改善を認めない者はCISMチームの専門家に紹介する。CISMチームの主な機能としては，長期間のカウンセリングや精神療法は含まれない。介入には治療的要素もあるが，けっして精神療法の代用品ではない。

CISMチームの典型的な構成

指導組織

CISMチームには指導組織（警察，消防，救急部，病院，など）がある。その組織のもとで，CISMチームは自らを組織し，少なくとも早期の段階では機能する。CISMチームを編成し，それを支える雰囲気を，指導組織は作る。指導組織の役割は管轄の地域によっても異なるし，チームの展開によっても変化する。ある事例では，CISMチームが展開し始めたら，指導組織はその役割を終え，指揮委員会がチームの管理について責任を負った。このようなことがとくに当てはまるのは，チームの全般的な管理に責任を負う「緊急活動共同指揮委員会あるいは理事会」の設置を地域が決定した時である。換言すると，単一の組織が全責任を取るのではなく，参加しているすべての組織がチームの運営に関する責任を共有するのだ。しかし，どのような構成であれ，指導組織には以下に挙げるようないくつかの基本的な機能がある。

- 最初のチームを編成するための費用を与えたり，費用の工面をする。
- CISMチームのために，指揮委員会や理事会を設置する。
- 設置段階ではミーティングのための人員を配置する。
- チームのメンバーを選定する委員会を設置する。
- チームの基本訓練を手配する。
- チームのメンバーを集める援助をする。
- チームを指導する適任者を見つける援助をする。
- CISMチームの活動を全般的に援助する。
- 研究や評価の手法を開発するとともに，チームの質を保つための援助をする。
- 統計的な報告や研究のためのデータを収集する。
- 必要ならば事務所のスペースを提供する。
- チームを展開するうえで必要な備品を提供する（たとえば，電話，文房具，その他）。
- スタッフがチームを運営するための時間を提供する。
- チームのメンバーの生涯教育の手配をする。
- チームの運営に必要な規則，方針，手続きを定め，それを広める。
- チームのすべてのメンバーの最新の連絡先の一覧と，各メンバーの情報フ

ァイルを作っておく。

クリニカル・ディレクター

既に述べたように，CISM チームには精神保健の専門家が入っていなければならない。精神保健の専門家とは，臨床心理士，ソーシャルワーカー，精神科医，精神科看護婦，有資格の精神保健カウンセラーなどを指す。ひとつのチームに別種の精神保健の専門家がいる必要はないが（たとえば，ソーシャルワーカーと臨床心理士），2人以上の精神保健の専門家が普通は必要である。そうすることによって，1人にあまりにも負担がかかるのを防ぐことができる。複数の精神保健の専門家の中から1人をクリニカル・ディレクターとして選んでおく。クリニカル・ディレクターはチームの介入活動を監督し，正しい活動が実施されているか，すべてのメンバーがそれぞれの訓練と経験の範囲で働いているか確認する。クリニカル・ディレクターには以下のような課題がある。

- チーム・コーディネーターと協力して働き，チームが適切に任務をこなしているか確認するとともに，チームの活動の質を保つ。
- 活動の対象となる一般の人々や組織に対してチームを代表する。
- 実施されたディブリーフィングを検討し，将来のディブリーフィングおよびフォローアップに関して助言を与える。
- CISM チームが適切な生涯教育を受けられるようにコーディネーターを援助する。
- チームに対して何らかの生涯教育を提供する。
- チームの方針や手続きを書面に残すことについて，コーディネーターやチーム委員会を援助する。
- 精神保健の専門家が緊急要員の仕事の内容を詳しく知るような機会を設けて，活動中の緊急要員を慎重に観察できるようにする。
- チームのメンバーの選定を助ける。
- チームの問題を解決するために，ピアによる検討委員会に参加する。
- チームの記録と仕事内容を定期的に再検討する。
- 包括的な紹介先の一覧をコーディネーターが作るのを援助する。
- 必要とされる人に対してフォローアップが実施されることを確認する。
- コーディネーターやチームのメンバーに臨床的な助言を与える。

(注：保険の問題は現時点では十分に明らかになっていない問題のひとつである。しかし，CISMチームに属するすべての精神保健の専門家に対しては，医療過誤の訴訟に備える保険への加入を強く奨める。)

チームの連絡係

すべてのチームにはさまざまな用事，通信，その他の管理上の責任がある。どのチームも，電話，会計，デスクワーク，会議の場所など必要なものについて交渉しなければならない。チームの連絡係は，コーディネーターやクリニカル・ディレクターと協力しながら，チームのこういったさまざまな用事をこなしていく。連絡係は同時に，簿記係，秘書，会計係，方針の調整役などとしてチームのために働く。この役につく人は，緊急活動組織の中である程度の地位にあって，適切な時期に，適切な方法でチームの要求を満たせなければならない。さらに，連絡係の役についている人は，チームの努力を確信し，チームのために喜んで働くような人であることが重要である。

精神保健の専門家

精神保健の専門家とは，精神保健の分野の学位（修士号あるいは博士号）を有し，病院，危機管理センター，地域精神保健センター，個人開業などの専門領域で精神科治療に携わっている人のことを言う（表A-2参照）。

精神保健の専門家はチームの機能にとって明らかに重要である。彼らはしばしば「専門のサポート要員」などと呼ばれる。チームのためにいくつかの重要なサービスを提供する。ディブリーフィングが実施される場合には，精神保健の専門家はCISDチームと協力して働き，ピア・サポート要員の相談に乗ったり，臨床的な助言を与えたりする。さらに，チームのメンバーの教育も援助する。ディブリーフィングだけでは問題を解決するには不十分だとわかったり，参加者の中で明らかに打ちひしがれている人がいた場合，精神保健の専門家が数回カウンセリングを行うこともある。また，長期のカウンセリングが必要な場合には，チームの精神保健の専門家にしばしば紹介される。しかし，長期間のカウンセリングへの紹介がなされたら，定期的なカウンセリングに対する通常の治療費が適応されることを念頭に置いておく。CISMの一環として数回は無料で相談に乗ったとしても，それ以上の治療に対しても，精神保健の専門家が無料で奉仕し続けることを期待するのは不合理である。可能であるならば，

CISDや地域対応チームのメンバーである精神保健の専門家は，心的外傷や災害の被害者を自分の個人開業に紹介するのを控えるべきである。精神保健の専門家はクリニカル・ディレクターの指導のもとに以下のような活動を実施する。

・チームの教育を援助する。
・CISDにおいて心理的なリーダーシップを発揮する。
・紹介先を開拓するのを助ける。
・ディブリーフィングの依頼が適切なものかどうかコーディネーターが決定するのを助ける。
・ディブリーフィング後のフォローアップを助ける。
・必要があれば，ピアによる検討委員会を助ける。
・適切なものであれば，長期の精神療法への紹介を引き受ける。
・他の職種について詳しく知る訓練に積極的に参加する。
・定期的なチーム・ミーティングに参加する。
・緊急対策組織や一般の人々に対して，CISMチームを代表する。
・心的外傷体験に介入したピアに臨床的な助言を与える。
・チームが収集したデータの解釈を助ける。
・チームのメンバーの選定を援助する。

聖職者

　米国のほとんどのCISMチームには，専門のサポート・スタッフとして聖職者が入っている。聖職者が精神保健の分野で適切な学位を有しているならば（「精神保健の専門家」の項を参照），チームにおいて精神保健の重要な役割を果たすだろう。しかし，もしもチームが積極的に緊急要員として地域に貢献する場合は，聖職者はピア・サポート・スタッフの役割を果たすだろう。稀には，聖職者が，積極的に緊急要員の役割も，そして，有資格の精神保健の専門家の役割も同時に果たすことがある。ある役割からもうひとつの役割にいつも交代していては混乱をきたしやすいので，もしも精神保健の分野での学位があるならば，精神保健の専門家としてチームに奉仕するのが最善であるだろう。
　一般的に聖職者はCISMチームのメンバーとして参加し，緊急要員の苦痛に傾聴する。緊急要員がそのようなサポートを求めているのが明らかな場合は，聖職者は霊的なサポートを与えることもできるだろう。ただし，まだそういっ

表A-2 精神保健の専門家

精神保健の専門家を選ぶうえで最小限の基準は以下の通りである。

・以下の領域で少なくとも修士号を有している。
    A．心理学
    B．ソーシャルワーク
    C．精神科看護学
    D．聖職カウンセリング
    E．精神保健カウンセリング
    F．訓練を受けた有資格の精神科医
・以下の領域で定職に就いている。
    A．ソーシャルワーク
    B．心理学あるいは精神医学
    C．危機介入
    D．聖職者によるカウンセリング
    E．精神科看護学
    F．他のカウンセリング
・以下の領域における専門の訓練が必要である。
    A．CISD
        1．CISD基本訓練（必須）
        2．CISD上級訓練（必須）
        3．PTSD訓練（必須）
    B．危機介入
    C．一般的なストレス
    D．グループの過程
    E．対人的なコミュニケーション技術
    F．指示的な介入技法
    G．活動中の緊急要員に対する非公式的な接触について熟知している
・以下の領域について専門の訓練を受けていると有用である。
    A．物質乱用
    B．アルコール依存症
    C．家族療法
    D．神経心理学
    E．行動に関する生理学的基礎
・専門のサポート要員は医療過誤対策保険に入っておくべきである。
・地域における何らかの取り決めができていない場合は，専門のサポートスタッフは自分の時間をCISM活動に対して無償で奉仕する準備ができていなければならない。

たメッセージを聞くだけの心の準備ができていない緊急要員に対しては，宗教的な視点を押し付けたりしないように注意すべきである。この点は，グループに対しても，個人に対しても当てはまる。宗教と哲学は非常に個人的な事柄である。こういった事柄を自分の心の中にしまっておきたいと思う人も多いのだ。人々が自発的にこのような話題を取り上げたり，話し合いに対して心の準備ができていると感じたときに，この話題について最善の議論が可能になる。また，仕事上で心的外傷体験をした結果，信仰上の危機に陥っている人に対して，聖職者は最終的な保証を与えることができる。その意味で，聖職者はCISMにおいてきわめて重要な役割を果たしている。

時には，とくに悲惨な状況や地域全体を襲った事態において，集団での祈りを先導するように聖職者が依頼されることがある。心的外傷を負ったグループの依頼に応じることは明らかによい経験になる。しかし，グループ全体がこの種の依頼をしている場合以外は，こうすべきではない。

CISMについて訓練された聖職者が，緊急要員の仕事の内容について熟知するプログラムも受けたならば，CISMチームで自らの役割を果たす準備がさらにできたと言ってよいだろう。自分が助けようとしている緊急要員の仕事や性質についてできる限り聖職者は知っておく必要がある。もちろん，同じことがチームで一緒に働く他の精神保健の専門家にも当てはまる。

ピア・サポート要員

企業，産業界，学校，地域などが関与する状況では，ピア・サポート要員を活用する必要はない。しかし，緊急活動の分野で援助活動を実施する場合には，ピアの活用は絶対に必要である。ほとんどの場合，看護婦は看護婦のことを理解するし，精神保健の専門家や聖職者よりもピア・サポート要員として同じ職種である看護婦を受け入れやすい。同様に，消防士は他の消防士からの援助を望むし，警察官は他の警察官から貴重な洞察を得られると報告している。緊急要員の他の範疇をいくらでも挙げることができるが，読者は既に基本的な考えはすでに理解していることだろう。同じ職業のグループから選んだピアを活用することは，とくに緊急要員にとってきわめて重要である。心的外傷を伴うような事態が起きた直後には，この点が特に当てはまる。ピア主導の危機介入によっても状況が改善しない場合は，精神保健の専門家や聖職者への紹介が必要になるだろう。多くのCISM介入はピアが主導権を握り，精神保健の専門家

は臨床的な助言を行うという点を忘れないことが重要である。

　チームのピア・サポート要員は，チームを利用できるすべての組織から選び出される。いかなる緊急あるいは特別サービス組織もチームに貢献できる。特別サービス組織の中には，スキーパトロール隊員，矯正施設職員，水泳場の監視員，捜査犬のチーム隊員など，普通，第一次対応の機能を担っている人々が含まれる。

　ピア・サポート要員は，人格の成熟度（単なる年齢ではない）や他の人々と協力して働くことができる能力などの基準で選ばれる。彼らはストレスの悪影響を理解していて，同僚の要員のストレスを和らげたいと願っている。献身的で，他の人々のことをとても心配し，打ちひしがれた同僚の緊急要員に対して自分の時間と能力を進んで差し出す。ピアは一般的にCISMチームで主として活動している。過去10年間，CISMにおける彼らの役割は劇的なまでに拡大していった。多くの訓練を積み，今では豊富な経験もある。同僚の緊急要員に対して援助するうえで，ピアはきわめて有能であることを自ら証明してきた。ピア・サポート要員は以下のような活動を行う。

- 緊急事態を経験した後に苦悩の症状を呈している人としばしば最初に接触する。
- ディフュージング，ディブリーフィング，個人的な接触，家族サポート，精神保健の専門家への紹介などの必要性を評価することを助ける。
- CISMチームの活動を開始するためにチーム・コーディネーターが準備するのを助ける。
- CISMチームの目や耳の役割を果たし，生じつつあるストレスの兆候や症状に常に注意を払っている。
- チームの精神保健の専門家の指導の元で，ディフュージングなどの活動を行う。
- ディブリーフィングでは非常に積極的な役割を果たす。
- 緊急事態の最中に苦悩の兆候を示している人に対して現場における基本的な援助活動を実施する。
- 自分たちの訓練や資源をはるかに超える事態になるようならば，精神保健の専門家に援助を依頼する。
- 他の緊急要員のための教育プログラムをCISMチームが実施するのを助

ける。
・適切な訓練を受けているのならば，ピア・カウンセリングを実施する。
・必要ならば，ピアによる検討委員会を開催する。
・ディフュージング，ディブリーフィング，他の介入の後に，フォローアップを実施するのを助ける。
・必要ならば，チーム・コーディネーターや精神保健の専門家を援助する。
・必要ならば，個人コンサルテーションを実施する。
・CISMチームのメンバーで指導してくれる精神保健の専門家に実施した介入に関して報告する。
・CISMに関連した計画についてチームを援助する。
・自分の受けた訓練の範囲内で活動する。

表A-3にはピア・サポート要員を選ぶにあたっての必要最小限度の基準を挙げてある。そして，図A-1はCISMチームの中の典型的な関係を示している。チームのメンバー全員が直接的・間接的に他のメンバーや指揮委員会と連

表A-3 ピアサポート要員

ピア・サポート要員を選ぶにあたって必要最小限度の基準は以下の通りである。
・緊急活動の経験がある。
・感情面で成熟している。
・同僚から尊敬を得ている。
・情報を秘密にしておく能力がある。
・他の人々の必要性に対して敏感である。
・チームのメンバーとして進んで働く。
・心理社会的行動について進んで学ぼうとする。
・自分の限界を認識して働くことに納得している。
・既存の基準に従うことに納得している。
・CISMの基本訓練を受けている（必須）。
・CISMの上級訓練を受けている（必須）。
・心理学・ソーシャルワークの訓練を受けている（受けていることが望ましい）。
・対人的なコミュニケーションの訓練を受けている（受けていることが望ましい）。
・心的外傷ストレスやPTSDの訓練を受けている（受けていることが望ましい）。
・危機介入の訓練を受けている（受けていることが望ましい）。
・危機にある人を援助する訓練を受けている（必須）。
・ピア・カウンセリングの上級訓練を受けている（受けていることが望ましい）。

付録A　緊急要員を対象としたCISMチームの構成　257

CISMの組織図

```
          指揮委員会
           あるいは
            理事会
          /        \
クリニカルディレクター  ←→  チームコーディネーター
          \        /
         チームの連絡係
          /   ↓   \
  チームのメンバー：精神保健の専門家，ピア，聖職者
```

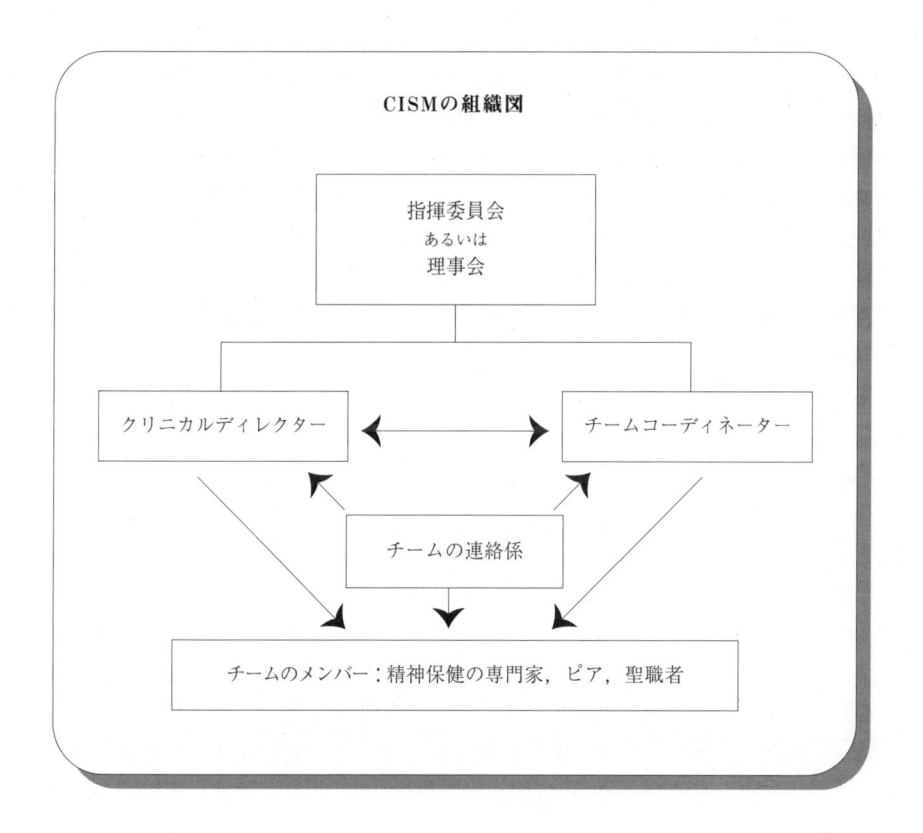

図A-1

絡が取れるようになっている。クリニカル・ディレクターとチーム・コーディネーターは，指揮委員会，理事会，チームの連絡係と密接に協力して働くことが非常に重要である。

チームのメンバーの選定

　CISMチームのメンバーとして働く最高の人々を選ぶことは，チームが生き残り，効率的に機能するために非常に重要である。チームのメンバーを「政治的」に選ぶことは，不適切であるばかりか，機能低下をきたしかねない。誤った援助は，おそらく援助をまったくしないよりも有害だろう。最高の人を探し出してメンバーに迎え入れることは，指揮委員会やメンバー選定委員会にとっ

て重要かつ難しい課題になる。

　最初に，メンバー選定委員会を作り，次に，チームのメンバーを探し出して，仲間に迎え入れるための最善の方法を決定する。メンバー選定委員会の委員は自分自身もCISMの訓練を受けていなければならない。そうでなければ，他者を助けるという課題を達成するための適任者を選ぶことができない。チームにとって適任者がすぐに見つかり，喜んで参加してくれることもある。あるいは，適任者を見つけるために相当努力しなければならないこともある。適任者を積極的に探し出すひとつの方法は，ストレス教育プログラムを実施して，多くの人々に参加を呼びかける。しばしば，ストレス教育プログラムに参加した人々の中に，チームに強い関心を抱き，参加を希望してくる人がいる。時には，適任者と思われる人にチームのほうから接触していき，チームに加わってもらえないかと直接依頼することもある。

CISMに対する包括的なアプローチ

　緊急活動におけるストレスを管理するにはディブリーフィングだけをやっていればよいと確信しているチームは，その能力の一部の機能しか果たしていない。実際のところ，そのような態度は，援助を望んでいる人に対して悪影響を及ぼすだろう。CISMは，心的外傷ストレスを管理するための包括的かつ系統的で，多要素からなるアプローチであることを忘れてはならない。以下に挙げるプログラムはCISMに対する包括的なアプローチにとって非常に重要である。

- 集中的・基本的なストレス・プログラムと生涯教育プログラム
- 必要とされるときに直ちに実施する準備ができているCISMチーム
- 家族サポートと家族の人生プログラム
- 管理者や上司を対象とした教育・援助プログラム
- ピア・サポート（カウンセリング）戦略
- 相互援助と地域への働きかけ
- 幅広い柔軟な介入技法
    - （A）現場におけるサポート
    - （B）ピアのための個人的コンサルテーション
    - （C）ディフュージング
    - （D）ディモビリゼーション（災害時のみ）と危機管理ブリーフィング

（CMB）
（E）ディブリーフィング
（F）フォローアップ
（G）非公式的な話し合い
（H）チャプレンによる援助
（I）専門家によるカウンセリング
（J）他の組織との相互援助プログラム
（K）地域教育プログラム
（L）必要とされる他の介入法

まとめ

　付録Aでは，緊急活動CISMチームの構成とその要素について解説した。CISMチームの各要素を概観した。チームのメンバーを選ぶうえでの基準について強調した。さらに，チーム内のリーダーや各メンバーの役割と責任についても強調した。最後にCISMチームの一般的な機能についても触れた。

　注：付録Aをまとめるにあたって，ペンシルバニア州デラウエア郡CISMチームのLynn Kennedy-Ewingに深謝する。CISMチームの活動と方針について彼女がまとめたガイドラインは，付録Aにとってばかりでなく，北米，ヨーロッパ，南太平洋の多くのCISMチームの方針や手続きの手本になっている。

付録B

緊急活動における CISM チームの編成と管理

はじめに

　本書の読者の中には新たに CISM チームを編成しようと努力している方がいるだろう。また，すでに多くのメンバーが去ってしまった古いチームをもう一度立て直そうとしている方もいるだろう。付録Bが書かれた目的は，CISM チームの編成や再編成の問題に直面している人を援助することにある。これはガイドラインであり，チームの編成を考えている人が，可能なかぎり短い期間でその目標を達成するのを助けるという目的がある。過去10年において，CISM チームの編成や再編に苦労してきた多くの人々の経験に基づいている。

　CISM チームの編成をするにあたって，国際緊急事態ストレス協会（この協会は非営利団体で，電話番号は (410) 750-9600 である）に連絡するか，他の確立された CISM チームに連絡を取れば，必要な援助が得られるだろう

第1段階

　CISM チームは一夜にして編成できるものではない。慎重な調査，計画，多くの献身的な人々による賢明な努力の結果として，CISM チームができ上がる。チームの編成には，効率的なリーダーシップ，地域の人々の献身的な態度，明確な目標，同僚の要員に対して卓越した活動を行おうとする意思が必要である。チーム編成に際して以下に述べるような基本的な要素が欠けているために，その地域で CISM プログラムを作成するのに失敗するグループもある。

　CISM チームを編成してきた経験から言えることは，最も基本的な要素は，緊急活動に携わる個々人が，CISM プログラムに強い信頼感を抱くとともに，エネルギッシュな性格を持っていることである。そのような人物は，普通，CISM チームを編成するうえでリーダーになる。もしもチームを編成しようとしている人に次のような特徴があれば，チームの編成はより一層促進されるだ

ろう。

- ・CISM に関して十分な知識がある。
- ・CISM チームを編成しようという熱意がある。
- ・積極的な性格である。
- ・粘り強い性格である。
- ・建設的な考え方をする。
- ・ユーモアのセンスがある。
- ・対人関係のスタイルが肯定的・建設的である。
- ・常に他者に配慮する。
- ・何人かの献身的な支持者がいる。
- ・行動計画を持っている。
- ・他の CISM チームや国際緊急事態ストレス協会からの助言を受けられる。
- ・管理者からの支持を得られる。

CISM の必要性を見きわめ，管理者を説得する

　CISM チームの実際の必要性を見きわめることは重要である。というのも，管理者に会い，承認を得て，計画を実行するにあたって，必要性を見きわめていれば，より信頼感を増すからである。必要性を見きわめることと，その必要性を管理者に説明することは，それぞれ同時に進行する。なお，従うべきいくつかのアプローチがある。最も望ましくないのは，単に推量に頼る方法である。推量だけでは，疑いを持っている管理者に強い影響力を及ぼすことはまずできない。より効果的なアプローチを以下に掲げておく（もちろん，これ以外にも有効な方法はあるだろう）。

- ・管理者に説明するときに，専門家にも同席してもらう。
- ・専門家に大きな会議で発表してもらい，草の根のアプローチから始める。
- ・管理地域内の人々に個人的に協力を要請しておき，管理者にそれらの人々を紹介する。
- ・秘密の保持に配慮する。関与した人々の許可なしに，人名や出来事について述べてはならない。
- ・非公式的なデータ収集方法を作りあげておき，過去 3 年，5 年，10 年間

にどの程度の緊急事態が何回起きたか調べておく。
- 公式的なデータ収集方法や研究計画を作りあげておき，過去3年，5年，10年間の経験を検討しておく。どのような緊急事態が起きたか，どのようなストレス反応が生じたか，その症状はどのくらいの期間持続したか，緊急事態が家族に対してどういった影響を及ぼしたか，緊急事態の結果として緊急要員の人生にどのような変化が起きたかなどといった点を調べておく。そして，そのデータを管理者に示す。
- CISM チームを使ってきた経験のある組織から上級幹部や監督者を招いて，管理者にその効果について説明してもらう。
- 文献を管理者に渡す。
- 可能ならば，費用対効果比の分析を管理者に示す。
- チームを持っている他の組織のデータを集め，それを管理者に示す。
- 国際緊急事態ストレス協会や他のチームに，新たなチームの編成や，チームの再編について，援助を求める。
- これまでに述べた技法を組み合わせて活用する。

チームの編成に関わる重要な課題

　以下にあげた一連の質問は CISM チームを編成するに当たっての指針の役割を果たすために作られた。質問に一部変更を加えて，チェックリストの項目にしたり，調査に用いることもできるだろう。チームを編成しようとする者は，このチェックリストや調査票を用いて，可能なかぎり最高のチームの編成ができたかどうか確認できる。地域の抱えている独特の問題や課題のためにチームの編成に影響が出るかもしれないし，そういった特殊な状況はリストの下に備考として含めておくとよいだろう。

- 収集されたデータは地域に CISM チームが必要であることを示しているか？
- すでに活動を行っているチームが近くにあるか？
- 必要ならば，既存のチームを連れてくることが承認されているか？
- 既存の資源だけで十分か，それとも，新たにチームを編成する必要があるか？
- 毎年平均どのくらいチームが活用されるか？

- チームが現実的に活動を開始できるのはいつか？
- チームの目的は何か？
- メンバーを選定する基準は確立されているか？
- チームのメンバーの応募過程はどのようなものか？
- 誰がチームのメンバーを選ぶのか？
- チームの活動は具体的なものか？
- 精神保健の専門家は自分で保険をかけているか？
- 新たにチームを作るほうがよいか，それとも，既存のチームに合流したほうがよいか？
- どの程度の広さの地域を対象とするか？
- 適切な指導組織はあるか？
- 緊急要員はCISMチームを必要としているか？
- 進んでチームに参加してくれて，十分な知識のある精神保健の専門家がいるか？
- 精神保健の専門家へ紹介するシステムは整っているか？
- 精神保健の専門家の1人がチームのクリニカル・ディレクターの役割を果たすことに協力してくれるか？
- 精神保健の専門家は，チームのピア・サポート要員の訓練に協力してくれるか？
- すべての組織がチームの運営に協力してくれるか？
- ピア・サポート要員が十分にいて，訓練を受けたり，時に応じてチームに参加することに協力してくれるか？
- チーム編成のためのリーダーがいるか？
- 指揮委員会や編成委員会が作られているか？
- チームのメンバー選定委員会とメンバーの募集要項があるか？
- 近くでCISM基本訓練が受けられるか，それとも，訓練を担当するコンサルタントやチームを招聘する手配をしているか？
- 将来このサービスを利用する可能性のある人々にチームについて教育しようとしたことがあるか？
- その地域で対象になる緊急要員のために活動を周知させるためのプログラムの計画はあるか？
- 編成委員会は本書で解説されているCISMの基本概念，あるいは他のよ

く組織されたチームの基本概念に基づいてチームの活動のプロトコルを書く用意があるのか？
・チームのメンバーは定期的に会って，チームの最善の編成を確保することに協力的か？
・CISM チームを編成するために十分な経済的援助があるか？（これまでの経験では，チームに CISM の基本訓練を実施するのに，約 6,000 〜 10,000 ドルかかる。）
・24 時間体制のコミュニケーション・システムがディブリーフィング・チームや他の CISM 活動の依頼の電話に進んで対処できるか？
・十分な数のチーム・コーディネーターが 24 時間体制でかかってくる電話を受けつけて，CISM 活動の優先順位をつけ，メンバーに連絡し，必要なチームを派遣する準備ができているか？
・チームのメンバーは以下の領域について定期的に生涯教育を進んで受ける準備はあるか？

　　危機介入
　　対人的コミュニケーション技法
　　一般的なストレス
　　ストレスに対する生理的な反応
　　PTSD
　　葛藤解決技法
　　ピア・サポート技法
　　指示的介入技法
　　緊急事態における指令
　　災害救援
　　殉職
　　精神的に重要な絆のあった人への援助（多くの場合，配偶者への援助）
　　グループ力動
　　緊急活動に関する知識
　　CISD 上級訓練
　　自殺の危険の評価と介入
　　専門家への紹介の仕方
　　死別と悲嘆
　　子供のストレスへの理解

ストレスの蓄積
CISM チーム・プロトコル
倫理と守秘義務
複数の組織への援助活動
CISM プログラムや CISD のグループ過程の改訂
ディフュージング，一対一介入の改訂

チーム編成の中間段階と終了段階

チームを編成するに当たって取るべき段階をすでに前項で解説した。その事項のほとんどを繰り返すことになるので，ここでは短くまとめるだけにする。

最初の段階をもう一度ここで結論としてまとめると：
・必要性があることを確認する。
・プログラムが管理者によって承認されている。
・ピアと精神保健の専門家の協力を得られている。
・既存の CISM プログラムについて検討してある。

中間段階
・組織委員会を設置する。
・指導組織を決める。
・チームの構成を築く。
・チームのメンバーを募る。
・訓練の計画を立てる。

最終段階
・訓練を実施する。
・チームのメンバーを選ぶ。
・効率的なリーダーシップを確立する。
・プロトコルを書面に残しておく。
・チームの活動を維持する。
・チームの活動を評価する。

チームの訓練

　チームを編成し，活動を維持していこうとすると，CISM チームが直面する多くの問題が生じてくる。なかでも，訓練が最も重要である。訓練をしなければ，チームは任務を遂行できず，他の人々に悪影響を及ぼしてしまう危険が高まる。CISM の分野で用いられている用語に熟知するためにも，たとえ知識の豊富な精神保健の専門家であっても CISM の訓練を受けなければならない。精神保健の専門家は，緊急要員や他の職場から派遣されたピア・サポート要員と接触を図り，彼らの仕事や性格についてよく知っておかなければならない。訓練プログラムによって，緊急要員や他のピア・サポート要員と交流を始める絶好の機会を得られるのだ。

　残念ながら，大多数の精神保健の専門家は大学院時代に，ストレス，職業に関連したストレス，緊急事態に伴うストレス，ストレスに関連した話題などについて訓練を受けていない。CISM 訓練を受けにくる精神保健の専門家にはさまざまな背景がある。そこで，CISM 訓練を受ける目標は参加者全員が同じレベルに到達することにある。緊急要員および地域全体に効率的に働きかけるために知られている基本を確認する必要があるのだ。

　緊急事態に伴うストレスと，ストレスを和らげて回復を促進する危機介入プログラムは特殊な領域である。したがって，特別な訓練を受けなければならない。精神保健の専門家，聖職者，ピアは心的外傷ストレスを取り扱っていく際に生じてくる特別な問題やその介入法に熟知していなければならない。彼らは予防的な援助活動をするのであって，精神療法をするのではない。もともと緊急要員のために開発された介入技法であるが，それにわずかな修正を加えて，地域の一般の人々，産業界，学校，企業などにも応用できるだろうということを理解しておくのは重要である。しかし逆に，一般市民をとくに対象として開発された技法を緊急要員に対して実施することはできない。

　いかなる CISM 活動を始める前にも，以下の点に気をつけておかなければならない。

・すべての CISM チームのメンバーは国際緊急事態ストレス協会が承認した2日間の CISM 初級訓練を受けていなければならない。

初期訓練を終了したらなるべく早い段階で，すべてのチームのメンバーが以下のコースの両方を受けるべきである．

・国際緊急事態ストレス協会が承認した2日間のCISM上級訓練
・国際緊急事態ストレス協会が承認した2日間の危機的状況におかれた個人に対する援助訓練

たったひとつのコースを終えたからといって，CISMの技能は上達しない．ここに挙げた3つのコースはすべてCISM領域の「中核」的コースと考えられている．国際緊急事態ストレス協会は今では20種類以上の2日間の訓練コースを用意し，危機介入の広い話題を取り扱っている．このようなコースはいわば選択科目と考えられ，CISM領域について多くの知識を得たいと考えているCISMチームのメンバーは時間をかけてこれらのコースを受講する．各メンバーは毎年最低1つの生涯教育のコースに出席すべきである．

CISMチームの構成

CISMチームの構成やその要素についての詳細な情報は付録Aで取り上げた．次に，CISMチームの必要最小限度の構成についての概観する．
すべてのチームは以下のような組織や人員を有していなければならない．

・指揮委員会あるいは理事会
・1人のクリニカル・ディレクター
・1人の主任チーム・コーディネーター
・24時間態勢で対応するための多くのコーディネーター
・チームの必要性に応えるための十分な数の精神保健の専門家
・さまざまな組織からの多くのピア・サポート要員．ピアは，緊急活動組織で現在でも活発に働いている人か，あるいはかつてのメンバーである．自分の仕事で経験が豊富であり，それが緊急活動に当たっている人々に非常に役立つ．チームが援助する組織も，そのチームに何らかの要員を送っていることが望ましい．一般的に，3分の2かそれ以上がピア・サポート要員で，3分の1かそれ以下が精神保健の専門家か聖職者である．

チームのメンバーの選定

メンバーの選択基準は付録Aで詳述した。ここでは，チームにメンバーが選ばれる過程についてだけ述べる。チームのメンバーの選定基準について復習したいという読者は，付録Aを参照してほしい。

メンバーを選ぶ第1段階は，応募法を決めることである。希望者を募って，メンバー選定委員会が検討する。メンバー選定委員会は普通，2～3人の精神保健の専門家，聖職者，5～6人のピア・サポート要員からなる。そして，前職に照会し，さらに情報が必要ならば面接を実施し，最後にチームの一員として最も適任と思われる候補者を選ぶ。

チームが候補者を知らなかったり，さらに多くの情報が必要であったり，候補者の適性に疑いがある場合には，メンバー選定委員会は面接の場を設け，疑いを晴らし，不足している情報を得る。典型的には，選定委員会の4～5人の委員が候補者と会い，質問をし，疑いが根拠のないものであるかどうか見きわめる。面接が必要な例を挙げてみよう。ある候補者はつい最近個人的にも深刻な心的外傷を伴う体験をしていた。自分自身の苦痛と闘っている時に，他者の苦痛に対処する用意ができているのかという疑問が上がったのだ。

面接が終了すると，面接にあたった委員は，メンバー選定委員会の他の委員達に対して推薦する。そして，委員会は選定の過程を終え，最終結果を書面で候補者に通知する。

CISMに対する包括的なアプローチ

付録Aでは，包括的なCISMプログラムが非常に重要であると指摘した。たとえば，教育プログラムだけとかディブリーフィングだけを行うとかして，ただひとつだけの方法を用いて心的外傷ストレスに対処しようとする組織は，失敗する運命にある。心的外傷ストレスに対処するのにより妥当な方法は，多要素で，包括的なアプローチであり，さまざまな範囲のストレス対策プログラムが含まれる。

包括的なCISMプログラムを作り上げることは，非常に困難かつ費用のかかる課題のように思われる。しかし，地域の他の組織や活動と協力して実施すれば，これは難しいものではない。それぞれの組織が単独で，心的外傷に対処する独自の包括的なプログラムを作る必要はない。心的外傷に対処するより効

果的・効率的なアプローチは，ある地域のいくつかの組織，またはいくつかの管轄地域が合同して提供している CISM のシステムの一部になることである。

現在，米国各地に 500 以上の CISM チームがある。さらに，28 カ国に約 200 の CISM チームがある。実際に，CISM チームは合同緊急活動チームであり，チームが対象とするのは，病院スタッフ，消防士，警察官，パラメディック，救急医療技師，コミュケーション要員，矯正施設職員，兵士，他の一次対応組織の職員などである。多くの者が，学校や地域のためにも活動している。

もしも CISM チームが適切に編成されて，十分な数の精神保健の専門家がチームに協力できるならば，CISM チームの下部組織として地域対応チームを作ることができる。地域対応チームは，地域で起きた緊急事態のために影響を受けている市民に援助を実施する責任を負っている。心的外傷を負った犠牲者は，心的外傷ストレスに対処する訓練を受けた精神保健の専門家から緊急の介入を受ける必要がある。一方，緊急要員は心的外傷体験に対して非常に異なる必要性と反応を呈する。さらに，彼らの性格は一般市民とは異なる。したがって，一般的には，チームの CISM の要素は緊急要員に対処するのに用い，地域対応チームの要素は心的外傷を負った犠牲者を対象とするのに用いるのが最善である。

米国のいくつかの地域では，赤十字災害精神保健ネットワークが CISM チームと協力して，地域対応チームを編成している。相互協力を事前に確認しておくことが大切である。緊急要員を対象とした介入は，CISM チームのピアや精神保健の専門家によって実施されるべきである。地域の一般市民を対象とした介入は地域対応チームが行い，この場合，ピアを活用することはそれほど強調されない。

既に述べた合同緊急活動チームは効率的に機能することができる。すべての組織がチームにメンバーを送る。彼らは皆，他の人の経験から多くを学ぶ。協力してチームの訓練にもあたり，同じ精神保健の専門家を活用し，災害時には互いに頼みにする。協力して働くことの別の利点は，さまざまなグループが相互に尊敬と理解を深めていき，さまざまな緊急活動の専門家には多くの共通点があることを学ぶ。最も重要なのは，合同 CISM チームは，心的外傷ストレスに対処するという困難な仕事において，互いに心理的にサポートしあうことができるという大きな利点があることなのだ。

このアプローチはいかなる緊急活動を行っている組織にも用いられる。活動

をあらためて作りあげる必要はない。ある組織の資源を他の組織の資源に結びつけることによって，経費を削減し，資源を有効に活用し，経験を深め，訓練の努力を強化していく。ある組織は聖職者をチームに送ってくれるだろう。他の組織には，協力して働いてくれる精神保健の専門家がいるだろう。看護婦，消防士，警察官，他の緊急要員が，地域のさまざまな組織から普通は選ばれてくる。

主な陥穽を避ける

CISM チームが成功するための重要なガイドラインのひとつとして，非常に親しい人を対象にして，正規のディブリーフィングを行ってはならないというものがある。一対一のコンサルテーションや現場におけるサポート活動を通じて，友人を援助するのは構わない。CISM チームのメンバーによるそのような介入は普通は非常に短期間の接触であり，あまりにも深く踏み込んでしまう危険はほとんどない。他に訓練された CISM 要員がちょうどその時にいない場合，ピア・サポート要員は，自分自身がその緊急事態に巻き込まれていなければ，同僚たちのディブリーフィングを実施するかもしれない。しかし，このような場合には，CISM 要員はある種の問題を引き起こしかねない曖昧な立場に置かれているので，注意する必要がある。とくに正規のディブリーフィングは深刻な問題を引き起こす危険をはらんでいる。ディブリーフィングが必要な場合であっても，ピアが非常に近い関係にある友人にサポート活動を行うことは奨められない。ディブリーフィングは複雑で，感情的に深く巻き込まれる側面もあり，心的外傷体験について深く話し合う必要も出てくる。このような状況では，対象としている要員や緊急事態にあまりにも距離を置くことができないピアにとって混乱した雰囲気が生じてしまいかねない。

幅広い分野の組織のために編成されたチームのほうが，たったひとつの組織を対象とした CISM チームよりも効率的・効果的かという点に関してはいくつも理由がある。CISM 活動を実施する者と，それを受ける者が互いによく知りすぎているということは普通はあまり望ましくない。自分の親戚や親友が重病になったときに，自分自身で治療にあたることは心理的な危険を伴うことを，経験豊富な医師は皆よく認識している。同じような危険が CISM チームで活動する人々にも当てはまる。上司が部下に対してサポート活動を行おうとすると同じ問題が生じる。援助を差し伸べる人とそれを受ける人の関係があまりに

も近いと，役割や地位の差に関連した感情的な混乱が生じかねない。

　以下のような条件を認めるときには，CISM チームのメンバーはディブリーフィングを行わないことを強く助言しておく。

1．自分自身が緊急事態に深く関与していた。
2．自分は現場にはいなかったが，緊急事態に関与した要員の指揮や監督について責任がある。
3．ディブリーフィングの参加者が自分の親友である。
4．緊急事態の際に一緒にはいなかったが，通常の任務ではそのグループの人々と一緒に働いている。
5．内部調査や活動調査のチームの一員であり，緊急事態を調査する責任がある。
6．影響を受けた人々の中に自分の親戚がいる。

　複数の組織間の競争が収まり，相互の協力やサポートの雰囲気が生まれてくると，合同緊急活動 CISM チームは効果を発揮する。これは強く推奨する行動様式である。

効果的な CISM 実施のためのガイドライン

　緊急組織は，その要員が同じ職場にとどまりつつ活動に参加するならば，まず CISM プログラムを先を見越して編成していかなければならない。

　最初にすべきことは，チーム編成委員会の座長として緊急要員の中から適任者を見つけることである。緊急組織や病院が犯す大きな過ちは，CISM が純粋に精神保健の専門家の仕事だという思い込みである。たしかに，精神保健の専門家は包括的な CISM プログラムでは非常に重要な役割を果たす。彼らはプログラムを成功させるうえで不可欠であるが，しばしば CISM プログラムを作りあげ，調整し，管理するだけの十分な時間がない。さらに，精神保健の専門家は緊急活動といった状況で仕事をしてきたことはほとんどなく，したがって，緊急要員に働きかけていくにはどうしたら良いかという点に理解が乏しい。

　編成委員会は地域の既存の CISM チームと協力していかなければならない。米国には 300 以上のチームがあるので，各地域で実際に CISM チームが活動している可能性は高い。ただひとつの組織のためだけに活動するチームを作る

よりも，いくつもの資源を統合する努力をすべきである。チームにとっても地域にとっても最高の利益をもたらすのは，多くの組織と多くの管轄地域にまたがるチーム編成である。

指揮委員会の課題は，チームに所属する専門家やピア・サポート要員を選び，適切に書面にまとめられた活動手順を用意するための方針・手続きを決定する委員会を設置することである。ほとんどの指揮委員会には小委員会があり，地域のディブリーフィング・チームと密接な連絡を保ち，また，CISMチームの国際協力，標準の設定，教育を担当する国際緊急事態ストレス協会とも協力している。指揮委員会はまたCISMチームのメンバーのために適切な訓練と教育の機会を提供する。

CISMチームはピアが積極的な役割を果たす援助活動であり，精神保健の専門家やチャプレンにはコンサルタントとして参加してもらう。優れた指導を受け，任務を遂行する自由が与えられると，CISMチームはその要員を確保しておく重要な力を得る。したがって，緊急組織が次にしなければならない重要な仕事は，CISMチームのメンバーを信頼し任務の遂行を見守り，支持することである。

自由にコミュニケーションが取れるような態勢になっていて初めてCISMチームは十分な機能が発揮できる。いざとなれば，緊急要員がCISMチームに援助を依頼するための確実な方法が存在していなければならない。さらに，地域や全国のCISMネットワークと定期的にしばしば連絡をとり，情報を交換したり，相互に援助することも欠かせない。

訴訟の危険を減らす

本書を執筆している時点で，唯一知られている訴訟は，苦悩に満ちた緊急要員のために組織がCISM活動を行わなかったことに対して起こされている。これらのすべての訴訟は示談となり，原告に有利な結果が出ている。すなわち，組織が緊急要員に対して何ら援助活動を行わなかった場合，訴訟を起こされて，敗訴する危険が高いのだ。別の事例では，殺人事件の被告側が警察官の受けたCISDの内容を警察官が証言するように求めたのだが，却下された。警察官に対する心理的援助は，殺人事件の事実の検証とは関係がないと判事は述べた。1983年以来4万件以上のディブリーフィングが行われてきたという事実は歓迎すべきものである。チームがガイドラインに忠実であったために，CISMチ

ームに対する訴訟が起こされなかったと著者らは信じている。CISM活動を実施するに当たって，現在の標準的手続きの範囲で行うことが重要である。

　誰も訴訟を望む者などいないし，緊急要員に対して援助活動をしている時に訴訟が起こされることなど考えてもいない。しかし，けっして訴訟が起こされないという保証はないことも明らかである。訴訟を起こされる危険を減らすためにいくつかの方法がある。この項ではその予防策のいくつかを詳しく解説する。もしも特定の法的な助言が必要な場合は，緊急活動，災害救援，CISMなどに詳しい弁護士に相談すべきである。

- 訴訟を防ぐ最善の方法は，卓越したCISM活動を実施することである。
- 次に取るべき方法は，CISMに関連する地域や国際機関の書面に書かれている方針，プロトコル，ガイドラインに慎重に従うことである。そのようなガイドラインを「標準的ケア」と呼んでいる管轄区もある。
- CISMチームを法人化しておくことが賢明である。
- ディブリーフィングを受けている人の中に明らかにそして直ちに自傷（自殺の危険性）他害の恐れ（殺人の恐れ，あるいは，他者に対して実際にあるいは重罪を犯す恐れ）を認めた場合には，チームはそういった危険のある人にとって最大の利益のために行動しなければならない。情報の一部を家族や，その人の上司に明かす必要も出てくるだろう。生命を救うために，強制入院や他の行動が必要になるかもしれない。救命は，完全な守秘義務にこだわるよりもはるかに優先順位が高い。チームのメンバーは，ディブリーフィングに関与しているクリニカル・ディレクターや精神保健の専門家の助言に従うべきである。しかし，ここに挙げたのはあくまでも仮定の例であることを指摘しておく。ディブリーフィングの最中に緊急要員がこのような情報を漏らした例はいまだかつてない。緊急要員以外の，一般市民のほうがディブリーフィングの際にこの種の情報を漏らす可能性は高いだろう。一般市民を対象にしたチームは，緊急要員を対象にしたチームよりも，このような状況に出会う危険に注意を払っておく必要がある。
- 法律は地域ごとによって異なる。チームのメンバーは活動している地域で適応されている法律をよく知っておく必要がある。
- 拒否する権利を尊重する。個人や組織のために命令されてディブリーフィングを受ける場合がある。ディブリーフィングのある部分は教育的なセッ

ションであるので,ディブリーフィングへの参加を強制されるのは適切である。しかし,話したくないと思っている参加者に対して,ディブリーフィング中に話をするように命令できない。もしもある人がディブリーフィングへの参加を強く拒否したら,CISMチームはその人が退席するのを許可すべきだろう。自分自身の選択でディブリーフィングを受けないと決めたことだが,それは本人にとって最大の利益にはならないことも助言しておく。さらに将来何らかの援助が必要になったら,さまざまな形の援助法があることも助言しておくべきである。チームのメンバーの名前,電話番号,実施できる援助法を,CISDへの参加を拒否した人に伝えておく。

・インフォームド・コンセントが必要である。ディブリーフィングの過程自体はそれほど参加者を驚かすことはない。事前ストレス教育プログラムのなかで,そして,CISMチームの導入部分のコメントで,ディブリーフィングについて参加者に説明しておく。

・ディブリーフィングの際に与える助言は,妥当で,慎重なものにとどめ,ストレスに対処しようとしている人に一般的に与えられる助言にすべきである。ストレスの緩和についての文献に書かれた内容に沿った助言を与える(独りよがりな助言を控える)。

・ディブリーフィングの際に与える助言は,現在の状況に関するものだけにとどめる。

・捜査を妨げかねない情報,懲罰を受けるような情報,組織の方針や手続きを明らかに破ったことを認めるような情報を話し合わないように参加者に助言しておく。

・ディブリーフィングを精神療法にしてはならない。ディブリーフィングは精神療法ではないし,精神療法の代用品ではない。

・ディブリーフィングの最中は記録を取らない。録音や写真撮影も禁止する。

・参加者にディブリーフィングの内容を絶対他に漏らさないと言ったなら,その秘密を守る。

・有資格の専門家は自分の職業の倫理規定と,CISMの領域における活動に適応される法律を守る。

CISM チームの維持

　CISM チームが編成された後，その機能を良好な状態に保つためには，主に3種の技法と，いくつかの二次的な点を考慮しておかなければならない。チームの状態を良好に保っておくためのこれらのガイドラインを無視すると，とくに主な3種の技法を無視すると，チームの失敗につながる下地ができてしまう。主な3種の技法とは次の通りである。

1. 教育
2. 相互領域の理解
3. 定期的なチーム・ミーティング

教育

　ストレス教育は CISM チームの良好な機能を保つ基本的な要素のひとつである。それは主に次の2つの領域に分けられる。1) CISM チームの援助を受ける組織の要員を対象とした教育，2) チームのメンバー自身に対する教育。

　もしもチームの存在自体が知られていなければ，誰も緊急事態の最中やその後に，CISM チームに援助を依頼しようなどとは考えないだろう。新たに編成されたチームにとって最初のステップのひとつは，緊急活動を行っている組織に対して，教育プログラムを実施することである。教育プログラムは普通2～3時間続き，以下の話題を取り上げる。

・ストレスの性質
・緊急活動に伴うストレス
・緊急事態に伴うストレスの原因
・ストレスの兆候と症状
・ストレスを克服する技法
・CISM チーム
・チームへの連絡法

　教育プログラムを20～30分間ほどに短くし，任務に就いている最中で，長い間聞いていられないグループの人を対象としたものに改定しておくこともで

きる。ストレスについて各部分に分けて教えるのは効率的ではないが、事前に構成を考えて時間内に適切におさまるようにしておくと能率が上がる。

さまざまな組織の指導者たちに、チームの機能や、チームの活動をどのように要請するか情報を与えておくことも重要である。指導にあたるスタッフが、チームの機能を理解し、どのようにして援助を依頼するか理解していれば、彼らは自分たちの要員を援助するように求めてくるものである。

CISMの教育に関してさらに詳しい情報を知りたい方は、Mitchell, J. T. & Everly, G. S. (1994) "Human Elements Training" (Chevron Publishing Corporation) を参照されたい。また、CISM訓練と教育に関して、国際緊急事態ストレス協会に連絡を取ることも勧める。連絡先は以下の通りである。

International Critical Stress Foundation
電話：(410) 750-9600
住所：10176 Baltimore National Pike, Suite 201, Ellicott City, MD 21042, U.S.A.
ウエッブ・アドレス：www.icisf.org

相互領域の理解

CISMチームのメンバーにとって相互領域の理解や相互訓練はチームが生き残り、適切に機能するためには不可欠である。相互訓練（cross-training）とは一般的にはピア・サポート要員に対して、精神保健の専門家の領域について訓練することである。たとえば、危機介入、対人的なコミュニケーション、ストレス・マネジメント、PTSD、悲嘆と緊急事態に伴うストレスなどについて、ピアに対して訓練する。

相互領域の理解（cross-familiarization）は、精神保健の専門家や聖職者が、緊急活動要員の装備、性格、組織、戦略、戦術などについて知識を得ることを指している。専門のサポート要員はこれを教室で学ぶことはできない。彼らは何時間かかけて、たとえば、消防士とともに消防自動車に同乗してみる、警察官とともにパトロールカーに乗ってみる、救急医療のスタッフとともに現場に急行する、コミュニケーション・センターを訪問し、現場の雰囲気に触れておく。相互領域に対する理解には場所も時間も必要である。そのような経験を一晩でできるわけではない。ある組織で数時間、そして別の組織で数時間といった具合でも役に立つ。経験を積んでいくと次第に、専門家のサポート要員は、

緊急要員に対処するのに精通するようになっていく。

　相互領域の理解の過程を経ないと，効率的に緊急要員に働きかけることはできない。緊急要員は，自分たちの仕事やその性質について本質的に理解していない人をなかなか信用しようとしない傾向がある。

定期的なチーム・ミーティング

　定期的にミーティングを開かないチームは問題を起こしやすい。チームのメンバーとあまり接触の機会がないとリーダーが孤立してしまったり，チームがバラバラになってしまう。ミーティングを開かないチームは方向性や目的を失ってしまう。相互に接触する機会がないと，チームのメンバーは自分勝手に動き始める。その結果，チームがすっかり解体してしまうこともしばしば起きる。生き残るためには，チームは4～6週ごとに1回の割合でミーティングを開く。8週間も間隔を空けてしまってはおそらく長すぎると思われるが，それでもまったくミーティングを開かないよりはましである。

　CISMチーム・ミーティングには一般に以下のような3つの要素がある。

・介入についての検討
・チームのさまざまな用事
・教育

　介入の検討はチームのメンバーだけで行う。というのも，その場で話し合われる情報は過去4～6週間の間にチームのメンバーが対応した緊急事態に関連しているからである。チームが対処したそれぞれの状況を短く提示し，対応について討論し，分析する。チームのメンバーは必要なフォローアップがかならず行われるように助言する。必要に応じて，チームのメンバーにとって有益と思われるどのような点も討論する。なお，介入について検討したいかなる内容も口外してはならない。

　チーム・ミーティングの次の点は，チームのさまざまな用事についてである。チームに寄せられた手紙について討論し，どのように応えるか話し合う。会員登録，訓練，財政，将来の計画，その他などを率直に話し合う。チームのメンバー全員が討論に参加するように働きかける。

　CISMチーム・ミーティングで強調すべきなのは，全員が平等であるという

雰囲気の中で，率直かつ民主的に討論することである。手続き上の些細なことで討論が行き詰まった場合は，自分たちの真の目的を見失ってしまっている。誰が話すかとか，どの順番で話すかといったことよりも，チームが直面しているもっと重要な事柄がある。ミーティングの雰囲気を気楽で，機能的なものにしておく。気楽な雰囲気にしておけば，これからもミーティングに出席しようという気持ちになる。CISM チーム・ミーティングの目的の一つには，チームの団結力を維持し，さらに強固なものにすることなのだ。

チーム・ミーティングの第三の点は，教育についてである。生涯教育はきわめて重要である。自分たちの技能を高めていかないチームはかならず停滞を招く。本章の「チームの編成に関わる重要な課題」に，生涯教育で取り上げるべきテーマを一覧にしておいた。これらのトピックスはどのチームの教育プログラムにも重要である。ひとつひとつのテーマに 30～45 分かける。

チームの良好な機能を保つための二次的なガイドライン：
メンバーのための内部教育

チーム・ミーティングの際の定期的な教育に加えて，ストレス，危機介入，他の関連の話題に関して地域，全国，あるいは国際会議に参加して年に最低 8 時間の生涯教育を受ける。さらに訓練を受けようとしても，チームの管轄区域だけに留まっていては，同じ国の他の地域や世界で活動している人々と，ストレス・マネジメント・チームのネットワークを作る機会が得られない。他の CISM 組織と交流を持たない人々は，経験を深めることができず，限られた数の介入方針にこだわってしまう。その結果，緊急要員に対する援助の能率が落ちてしまう。

チームの記録

チームのメンバーは自分が実施した仕事を承認されることを望んでいる。統計上の目的で，あるいはどのメンバーが最大の貢献をし，どのメンバーの貢献度が最低であったかを見定めるために記録が残されることがある。ある人がディフュージングや他の介入を行った回数を示す表は，チーム・ミーティングで検討すべき戦略は何かを決めるのに役立つ。

プロトコルと手続きに関する書類

ガイドラインに沿って任務を遂行するのだが，ガイドラインを書くことほどチームにとって面倒なものはない。しかし，ガイドラインが書面になっていないと，緊急事態の際に，CISMチームとその活動部隊の間に溝ができてしまう。書面になっているガイドライン，プロトコル，手続きなどは，チームのメンバーが承認された方法で活動するための基礎になる。また，このような書類は，訴訟が起こされた時や，手続きを守らなかったチームのメンバーに懲戒処分をするような際に，チームを保護する役割も果たす。

新たなメンバーの補充

どのチームも徐々に人員が減少してくる。誰もが忙しい。家族に対する責任もあれば，仕事上の責任もある。ほとんどの人は無償でCISMチームのために働いているので，かならずしもいつもをチームの活動を最優先に考えているわけではない。人生はいつも変化している。何らかの状況の変化が起きると，メンバーは一時的にあるいは永久にチームから去って行くかもしれない。

危機的な出来事に効率的に対応し，チームのメンバーを最も有効に活用できるようにしておくために，最大限に近い数のチームのメンバーを確保しておく必要がある。ピアも専門家のスタッフも，去っていったメンバーの補充に関心を持っていなければならない。友人にこのことをほんの少し話すだけでも，誰か新たにメンバーとしてチームに加わってくれるきっかけになるかもしれない。時には，チームのために適任者を見つけるためにより積極的な広報活動や募集活動をしなければならない。

新たなメンバーがチームに加わることになったら，正規のCISM訓練をなるべく早く受けさせる。適切な訓練を受けずにCISM活動を実施すべきではない。さらに，新しいチームのメンバーは，すぐに全面的に活動を開始するのではなく，研修生として十分な経験を積むようにする。

緊急活動に関する継続的な教育

幅広い教育プログラムを受けさせただけでは，チームの存在と機能に関する知識が，緊急要員に十分に備わったということにならない。消防署，警察署，コミュニケーション・センター，病院などに時々出かけて情報を新たなものに

しておくことが必要であるとほとんどのCISMチームが考えている。チームの主要な機能のひとつはストレス反応を和らげることである。さまざまな組織のスタッフのためのストレス・マネジメントについてさらに理解を深めるような生涯教育は，とくにストレスを予防したり，ストレスを和らげるのに役立つ。こういったプログラムによってチームは，それから多くの利益を得るだろう人々の目に止まる。

地域教育プログラム

米国の多くの地域（とくに地域対応チームが編成されている地域）では，心的外傷ストレスの脅威について地域の人々に対して熱心に教育されている。地域対応チーム・プログラムがCISMチームに付設されている地域では，地域のCISMチームの一般のメンバーが積極的に参加する傾向がある。教育を通じてストレスを予防することは，地域対応チームの主要な役割である。そして，その地域に大きな緊急事態が生じると，危機介入プログラムやディブリーフィングが必要になる。

CISMは緊急組織とその要員を援助する目的で編成されてきたのだが，災害時には地域にも対応してきた多くの記録があり，さまざまな状況でそれが効果を上げている。緊急事態によって大打撃を受けた地域の人々に対して精神保健の専門家が援助するのを準備するうえで彼らは指導的な役割を果たす。適切なストレス軽減活動が一般市民に対して行われるためには，CISMチーム，赤十字，地域対応チーム，地域の精神保健機関の間で緊密な連係と協力を行う必要がある。

もしも赤十字と精神保健機関がまだ地域対応チームを編成していないために，CISMチームが緊急要員以外のグループに対して援助するように依頼された場合には，CISMチームが地域のために活動を始める前にいくつかの点を考慮すべきである。以下のような点について考慮するとよいだろう。

1. 緊急事態の際に地域の心理的必要性に応える組織や機関は存在するか？
2. 危機的状況によって引き起こされた心理的外傷に対処するために，十分に訓練された地域の精神保健機関のメンバーはいるか？
3. その組織は適切なタイミングで地域に対応できるか？　地域を襲った大災害には数時間（数日ではない）以内に対応しなければならない。

4. 地域の心理的必要性に対応するための訓練を受け，責任を負う組織には，その状況に対処するための十分な要員がいるか？
5. 訓練を受けた組織が援助を依頼しているか，あるいは，その組織以外から依頼が来ているのか？
6. 危機対応を行う訓練を受けている組織から援助が依頼されているのならば，彼らは地域対応チームに具体的に何を求めているのか？
7. CISMチーム，地域対応チーム，その他の救援部隊との間に適切なコミュニケーション手段があるか？
8. 状況に対応するために，CISMチームはいかに早く資源を活用できるか？ チームのメンバーはどこにいて，誰がその状況やCISMチームに責任を負っているか？
9. 人道的な理由だけに基づいて介入が実施されているか？（活動に対して料金を受け取ることは，緊急活動のために計画されたCISMチームにとって賢明ではない。）
10. 地域のグループを援助するためにCISMチームが派遣されたならば，CISMチームは緊急要員を援助するという本来の目的が達成できなくならないか？ あるいは，地域の一般の人々もそして緊急要員も同時に援助するのに十分な数のチームのメンバーがいるのか？

　CISMチームが地域対応チームの援助や，一般住民を対象に直接活動するように依頼されたら，クリニカル・ディレクターはその依頼を知らされていなければならない。普通は援助の依頼に対して否定的な反応は起きないが，しかし時には，援助が開始される前に，いくつかの縄張りの問題に気をつけておかなければならないかもしれない。援助を実施するかどうかの決定は普通は数分以内に下される。

強い絆のある人に対する教育・サポート活動

　現在では，CISMチームには単にディブリーフィングを実施する以上の多くの課題がある。CISMチームは全人的なアプローチである。すなわち，緊急要員の人生の多くの側面に関与する。CISMチームは受動的ではなく，積極的な立場を取る。緊急事態後のディブリーフィングを実施することはむしろ，事態に反応して起こす行動である。ストレス予防教育とか強い絆のあった人や家族

生活プログラムを実施することは，さらに積極的な行動である。

人々を一律に援助するのでは十分ではない。むしろ，緊急要員が活動している全環境をサポートする必要がある。それにはその人々の家族も含まれる。また，かつては，緊急事態後に，緊急要員の家族に対してほとんど関心が払われてこなかったことを多くの証拠が示している。

不幸な状況を改善させるために，CISMチームは，緊急要員にとって強い絆のある他の人々に対して援助するプログラムも作ってきた。とくに悲惨な状況で緊急活動を行っている愛する人々が影響を受けた後に実施されるサポート・プログラムには，強い絆のある他の人々を対象にしたストレス予防教育プログラム，ディブリーフィング，フォローアップなどがある。強い絆のある人々に対して，不安を和らげ，ストレスの悪影響を予防することを意図したいくつかの話題に関して情報を提供する。以下は，CISMチームによって強い絆のある人々を対象に実施される典型的なプログラムである。緊急要員もこの教育プログラムに出席するように求められる場合もある。

・緊急要員の性格
・夫婦のコミュニケーション
・消防
・家族における決断
・家族のための財政計画と予算
・緊急装備の知識
・職場訪問
・たとえば，消防士の家族ならば，消防自動車に同乗するプログラム
・配偶者援助プログラム
・配偶者の上司や監督と会う
・死別を理解する
・不安に対処する
・緊急要員の家庭における子どもの養育
・緊急事態に伴うストレス
・援助を求める
・愛する人が打ちひしがれているときにどのように助けるか
・危機にある子ども

・心配しながらも問題に直面する
・配偶者教育サポート・グループ

　緊急要員ばかりか家族にも深刻な影響を及ぼす悲劇的な出来事の後に，強い絆のあった人が極度のストレスから回復するのを助けるためにいくつかの活動が必要になるだろう。愛する人は緊急事態に伴う極度のストレスを経験しているのだ。そのような人々に対する直接的なサービスとしては以下のようなものがある。

・組織で殉職者が出た場合，生き残った要員の配偶者を対象としてディブリーフィングを行う。
・亡くなった緊急要員の妻，子ども，親を対象として，悲嘆や危機に焦点を当てたカウンセリングを実施する。
・死後6カ月から1年後に，遺族を対象として悲嘆に関するセミナーを行う。
・死後数週間後に，遺族にフォローアップの接触を図る。
・組織で殉職者が出た後に，生き残った緊急要員の子どもを対象としてティーンエイジャーのための自助グループを作る。
・親が深刻な影響を受けた緊急事態の後に，6〜12歳の子どものための援助グループを作る。
・地域でとくに心理的に圧倒されるような事態が起きた後に，強い絆のある人を対象にディブリーフィングを行う。
・家族が苦痛に悩まされている時にどのように子育てをしたらよいかという点について助言する。この点は緊急要員の仕事とも直接関連してくる。
・必要があれば，緊急要員の配偶者に対してフォローアップを行う。

ディブリーフィングを行った者を対象にしたディブリーフィングのメカニズム

　「生兵法は怪我のもと」という古くからある諺は，訓練を受けた人がCISMチームの他の人々を訓練する際にもある程度当てはまるだろう。自分はストレスについていくらかの知識と経験があるので，ストレス反応にはまったく無関係だといった考えを抱きがちである。このような誤解が深刻な問題を起こしか

ねない。ディブリーフィング・チームは生の人間の感情を抱いている人に対する活動の最先端にいる。彼らは傷つきかねない。彼らもまた，自分たちが援助しようとしている人々と同じようにストレスの悪影響を受けることから自分自身を守るために多くの注意を払っておかなければならない。

休憩，食事，休息，現場で過ごす時間といったCISMチームが緊急要員に教えたのと同じガイドラインを自分たちも守っていれば，チームのメンバーは健康を守り，任務を果たすことができる。そうすることは自分の健康によいというだけではなく，他の人々にも最高の手本となる。個人として，CISMチームのメンバーが，すっかり心理的に圧倒されてしまったと感じたら，援助を求める必要がある。もしも自分の家族が問題を抱えているのならば，しばらくの間ディブリーフィングから離れたほうがよいかもしれない。短期間にあまりにも多くのディブリーフィングを行った場合も，同じことが当てはまるだろう。個人の健康や家庭生活により関心を払わなければならない時には，メンバーは一時的にチームから離れる権利が常にある。

CISMチームのメンバーを保つための重要な方法として，ディブリーフィング後にチームのメンバーにただちに集合をかける。このミーティングは，ディブリーフィングを行った者がディブリーフィングを受ける機会になる。チームは次の点を達成するように努力する。

・ディブリーフィングを短時間で再検討する。何が起きたのか，どうして起きたのかを理解する。
・特定のチームのメンバーに対してフォローアップを行う。
・ディブリーフィングを行った者がディブリーフィングについて十分に自分の反応を発散する時間を与える。ミーティングを解散する前に，全員に問題がないことを確認する。

ある事態はあまりにも強烈で，CISDチームが多くの時間やエネルギーを使ってディブリーフィングやフォローアップを実施しなければならないために，他のチームに自分たちのディブリーフィングを依頼するかもしれない。こういったことは，殉職や災害の際に起こり得る。近隣のチームや他の州から特別なチームが招聘されて，この種のディブリーフィングを行うこともある。ごく稀には，最初のディブリーフィングに関与していなかったチームのメンバーが呼

ばれて，このディブリーフィングを実施することもある。

　ディブリーフィングを行った者を対象として実施されるディブリーフィングでは，ディブリーフィングを受けるチームはすでにこの過程の基本的な技法の多くを知っているので，他のグループに実施するように正規の7段階を踏んでいくと，抵抗を示すかもしれない。そこで，ディブリーフィングを行った者を対象とするディブリーフィングでは，柔軟な態度で臨み，多くの質問を組み入れるようにする。この種のディブリーフィングの全体のスタイルは気楽な会話のようになる。チームのメンバーに全体の出来事を時間順に話させ，いつ，そしてどの程度ディブリーフィングに関与したか話し合う。話し合いのどこかで，ディブリーフィングの参加者から最も強烈な感情を受けた時点について話し合う必要がある。7段階からなる正規のディブリーフィングとは異なり，ディブリーフィングをすでに実施したメンバーが対象のディブリーフィングは，CISDチームはより直接的な質問をする。この場合，ディブリーフィングを行うメンバーは重要な事柄が触れられずに終わることのないように一層の注意を払う。しかし，自分の同僚達に働きかけていることにも気づいている必要がある。時々，意味を明らかにするような意見を言ったり，全員の利益になるような教育的な情報も与える。ディブリーフィングを行った者を対象にしたディブリーフィングは，緊急事態もチームの対応に成功したと感じたときに，終わる。

過労状態のチームのメンバーについて

　前項で，CISMチームから離れて休養を取って，しばらくの間，ディブリーフィングを実施するのを控える必要があるメンバーが出てくる事態について述べた。しかし，自分が過労状態にあることに気づいていないメンバーもいる。彼らはしばしば自分自身の感じている痛みさえ忘れている傾向がある。そして，CISMの責任を自らますます引き受けてしまう。他者の苦痛を軽減することが徐々に，自分自身のバーンアウトを招いてしまうのだ。これははっきりとした形では現れない。むしろ，あまり気づかれないことも多い。周囲の人々はその人があまりにも深入りしすぎていることに気づき始める。ところが，必要以上に関与し始めているのに，過労の状態にある人はその問題に気づいていないのだ。

　CISMチームのメンバーが過労状態にあることを示すいくつかの警戒兆候がある。

- ディブリーフィングを実施した人に対して過剰な心配をする。この心配は，適切なフォローアップを行う必要性をはるかに超えてしまう。
- 自分がすでに気づいていると信じている何かについて同僚である CISM チームのメンバーが何か助言しようとするとひどくイライラする。
- CISD の経験について強迫的な考え方をする。
- 実際に現場にいなかったにもかかわらず，ディブリーフィングの最中に現場のことを繰り返し思い出す。
- ディブリーフィングの後に，同僚や家族に理由のない怒りを向ける。
- ディブリーフィングの後に，自分の仕事に興味を失う。
- ディブリーフィングの後に，長期間にわたって慢性的な疲労感を覚える。
- 同じ状況にある他の人に対してよりも，ディブリーフィングで特定の人に多くのことをしようとする。
- 必要以上に，頻繁にフォローアップの接触を図る。
- チームの専門家のサポート・スタッフから適切な助言を受けずに，チームとは独立して働こうとする。
- ディブリーフィングの後に，しばしば説明のつかない形で感情がコントロールできなくなる。
- ディブリーフィングの後に，眠れなくなる。
- ディブリーフィングの後に，不安焦燥感を覚える。
- ディブリーフィングの後に，他の人々との接触を過度に避けて，引きこもる。
- ますます多くのディブリーフィングを引き受けようとする。
- 疲れ切った人が関与していないディブリーフィングを他の人が行うと，狼狽したり，嫉妬したりする。
- チームが活動している地域で，自分のほかには誰も「適切」なディブリーフィングが行えないと確信している。

　チームのピア・サポート要員が最も過労に陥りやすい。この理由はすっかり心理的に参っている同僚の緊急要員にしばしば接触する機会があるからだ。しかし，精神保健の専門家や聖職者も，心理的に圧倒されてしまう可能性がある。過労状態に陥った CISM チームのメンバーは自分の健康を損なうばかりか，CISM チームの円滑な活動も脅かす。何らかの害を及ぼす前に，自身のコントロールを回復するように助ける必要がある。チームの同僚のメンバーが問題を

指摘できるかもしれないし，チーム・コーディネーターがその問題について取り上げることもできるだろう。必要ならば，チームのクリニカル・ディレクターにこの役をかって出てもらう。今はディブリーフィングを行うべきではないと自分で結論を下すようにあらゆる努力でもって働きかける。自分でも問題に気づくと，一般的には協力的になってくる。この問題ははっきりと直接的に取り上げ，危険な状況について疑いの余地を残してはならない。必要な援助や助言は何でも差し出し，問題を解決するための妥当な時間も与える。ある程度の時間が経っても改善が認められなければ，その人をチームからはずす必要もあるだろう。このような決定を献身的な人に対して行うのは大変難しいのだが，個人とチームを守るためには唯一残された選択なのである。

フォローアップ

　フォローアップがCISM活動の本質的な一部である点を十分に理解しないうちに地域や組織はCISMチームの編成を始めてはならない。最初からこの点に留意すべきであって，突然，チームができた後に，フォローアップについて初めて取り上げて，周囲を驚かすようなことがあってはならない。

　フォローアップはチームのメンバーが自分たちの任務に興味を持ち続けるのに役立つ。ディブリーフィングとディブリーフィングの間にも純粋な目的があることを感じる。フォローアップ後に相手からフィードバックがあり，大きな満足感を覚えることも多い。

　よいフォローアップ活動はチームの編成に組み込んでおくべきである。それはチームの活動の方針や手続きの統合的な一部とすべきである。

資金集め

　大多数のチームはメンバーに賃金を支払わずに活動しているので，チームの全体の活動資金は比較的小さい。しかし，CISMチームの活動には直接的・間接的な費用がかかることをチームを編成する人は念頭においておかなければならない。チームの編成や活動にかかる直接的な費用は，普通は最初にチームを立ち上げるときの費用である。ほとんどの場合，6,000～10,000ドルかかる。教官の招聘，謝礼，交通費，訓練の場所の費用，演者の宿泊費，食事代，その他などである。その他の直接的な費用としては，電話代，通信費，チーム派遣の交通費，文具，その他である。

間接的な費用としては，たとえば，ある人を通常の勤務から解放して，ディブリーフィングを行っている間，他の人を代わりに雇うための費用がある。代理に働いてもらう人に支払う超過勤務手当はしばしばチームの活動にとって最も大きな隠れた費用となる。他の隠れた費用には，緊急電話サービスがある。コミュニケーション・センターが電話を扱い，チームに電話代を請求してくる。さらに，チームを派遣し，チームの活動を維持し，CISMプログラムの生涯教育のために使っているコーディネーターの時間も，隠れた費用と言えるだろう。

チームの編成に伴う直接的な開発費のほかに，費用はいつも明らかであるというわけでなく，チームの利益は，直接的・間接的費用をはるかに上回るだろう。チームには活動を続けているすぐれた人を引きとどめておくように計画されている。このような人々を交替させるためにかかる費用は，十分に訓練され経験を積んだすぐれた人を引きとどめておくよりもはるかに費用がかかる。

チームの活動費の計算が難しいならば，チームの活動を支える資金源はさらに不透明になってしまう。チームの活動に対する最も効率的な正規の資金集めから，クッキーやクジを売ったりといった資金集めまである。Tシャツ，帽子，バッジを売る場合もある。ほとんどのチームは地域の産業界からの援助を得ようとする。多くのチームは教育的活動をし，それに対しては料金を請求している。チームを立ち上げて，運営するために，国際緊急事態ストレス協会から限定的な援助を受けているチームもある。

チームを支えるためにどのような資金集めの方法を選んだとしても，チームのメンバーをその過程に加えることは，メンバーの積極的参加を維持する意味で重要である。チームを作りそれを維持するために手を貸した人は最も忠実なサポーターとなる。彼らはチームが良好な機能を保つために重要な役割を果たしているのだ。

緊急要員から支持を得る

緊急要員がCISMチームの価値を信じるようになるには主に2つの道がある。彼らの支持を得る最初の方法は，CISMチームのメンバーがストレスやそれに関連する情報をしばしば全緊急要員に教育することである。ストレスやその影響についてよく知っているピアと出会う機会が頻繁にあると，教えてもらった人も自分が学んだ何かを他の同僚に伝えたいと思い，それがチームの信頼性を高めることにつながる。

チームが支持を得るもうひとつの方法は，ディブリーフィングや他の援助活動で素晴らしい仕事を実際にすることである。チームのメンバーが援助の依頼に直ちに応え，援助を必要としている人に対して効果的な活動を実施できると，チームに対する評価は高まり，積極的にその価値を認める基礎になる。また，チームのメンバーはあまり派手な活動は控え，人々が活動を押し付けられているという印象を受けないようにするほうがよい。何らかの間違いが生じたら直ちにそれを正すこともチームにとって必要である。間違いを無視するのは，チームの運営には破壊的な作用を及ぼし，ある状況では，チームの死活問題となりかねない。

上司や管理者からさらに支持を得る

上司と組織の管理者はチームとは何かについて知っておく必要がある。彼らは心理的に圧倒された緊急要員のために CISM チームのメンバーが行ったディブリーフィングや他の介入について詳しい情報を知る必要はない。しかし，上司や管理者は，チーム，その機能，対策にあたっている出来事の性質，依頼された内容などについて知っておかなければならない。もしも何も知らなければ，チームを適切に使うこともできなければ，それを支持することもできない。

チームのメンバーは，チームを作ったばかりの最初の頃はしばしばさまざまな組織の指導者たちを集め，そして，いったんチームの編成ができあがったら定期的に集合をかけることが賢明である。チームの機能やその限界に関する情報は管理者や上司にとってきわめて重要である。互いに紹介しあった後に，チームの主要な要員と管理者や組織の高い地位にある人々とが交流する機会を設けることも役立つ。さまざまな機関の主要な人々に個人的な関心が向けられると，チームを活用しその活動をサポートしようという雰囲気が出てくる。管理者や上司は以下の点について知らされなければならない。

- CISM チームは，精神保健の専門家や聖職者に助言や専門的なコンサルテーションを受けながら，活動要員によって運営されている。
- CISM チームはストレスからの回復を働きかける。しかし，障害補償，労災，組織や指導者への訴訟を援助するものではない。
- CISM は治療プログラムというよりは，むしろ予防プログラムである。
- チームの活動費用は少ないが，それから得られる効果は非常に大きい（し

かし，それを正確に算定するのもまた難しい)。いくつかの研究が現在進行中であり，また，これまでに公表された多くの研究が肯定的な結果を出しているが，CISM は比較的新しい領域である。過去20年間にわたって蓄積されてきた数多くの個々の事例の意味を不当に過小評価するのは賢明ではない。700 の CISM チームと 4 万件以上のディブリーフィングの経験を単に無視できない。とくにこのように主張できるのは，ディブリーフィングに関する大多数の報告がきわめて肯定的な結果を出しているからである。

・CISM チームは，とくに緊急事態の現場で活動しているときには，全体の指揮にあたっている者の権限を無視できない。緊急活動の人員や，活動の手続きに影響を及ぼすいかなる決定も，前もってチームのメンバーは承認を得ておかなければならない。もしも決定が緊急活動に干渉するようであるならば，CISM チームのメンバーは心配を表明することはできるが，緊急活動における最終的な決定は上司や管理者が下すものである。
・必要なときにはいつでも，CISM チームは上司や管理者を直接補佐するとともに，上司の指示やリーダーシップを必要としている状況で活動している要員に対して助言するうえでいかなる努力も惜しまない。
・CISM チームは組織の管理者や指導者たちに，チームのメンバーの活動の一般的な性格について情報を与え続ける。
・CISM チームは，チームの活動を活用しようとしている組織に対して教育的プログラムを積極的に実施する。
・CISM チームは防災訓練や他の活動に積極的に参加し，それは互いに能率を上げることになる。
・CISM チームは管理者に対して CISM 領域の発展について情報を与え続ける。とくに活動に影響を及ぼすものや，さらにチームの発展につながるような最近終了した研究結果を報告しておく。

防災訓練

チームのメンバーが CISM 機能に対する関わりあいを促進するもうひとつの方法は，防災訓練に積極的に参加することである。チームが実際に現場に出向き，手続きを踏み，指揮所を確認しておくことが重要である。チームのメンバーは現場の比較的安全な事務所に活動拠点を置く。緊急事態における指令シ

ステムでは，保安責任者が，現場における健康管理や安全の確保に責任を持つ。したがって，CISM チームは保安責任者に報告し，その人が事態に対処する指揮に対して特別な配慮をする。

　CISM チームが「模擬」の犠牲者を用意するのは奨められない。感情をまねるというのは非常に難しい。とくに緊急要員はこの種のロールプレイを嫌う。チームがこういった不自然な「危機介入」の訓練をしようとすると，ひどく馬鹿げたものに思われてしまいかねない。防災訓練の状況でチームの最善の使用法は，要求される段階をひとつひとつこなしていき，現場に対応し，保安要員の要請に応えることである。チームのメンバーは，指揮所の活動，区域，災害状況の他のさまざまな状況について情報を得ておく。チームのメンバーは防災訓練の最後にCISM チームの機能について書かれたパンフレットを配る。パンフレットには，緊急時に援助を依頼するためのチーム名や連絡先を書いておく。

チームの評価

　チームの業績を評価することはCISM チームを維持していくうえで最も難しい問題のひとつである。これには多くの理由がある。緊急要員は，自分の組織について深く検討したり，個人の内的な思考や感情を見つめるといった努力に抵抗を示す。緊急活動というのは永年にわたって伝統を重んじ，内省の歴史はごく短い。部外者が組織に首を突っ込んでも，十分に理解できず，そのあげく，任務を遂行する能力を妨げかねない勧告や命令をしてくるのではないかと彼らは心配している。個人的には，緊急要員は自らの感情の検証を迫ってくるような試みを好まない。というのも，多くの感情が自分の人生の一部であると知ってしまうと，現場で能率的に働く能力が危険に曝されてしまうかもしれないからである。緊急要員は必死になって自分の感情を押し殺しているので，彼らの感情を露にさせようといういかなる研究も非常に強い抵抗に遭う。緊急要員は感情を抑える必要があり，そうすることで自分たちが必要とされている緊急事態において仕事をすることができると信じている。心的外傷を伴う状況に非常に効率的に対処するには，感情は邪魔になると救急要員は信じている。

　評価が難しいもうひとつの理由は，緊急要員がいつも動き回っていることである。自分の任務を遂行することにかけては非常に信頼が置けるのだが，調査しようにも，1箇所に十分長い間とどまってることはないので，よい研究対象

とはなり得ない。

　心的外傷を伴う体験はディブリーフィングの後も持続しているという事実を，緊急要員を対象としたディブリーフィング研究では考慮しておかなければならない。緊急事態の後1～2週間休むことができたとしても，新たな出来事がストレス症状を高めたままにしているかもしれない。チームの業績を評価する調査では，研究者は現実の世界の状況の中で現実の人々を観察するという視点に基づいて計画されなければならない。厳しい条件下で緊急要員は評価されるのであって，慎重に計画された実験室などないのだ。

　チームの業績を評価するのがなぜ難しいかというこれまでに述べてきたすべての理由を並べあげてみたところで，実施した介入に効果があって，その業績が高かったかという点を検証しないわけにはいかない。チームは自分たちの仕事を検証する新しい方法を見つけ出さなければならない。この課題が重要であるのは，適切な評価が行われなくては，介入チームを変化させることはできないし，あるいは誰かが何らかの新しい思いつきを言ったからといって，必要もないのに，変化を起こしてしまうなどということになりかねない。変化が有害である状況もあるだろう。評価をしなければ，そういった変化は，過ちが発見されるまでに多くの害を引き起こしてしまう。

　チームの効果や能率に関する正式な研究が必要であるが，以下に基本的なガイドラインのいくつかを挙げておこう。

- ディブリーフィング，ディフュージング，他の過程といった活動の実施が最優先されるべきであり，研究やチームの評価は二次的なものでなければならない。
- 個人の秘密はかならず守る。
- 研究への参加者は自発的な同意に基づいていなければならない。
- 研究への参加者は，研究について詳しい情報を知らされたうえで，それに同意して，協力するという決定が下されていなければならない。
- 人員が関与している実際の現場や彼らの任務に密接に関連して研究が計画されていなければならない。
- 研究の目的が明白に書かれていなければならない。
- 研究の限界が明白に書かれていなければならない。
- 研究が終了したら，その結果を参加者や組織にフィードバックしなければ

ならない。
・データに誤りがあったり，データが不完全であったり，対象数があまりにも少ない場合には，結論を出してはならない。
・研究者は，参加者に対してデータを示す義務があるばかりでなく，参加者がそのデータを適切に解釈できるように助けることがより重要である。

　正式な研究計画はあくまでもチームの業績を評価する方法のひとつに過ぎない。他にも重要な方法がある。ディブリーフィングの参加者からフィードバックしてもらうように働きかけ，もしもそれに応えてくれたら，慎重に耳を傾けるべきである。ディブリーフィングの参加者はしばしばチームの業績に関して重要な情報源になる。チームのメンバーのコミュニケーション，教育内容のわかりやすさ，メンバーの誠実さ，ディブリーフィング中にチームが見逃した事柄といった点について貴重なヒントを与えてくれる。
　既に「定期的なチーム・ミーティング」の項で述べたように，チームは定期的にミーティングを開いて，事例を検討すべきである。事例検討によって，事例を詳しく分析し，どのように扱うべきであったか皆の意見を聞くことができる。個人のスタイルや，チームの活動のわずかな変化がこのような話し合いの中で取り上げられる。
　チームの業績を評価する別の方法としては，ピアによる検討委員会においてCISMやCISDを行った時に一般的に容認されている実施法を明らかに間違えたり，失敗をした点についての不服などを検討する。
　ピアによる検討委員会はCISMチームの正規のメンバー3～5人（専門家とピア・サポート要員の両者）からなる。彼らはクリニカル・ディレクターとコーディネーターから指名を受けている。少なくとも2人は以前にもこの種の検討委員会の委員をした人であるべきである。他のメンバーは不服について検討するのに必要な数だけ任命される。
　不服や不適切な活動が申し立てられたら3日以内にその事態に関連する事実をピアによる検討委員会は収集する。次に，委員会は問題とされているメンバーに不服の申し立てから3日以内に会う。委員会は収集した情報を検討し，問題とされたメンバーに会った後2日以内に，ディレクターとシニア・コーディネーターに書面で勧告する。
　ディレクターとシニア・コーディネーターは委員会の勧告にしたがって行動

を起こすか，あるいは，再検討を求めて報告書を再提出する。

メンバーの資格の一時停止と取り消し

新たにメンバーを採用する手続きを有する組織は，業績が最低の基準に満たないメンバーを活動から外す手続きも作っておく必要がある。これがとくに問題となる状況とは，あまりにも程度の低い仕事ぶりのために，緊急事態に関連したストレスと戦っている個人あるいはグループに対して悪影響を及ぼす場合である。メンバーの資格はクリニカル・ディレクター，チーム・コーディネーター，ピアによる検討委員会によって取り消される。一般には，チームの指導層が討論し，あるメンバーの資格を取り消すかどうか，その状況に関する事実を検討して，決める。以下の項目はCISMチームから外される理由となり得る。

・秘密を守らなかった。
・地域の方針や手続きを守らなかった。
・チーム・コーディネーターに連絡しないで，CISDを組織し，実施した。
・チーム・コーディネーターに連絡しないで，ディフュージングを組織し，実施した。
・現場における援助活動，強い絆のある人への援助プログラム，特殊なディブリーフィング，個人的な相談，他のCISMチーム活動，介入戦略，教育などについてチーム・コーディネーターに知らさなかった。
・自分のビジネス活動に利益をもたらすためにメンバー資格を利用した。
・個人的な社会生活に利益をもたらすためにメンバー資格を利用した。たとえば，チームのメンバーであることを利用して，ある人に近づいて，デートに誘おうとした。
・事前に何の知識も持たず，あるいはチーム・コーディネーターや指揮官の同意を得ずに，CISMチームとして緊急事態が起きた現場に行った。
・役割を割り当てられていたにも関わらず，ディブリーフィングの場に出てこなかった。
・チーム・ミーティングやチーム教育プログラムにしばしば欠席する。
・クリニカル・ディレクターやチーム・コーディネーターの指示に反対する。
・必要とされているチームの書類を書かない。

付録C

さらに情報が必要な場合

さらに次のような情報が必要な場合

（A）CISM チーム登録
（B）CISM 訓練
（C）CISM サポート活動
（D）国際緊急事態ストレス協会への入会
（E）他の CISM に関する事柄

以下に連絡していただきたい。

International Critical Incident Stress Foundation, Inc.

10176 Baltimore National Pike
Suite 201
Ellicott City
MD 21042
U.S.A.

電話：（410）750-9600
ファクシミリ：（410）750-9601
ホームページ：www.icisf.org

緊急電話：（410）313-2473

文　献

Adams, J.D. (Ed.). (1980). *Understanding and managing stress*. San Diego, CA: University Associates.
Aguilera, D.C., Messick, J.M. & Farrell, M.S. (1974). *Crisis intervention: Theory and methodology*. St. Louis: C.V. Mosby.
American College of Sports Medicine. (1980). *Guidelines for graded exercise testing and exercise prescription*. Philadelphia: Lea & Febiger.
American Psychiatric Association. (1964). *First aid for psychological reactions in disasters*. Washington, DC: American Psychiatric Association.
American Psychiatric Association. (1968). *Diagnostic and statistical manual of mental disorders*, Second Edition. Washington DC: Author.
American Psychiatric Association. (1980). *Diagnostic and statisical manual of mental disorders*, Third Edition. Washington DC: Author.
American Psychiatric Association. (1987). *Diagnostic and statistical manual of mental disorders*, Third Edition, Revised . Washington, DC: Author.
American Psychiatric Association (1994). *Diagnostic and statistical manual of mental disorders*, Fourth Edition. Washington DC: Author.
Appel, J.W. (1966). Preventive psychiatry. In A.J. Glass and R.J. Bernucci (Eds.). *Neuropsychiatry in World War II* (pp.373-415). Washington, DC: US Government Printing Office.
Appel, J.W., Beebe, G.W. and Hilger, D.W. (1946). Comparative incidence of neuropsychiatric casualties in World War I and World War II. *American Journal of Psychiatry*, 102, 196-199.
Appelbaum, S.H. (1981). *Stress management for health care professionals*. Rockville, MD: Aspen Systems Corp.
Arnold, M. (1970). *Feelings and emotions*. New York: Academic.
Arnold, M. (1984). *Memory and the brain*. Hillsdale, NJ: Erlbaum.
Back, K.J. (1991). Critical incident stress management for care providers in the pediatric emergency department. *Critical Care Nurse*, 12(1), 78-83.
Bailey, P. (1918). War neuroses, shell shock, and nervousness in soldiers. *Journal of the American Medical Association*, 71, 2148-2153.
Beck, A. (1979). *Cognitive Therapy of Depression*. New York: Basic Books.
Beck, A. and Emery, G. (1985). *Anxiety disorders and phobias*. New York: Basic Books.
Benson, H. (1975). *The relaxation response*. New York: Morrow.

Benson, H. (1983). The relaxation response. *Trends in Neuroscience*, 6, 281-284.
Benson, H., Alexander, S., and Feldman, C. (1975). Decreased premature ventricular contractions through the use of the relaxation response. *Lancet*, 2, 380-382.
Berg, D. (1970). Crisis intervention concepts for emergency telephone services. *Crisis Intervention*, 4, 11-19.
Bettleheim, B. (1984). Afterword. In C. Vegh, *I didn't say good-bye*. New York: E.P. Dutton.
Bisson, J.I., Jenkins, P., Alexander, J., & Bannister, C. (1997). Randomized controlled trial of psychological debriefings for victims of acute burn trauma. *British Journal of Psychiatry*, 171, 78-81.
Bisson, J.I., McFarlane, A. & Rose, S. (2000). Psychological debriefing. In E. Foa, A. McFarlane, & M. Friedman (Eds). *Effective Treatments for PTSD* (pp.39-59). NY: Guilford.
Blampied, N.M. (2000). Single-case research designs: A neglected alternative. *American Psychologist*, 55, 960.
Blau, T.H. (1994). *Psychological services for law enforcement*. New York: John Wiley & Sons, Inc.
Bohl, N. (1991). The effectiveness of brief psychological interventions in police officers after critical incidents. In J.T. Reese, J. Horn, and C. Dunning (eds). *Critical Incidents in Policing, Revised* (pp.31-38). Washington, D.C.: Department of Justice.
Bohl, N. (1995). Measuring the effectiveness of CISD. *Fire Engineering*, 125-126.
Bordow, S. & Porritt, D. (1979). An experimental evaluation of crisis intervention. *Social Science and Medicine*, 13, 251-256.
Borkovec, T.D., Wilkenson, L., Folensbee, R., and Lerman, C. (1983). Stimulus control applications to the treatment of worry. *Behavioral Research and Therapy*, 21, 247-251.
Breslau, I.N., Davis, G.C., Andreski, P. and Peterson, E. (1991). Traumatic events and post-traumatic stress disorders in an urban population of young adults. *Archives of General Psychiatry*, 48, 216-222.
Brett, E.A. and Ostroff, R. (1985). Imagery and post-traumatic stress disorder. *American Journal of Psychiatry*, 142, 417-424.
Breznitz, S. (1980). Stress in Israel. In Selye, H. (Ed.) *Selye's guide to stress research*. New York: Van Nostrand Reinhold Co.
British Psychological Society (1990). *Psychological Aspects of Disaster*. Leicester: British Psychological Society.
Brown, M.W. and Williams. (1918). *Neuropsychiatry and the war: A bibliography with abstracts*. New York: National Committee for Mental Hygiene.
Bunn, T. & Clarke, A. (1979). Crisis intervention. *British Journal of Medical Psychology*, 52, 191-195.
Burgess, A. W. and Balwin, B.A. (1981). *Crisis intervention theory and practice: A clinical handbook*. Englewood Cliffs, NJ: Prentice Hall, Inc.
Burns, C. and Harm, I. (1993). Emergency nurses' perceptions of critical incidents and stress debriefing. *Journal of Emergency Nursing*, 19 (5), 431-436.

Busuttil, A. & Busuttil, W. (1995). Psychological debriefing. *British Journal of Psychiatry*, 166, 676-677.
Busuttil, W., Turnbull, G., Neal, L., Rollins, J., West, A., Blanch, N., & Herepath, R. (1995). Incorporating psychological debriefing techniques within a brief group psychotherapy programme for the treatment of post-traumatic stress disorder. *British Journal of Psychiatry*, 167, 495-502.
Butcher, J. (1980). The role of crisis intervention in an airport disaster plan. *Aviation, Space and Environmental Medicine*, 51, 1260-1262. Cambridge University Press.
Campbell, D.T. & Stanley, J.C. (1963). *Experimental and Quasi-experimental Designs for Research.* Chicago: Rand McNally.
Caplan, G. (1961). *An approach to community mental health.* New York: Grine and Stratton.
Caplan, G. (1964). *Principles of preventive psychiatry.* New York: Basic Books.
Caplan, G. (1976). *Support systems and community mental health.* New York: Behavioral Publications, Inc.
Carkhuff, R. and Truax, C. (1965). Lay mental health counseling. *Journal of Consulting Psychology*, 29, 426-431.
Chemtob, C., Tomas, S, Law, W., & Cremniter, D. (1997). Postdisaster psychosocial intervention. *American Journal of Psychiatry*, 134, 415-417.
Cherniss, C. (1980). *Staff burnout in human service organizations.* New York: Praeger Publishers.
Cohen, R.E. and Ahearn, F.L. (1980). *Handbook for mental health care of disaster victims.* Baltimore, MD: Johns Hopkins University Press.
Corneil, D.W. (1993). Prevalence of post-traumatic stress disorders in a metropolitan fire department. Unpublished Doctoral Dissertation. The Johns Hopkins University, Baltimore.
Couchaine, K.E. and Dowd, E.T. (1994). Group Approaches. In F. Dattilo and A. Freeman (Eds.). *Cognitive-behavioral strategies in crisis intervention.* New York: Guilford.
Craren, E.J. (Ed.) (1992). *Nebraska statewide CISD program, rules and regulations (vol.1) and Operational policies and procedures (vol.2).* Lincoln, NE: Nebraska Interagency CISD Council.
Davidson, L. and Baum, A. (1986). Chronic stress and post-traumatic stress disorders. *Journal of Consulting and Clinical Psychology*, 54, 303-308.
de Vries, H. (1981). Tranquilizer effect of exercise. *American Journal of Physical Medicine*, 60, 57-66.
de Vries, H., and Adams, G. (1972). Electromyographic comparison of single dose of exercise and meprobamate as to effects of muscular relaxation. *American Journal of Physical Medicine*, 52, 130-141.
Deahl, M., Srinivasan, M., Jones, N., Thomas, J., Neblett, C., & Jolly, A. (2000). Preventing psychological trauma in soldiers. The role of operational stress training and psychological debriefing. *British Journal of Medical Psychology*, 73, 77-85.
Decker, J. & Stubblebine, J. (1972). Crisis intervention and prevention of psychiatric

disability: A follow-up. *American Journal of Psychiatry,* 129, 725-729.
Donnovan, D. (1991). Traumatology: A field whose time has come. *Journal of Traumatic Stress,* 4, 433-436.
Duffy, J. (1978). Emergency mental health services during and after a major aircraft accident. *Aviation, Space and Environmental Medicine,* 49, 1004-1008.
Duffy, J. (1979). The role of CMHCs in airport disasters. *Technical Assistance Center Report,* 2(1), 7-9.
Dyregrov, A. (1989). Caring for helpers in disaster situations: Psychological debriefing. *Disaster Management,* 2, 25-30.
Dyregrov, A. (1997). The process of psychological debriefing. *Journal of Traumatic Stress,* 10, 589-604.
Dyregrov, A. (1998). Psychological debriefing: An effective method? *TRAUMATOLOGY,* 4, (2), Article 1.
Dyregrov, A. (1999). Helpful and hurtful aspects of psychological debriefing groups. *International Journal of Emergency Mental Health,* 1, 175-181.
Dyregrov, A. & Reidar, T. (1988). Rescue workers emotional reactions following a disaster. *Scandinavian Journal of Psychology.*
Dyregrov, A. & Mitchell, J. (1992). Work with traumatized children: Psychological effects and coping strategies. *Journal of Traumatic Stress,* 5, 5-17.
Ellis, A. (1973). *Humanistic psychology: The rational-emotive approach.* New York: Julian.
Epperson, M.M.(1977). Families in sudden crisis. *Social Work Health Care,* 2,3.
Epperson-Sebour, M.M. (1985). Response. In Green (Ed.) *Role stressors and supports for emergency workers.* Washington, DC: Center for Mental Health Studies of Emergencies., U.S. Department of Health and Human Services.
Everly, G.S. (1979). A technique for the immediate reduction of psycho-physiologic stress reactivity. *Health Education,* 10, 44.
Everly, G.S. (1989). *A clinical guide to the treatment of the human stress response.* New York: Plenum.
Everly, G.S. (1990). Post-traumatic stress disorder as a "disorder of arousal." *Psychology and Health: An International Journal,* 4, 135-145.
Everly, G.S. (1992) "Psychotraumatology: A two-factor theory." Paper presented at the Fourth Montreux Congress on Stress, Montreux, Switzerland.
Everly, G.S. (1993a). Psychotraumatology: A two-factor formulation of posttraumatic stress. *Intergrative Physiological and Behavioral Science.,* 28, 270-278.
Everly, G.S. (1993b). Neurophysiological considerations in the treatment of posttraumatic stress disorder. In J. Wilson and B. Raphael (Eds). *Handbook of Traumatic Stress Syndromes* (pp.795-801). NY: Plenum.
Everly, G.S. (1994). Short-term psychotherapy of acute adult onset posttraumatic stress: The role of Weltanschauung. *Stress Medicine,* 10, 191-196.
Everly, G.S.,Jr. (1995). An integrative two-factor model of posttraumatic stress. In G. Everly, Jr. & J. Lating (Eds.) *Psychotraumatology: Key Papers and Core Concepts in*

Posttraumatic Stress (pp.27-48). NY: Plenum.

Everly, G.S.,Jr. (1999a). Emergency mental health: An overview. *International Journal of Emergency Mental Health*, 1, 3-7.

Everly, G.S.,Jr. (1999b). A primer on Critical Incident Stress Management: What's really in a name? *International Journal of Emergency Mental Health*, 1, 77-80.

Everly, G.S.,Jr. (2000a). Crisis Management Briefings (CMB). Large group crisis intervention in response to terrorism, disasters, and violence. *International Journal of Emergency Mental Health*, 2, 53-57.

Everly, G.S.,Jr. (2000b). Pastoral crisis intervention: Toward a definition. *International Journal of Emergency Mental Health*, 2, 69-71.

Everly, G.S.,Jr. (2000c). The role of pastoral crisis intervention in disasters, terrorism, violence, and other community crises. *International Journal of Emergency Mental Health*, 2, 139-142.

Everly, G.S.,Jr. & Benson, H. (1989). Disorders of arousal and the relaxation response. *International Journal of Psychosomatics*, 36, 15-22.

Everly, G.S.,Jr. & Boyle, S. (1999). Critical Incident Stress Debriefing (CISD): A meta-analysis. *International Journal of Emergency Mental Health*, 1, 165-168.

Everly, G.S.,Jr., Flannery, R.B.,Jr. & Eyler, V. (in press). Critical Incident Stress Management (CISM): A statistical review of the literature. *Psychiatric Quarterly*.

Everly, G.S.Jr., Flannery,R.B.Jr., Eyler, V. & Mitchell, J.T. (in press). A comprehensive, integrated multicomponent approach to crisis intervention. *Advances in Mind-Body Medicine*.

Everly, G.S.,Jr., Flannery, R.B.,Jr. & Mitchell, J. (2000). Critical Incident Stress Management: A review of literature. *Aggression and Violent Behavior: A Review Journal*, 5, 23-40.

Everly, G.S. and Horton, A.M. (1989). Neuropsychology of PTSD, *Perceptual and Motor Skills*, 68, 807-810.

Everly, G.S. and Lating, J. (Ed.) (1995). *Psychotraumatology: Key papers and core concepts in post-traumatic stress*. NY: Plenum.

Everly, G.S. and Mitchell, J.T. (1992, Dec.). "CISD and the prevention of work-related PTSD." Paper presented to the Second NIOSH/APA Conference on Work-related Stress, Washington D.C.

Everly, G.S.,Jr. & Mitchell, J.T. (1999). *Critical Incident Stress Management (CISM): A new era and standard of care in crisis intervention*. Ellicott City, MD: Chevron.

Everly, G.S.,Jr. & Mitchell, J.T. (2000). The "debriefing controversy" and crisis intervention. *International Journal of Emergency Mental Health*, 2, 211-225.

Everly, G.S.,Jr. & Piacentini, A. (1999, March). The effects of CISD on trauma symptoms: A meta-analysis. Paper presented to the APA-NIOSH Work, *Stress and Health '99: Organization of Work in a Global Economy Conference*, Baltimore.

Everly, G.S. and Rosenfeld, R. (1981). *The nature and treatment of the stress response*. New York: Plenum Press.

Figley, C.R. (Ed.). (1985). *Trauma and its wake*, (Vol.1). New York: Brunner/Mazel.
Flannery, R.B.,Jr. (1998). *The Assaulted Staff Action Program*. Ellicott City, MD: Chevron.
Flannery, R.B.,Jr. (1999a). Treating family survivors of mass casualties: A CISM family crisis intervention approach. *International Journal of Emergency Mental Health*, 1, 243-250.
Flannery, R.B.,Jr. (1999b). Critical Incident Stress Management (CISM): The assaultive psychiatric patient. *International Journal of Emergency Mental Health*, 1, 169-174.
Flannery, R.B.,Jr. (1999c). Critical Incident Stress Management and the Assaulted Staff Action Program. *International Journal of Emergency Mental Health*, 1, 103-108.
Flannery, R.B.,Jr., Anderson, E., Marks, L., & Uzoma, L. (2000). The Assaulted Staff Action Program (ASAP) and declines in rates of assaults: Mixed replicated findings. *Psychiatric Quarterly*, 71, 165-175.
Flannery, R.B.,Jr., Everly, G.S.,Jr. & Eyler, V. (2000). The Assaulted Staff Action Program (ASAP) and declines in Assaults: A meta-analysis. *International Journal of Emergency Mental Health*, 2, 143-146.
Flannery, R.B.,Jr., Hanson, M., Penk, W., Flannery, G. & Gallagher, C.(1995).The Assaulted Staff Action Program: An approach to coping with the aftermath of violence in the workplace. In L. Murphy, J. Hurrell, S. Sauter, and G. Keita (Eds.). *Job Stress Interventions* (pp.199-212). Washington, D.C.: APA Press.
Flannery, R.B.,Jr., Hanson, M., Penk, W., Goldfinger, S., Pastva, G. & Navon, M. (1998). *Psychiatric Services*, 49, 241-243.
Flannery, R.B.,Jr., Penk, W. & Corrigan, M. (1999). The Assaulted Staff Action Program (ASAP) and declines in the prevalence of assaults: A community-based replication. *International Journal of Emergency Mental Health*, 1, 19-22.
Foa, E., Keane, T. & Friedman, M. (2000). *Effective Treatments for PTSD*. NY: Guilford.
Fowler, D.E. and McGee, R.K. (1973). Assessing the performance of telephone crisis workers: The development of a technical effectiveness scale. In D. Lester and G.W. Brockoop (Eds.), *Crisis Intervention and Counseling by Telephone*. Springfield, IL: Charles C. Thomas.
Freeman, K. (1979). CMHC responses to the Chicago and San Diego airplane disasters. *Technical Assistance Center Report* 2(1), 10-12.
Freud, S. (1913). Further recommendations on the technique of psychoanalysis. In J. Strachey, translator, *The Complete Psychological Works, vol.12*, NY: Norton.
Friedman, R., Framer, M. & Shearer, D. (1988). Early response to post-traumatic stress. *EAP Digest*, September-October. pp.45-49.
Girdano, D., Everly, G. & Dusek, D. (1993). *Controlling stress and tension*, (4th ed.). Englewood Cliffs, NJ: Prentice-Hall.
Gist, R. & Lubin, B. (Eds.) (1989). *Psychosocial Aspects of Disaster*. New York: John Wiley & Sons.
Graham, N.K. (1981). Done in, fed up, burned out: Too much attrition in EMS. *Journal of Emergency Medical Services*, 6 (1), 24-29.

Graham, N.K. (1981). Part 2: How to avoid a short career. *Journal of Emergency Medical Services*, 6 (2), 25-31.

Greden, J.F. (1974). Anxiety or caffeinism: A diagnostic dilemma. *American Journal of Psychiatry*, 131, 1089-1092.

Greenstone, J.C. (1993). *Critical Incident Stress Debriefing and Crisis Management*. Austin, Texas: Texas Department of Health.

Harvey, J.H., Orbuch, T.L., Chwlisz, K.D. & Garwood, G. (1991). Coping with sexual assault: The role of account making and confiding. *Journal of Traumatic Stress*, 4, 515-532.

Heider, J. (1974). Catharsis in human potential encounter. *Journal of Humanistic Psychology*, 14, 27-47.

Heinman, M.F. (1975). The police suicide. *Journal of Police Science and Administration*, 3(3), 267-273.

Helzer, J., Robins, L. & McEvoy, L. (1987). Post-traumatic stress disorder in the general population. New England *Journal of Medicine*, 317, 1630-1634.

Herman, J. & van der Kolk, B. (1987). Traumatic antecedents of borderline personality disorder. In B. van der Kolk (Ed.), *Psychological trauma* (pp.111-126). Washington, DC: American Psychiatric Press.

Herman, J.L. (1992). Complex PTSD. *Journal of Traumatic Stress*, 5, 377-392.

Herman, J.L. (1992). *Trauma and Recovery*. New York: Basic Books.

Hersen, M. & Barlow, D. (1976). Single-case Experimental Designs: Oxford, England: Pergamon.

Hiley-Young, B. & Gerrity, E.T. Critical incident stress debriefing (CISD): Value and limitations in disaster response. *NCP Clinical Quarterly*, 4, 17-19.

Hobbs, M., Mayou, R., Harrison, B. & Worlock, P. (1996). A randomized controlled trial of psychological debriefing for victims of road traffic accidents. *British Medical Journal*, 313, 1438-1439.

Hoff, L.A. (1978). *People in Crisis: Understanding and Helping*. Menlow Park, CA: Addison-Wesley Publishing Co.

Holmes, R. (1985) *Acts of War: The behavior of men in battle*. New York: Free Press.

Holmes, T.H. & Rahe, R. (1967). The social readjustment rating scale. *Journal of Psychosomatic Research*, 11, 213-218.

Honig, A. (1991). *Cerritos air disaster: Psychological effects*. Paper presented at the First World Congress on Stress, Trauma, and Coping, Baltimore, MD, May 1991.

Horowitz, M. (1976). *Stress response syndromes*. NY: Jason Aronson.

Horowitz, M.J. (1976). Diagnosis and treatment of stress response syndromes: General principles. In H.J. Parad, H.L.P. Resnik and L.G. Parad (Eds.). *Emergency and disaster management: A mental health source book*. Bowie, MD: The Charles Press Publishers.

Jasnoski, M., Holmes, D., Solomon, S. & Agular, C. (1981). Exercise changes in aerobic capacity and changes in self-perceptions. *Journal of Research in Personality*, 15, 460-466.

Jenkins, S.R. (1996). Social support and debriefing efficacy among emergency medical workers after a mass shooting incident. *Journal of Social Behavior and Personality*,11,

477-492.
Johnston, S.J. (1993). Traumatic stress reactions in the crew of the Herald of Free Enterprise. In J.P. Wilson and B. Raphael (Eds.), *International Handbook of Traumatic Stress Syndromes*. New York: Plenum Press.
Jones, D.R. (1985). Secondary disaster victims. *American Journal of Psychiatry*, 142, 303-307.
Kahn, M. (1966). The physiology of catharsis. *Journal of Personality and Social Psychology*, 3, 278-286.
Keller, K.L. (1991). Stress management for emergency department personnel. *Topics in Emergency Medicine*, September, 70-76.
Kenardy, J. (2000). The current status of psychological debriefing. *British Medical Journal*, 321, 1032-1033.
Kenardy, J.A., Webster, R.A., Lewin, T.J., Carr, V.J., Hazell, P.L., & Carter, G.L. (1996) Stress debriefing and patterns of recovery following a natural disaster. *Journal of Traumatic Stress*, 9, 37-49.
Kennedy-Ewing, L. (1988). *Operational and Training Guide for the Critical Incident Stress Management Program of Delaware County, Pennsylvania*. Media, PA: Department of Human Resources.
Kentsmith, D. (1980). Minimizing the psychological effects of a wartime disaster on an individual. *Aviation, Space, and Environmental Medicine*, 51, 409-413.
Kilpatrick, D.G., Saunders, B., Amick-McMullan, A., Best, C., Veronen, L., and Renick, H. (1989). Victim and crime factors associated with the development of crime-related post-traumatic stress disorder. *Behavior Therapy*, 20, 199-214.
Kliman, A.S. (1975). The Corning flood project: Psychological first-aid following a natural disaster. In H.J. Farad, H.L.P. Resnik and L.G. Parad (Eds.), *Emergency and Disaster Management: A Mental Health Sourcebook*. Bowie, MD: Charles Press Publishers.
Kraus, H., and Raab, W. (1961). Hypokinetic Disease. Springfield, IL: Charles, C. Thomas.
Kraus, R.P. (1997). Randomised controlled trial of psychological debriefing for victims of acute burn trauma: Comment. *British Journal of Psychiatry*, 171, 583.
Kroes, W.H. and Hurrell, J.J.,Jr. (Eds) (1976) *Job stress and the police officer: Identifying stress reduction techniques*. Washington, DC: U.S Department of Health, Education, and Welfare (Pub. No.NIOSH 76-187).
Lang, P. (1971). The application of psychophysiological methods to the study of psychotherapy and behavior modification. In A. Bergin and S. Garfield (Eds.), *Handbook of Psychotherapy and Behavior Change*. New York: Wiley.
Langsley, D., Machotka, P., & Flomenhaft, K. (1971). Avoiding mental health admission: A follow-up. *American Journal of Psychiatry*, 127, 1391-1394.
Lazarus, R. and Folkman, S. (1984). *Stress Appraisal and Coping*. New York: Springer.
Lee, C., Slade, P., & Lygo, V. (1996). The influence of psychological debriefing on emotional adaptation in women following early miscarriage. *British Journal of Psychiatry*, 69, 47-58.
Leeman-Conley, M. (1990). After a violent robbery. Criminology Australia, April/May, 4-6.

Lindemann, E. (1944). Symptomatology and management of acute grief. *American Journal of Psychiatry*, 101, 141-148.

Lindy, J.D., Grace, M., and Green, B. (1981). Survivors: Outreach to a reluctant population. *American Journal of Orthopsychiatry*, 51, 465-478.

Lipton, M.I. (1994). *Post-traumatic Stress Disorder: Additional Perspectives*. Springfield IL: Charles C. Thomas Publishers.

Maslow, A.H. (1970). *Motivation and personality*. NY: Harper & Row.

Mayou, R.A., Ehlers, A., & Hobbs, M. (2000). Psychological debriefing for road traffic accident victims: Three-year follow-up of a randomised controlled trial. *British Journal of Psychiatry*, 176, 589-593.

McGee, R.K. (1974). *Crisis Intervention in the Community*. Baltimore: University Park Press.

McCarthy, M. (1988). Stressed employees look for relief in workers' compensation claims. *Wall Street Journal*, April 7, pp.34.

McFarlane, A.C. (1988). The longitudinal course of posttraumatic morbidity. *Journal of Nervous and Mental Disease*, 176, 30-39.

McGeer, E. & McGeer, P. (1988). Excitotoxins and animal models of disease. In C. Galli, L. Manzo, and P. Spencer (Eds.), *Recent Advances in Nervous System Toxicology* (pp.107-131). NY: Plenum.

Meichenbaum, D. (1994). *A Clinical Handbook /Practical Therapist Manual for Assessing and Treating Adults with Post-traumatic Stress Disorder (PTSD)*. Waterloo, Ontario, Canada: Institute Press.

Miller, A., et al. (1988, April 25). Stress on the job. *Newsweek*, pp.40-41.

Miller, L. (1999). Critical Incident Stress Debriefing: Clinical applications and new directions. *International Journal of Emergency Mental Health*, 1, 253-265.

Miller, S. (1994). Reaching Out to Our Own. *Marines*, June, 9-10.

Mitchell, J.T. (1976). Rescue crisis intervention. *EMS News*. Baltimore, MD: 4(3), 4.

Mitchell, J.T. (1981, November). "Acute stress reactions and burnout in prehospital emergency medical services personnel". Paper presented at the First National Conference on Burnout. Philadelphia, PA.

Mitchell, J.T. (1982). The psychological impact of the Air Florida 90 disaster on fire-rescue, paramedic and police personnel, In R A. Cowley, S. Edelstein and M. Silverstein (Eds.), *Mass Casualties: A Lessons Learned Approach, Accidents, Civil Disorders, Natural Disasters, Terrorism*. Washington, D.C.: Department of Transportation (DOT HS 806302).

Mitchell, J.T. (1983). Guidelines for Psychological Debriefings. *Emergency management course manual*. Emmitsburg, MD: Federal Emergency Management Agency, Emergency Management Institute.

Mitchell, J.T. (1986) Teaming up against critical incident stress. *Chief Fire Executive*, 1(1), 24; 36; 84.

Mitchell, J.T. (1988, July). "CISD Introductory Remarks". Workshop handout Baltimore MD: University of Maryland Baltimore County.

Mitchell, J.T. (1988). Development and functions of a critical incident stress debriefing team. *Journal of Emergency Medical Services*, 13 (12), 43-46.

Mitchell, J.T. (1988). The history, status and future of critical incident stress debriefings. *Journal of Emergency Medical Services*, 13(11), 49-52.

Mitchell, J.T (1991). Demobilizations. *Life Net,* vol.2, (1).

Mitchell, J.T. (1991). Law enforcement applications of critical incident stress teams. In James T. Reese (Ed.), *Critical Incidents in Policing Revised*. Washington, DC: US Department of Justice: Federal Bureau of Investigation.

Mitchell, J.T. (1992). Protecting your people from critical incident stress. *Fire Chief,* 36(5), 61-64.

Mitchell, J.T. (1992). Comprehensive traumatic stress management in the emergency department. The Emergency Nurses Association: Monograph series. 1 (8), 3-15.

Mitchell, J.T. and Bray, G.P. (1990). *Emergency Services Stress, Guidelines for Preserving the Health and Careers of Emergency Services Personnel*. Englewood Cliffs, NJ: Brady Publishing.

Mitchell, J.T. and Resnik, H.L.P. (1981). *Emergency Response to Crisis*. Bowie, MD: Brady Publishing. (republished Ellicott City, MD: Chevron Publishing, 1986).

Mitchell, J.T. (1983). When disaster strikes...The critical incident stress debriefing process. *Journal of Emergency Medical Services*, 8, (1), 36-39.

Mitchell, J.T. (1994). Too much help too fast. *Life Net,* a publication of the International Critical Incident Stresss Foundation, Inc., 5 (3), 3-4.

Mitchell, J.T. and Dyregrov, A. (1993). Traumatic stress in disaster and emergency personnel: Prevention and intervention. In J.P.Wilson and Beverly Raphael (Eds.), *International Handbook on Traumatic Stress Syndromes*. New York: Plenum Press.

Mitchell, J.T. and Everly, G.S. (1993). *Critical Incident Stress Debriefing (CISD): An Operations Manual for the Prevention of Traumatic Stress among Emergency Services and Disaster Workers*, First Edition. Ellicott City, MD: Chevron Publishing.

Mitchell, J.T., Schiller, G., Eyler, V. & Everly, G.S.,Jr. (1999). Community crisis intervention: The Coldenham tragedy revisited. *International Journal of Emergency Mental Health*, 1, 227-238.

Moran, C. and Britton, N.R. (1994). Emergency work experience and reactions to traumatic incidents. *Journal of Traumatic Stress,* 7 (4), 575-585.

Nakanomiya, J. (1975). History of war medicine in Japan. *National Defense Medical Journal,* 22, 67-73.

Newman, E.C. (2000). Group crisis intervention in a school setting following an attempted suicide. *International Journal of Emergency Mental Health*, 2, 97-100.

Norman, E. and Getek, D. (1988). Post-traumatic stress in victims of psysical trauma [Abstract]. *Proceedings of the 15th Annual National Teaching Institute of the American Association of Critical Care Nurses*, (p.671). Newport Beach, CA: AACCN, 671.

Noy, S. (1991). Combat stress reactions. In R. Gal and A.D. Mangelsdorff (Eds.), *Handbook of Military Psychology*. Chichester, U.K.: John Wiley and Sons.

Nurmi, L. (1999). The sinking of the Estonia: The effects of Critical Incident Stess

Debriefing on Rescuers. International *Journal of Emergency Mental Health*, 1, 23-32.
Ochberg, F.M. (1991). Post traumaitc therapy. *Psychotheraphy*, 28, 5-15.
Olney, J.W. (1978). Neurotoxicity of excitatory amino acids. In E. McGeer, J. Olney, and P. Mcgeer (Eds.), *Kainic Acid as a Tool in Neurobiology*, (pp.95-122) NY: Raven.
Orner, R. (1994). *Intervention strategies for emergency response groups: A new conceptual framework*. Paper presented at the NATO Conference on Stress, Coping and Disaster in Bonos, France.
OSHA. (1996). *Guidelines for Preventing Workplace Violence for Health Care and Social Service Workers-OSHA 3148-1996*. Washington, D.C.:Author.
OSHA. (1998). *Recommendations for Workplace Violence Prevention Programs in Late-Night Retail Establishments.-OSHA 3153-1998*. Washington, D.C.: Author.
Parad, H. (Ed.). (1965). *Crisis Intervention: Selected Readings*. New York: Family Service Association of America.
Parad, L. & Parad, H. (1968). A study of crisis oriented planned short-term treatment: Part II. *Social Casework*, 49, 418-426.
Patrick, P.K.S. (1981). *Health care worker burnout, what it is, what to do about it*. Chicago, IL: Inquiry Books (Blue Cross / Blue Shield, Assoc.).
Pennebaker, J.W. (1985). Traumatic experience and psychosomatic disease. *Canadian Psychologist*, 26, 82-95.
Pennebaker, J.W. (1990). *Opening up: The Healing Power of Confiding in Others*. New York: Avon.
Pennebaker, J.W. (1999). The effects of traumatic disclosure on physical and mental health: The values of writing and talking about upsetting events. *International Journal of Emergency Mental Health*, 1, 9-18.
Pennebaker, J.W. and Beall, S. (1986). Confronting a traumatic event. *Journal of Abnormal Psychology*, 95, 274-281.
Pennebaker, J. and Susman, J. (1988). Disclosure of traumas and psychosomatic processes. *Social Science and Medicine*, 26, 327-332.
Post, R. (1992). Transduction of psychosocial stress onto the neurobiology of recurrent affective disorder. *American Journal of Psychiatry*, 149, 999-1010.
Pugliese, D. (1988, May). Psychological pressures, media: Israeli Defense Forces confronts soldiers' frustrations. *Armed Forces Journal International*, 28.
Pynoos, R.S, Goeenjian, A. and Steinberg, A.M. (1994). Strategies of disaster intervention for children and adolescents. Paper presented at the NATO Conference on Stress, Coping and Disaster in Bonos, France.
Raphael, B. (1986). *When Disaster Strikes: How Individuals and Communities Cope with Catastrophe*. New York: Basic Books, Inc. publishers.
Raphael, B. and Wilson, J.P. (1993). Theoretical and intervention considerations in working with victims of disaster. In J.P. Wilson and B. Raphael (Eds.), *International Handbook of Traumatic Stress Studies*. New York: Plenum Press.
Raphael, B. & Wilson, J. (Eds.) (2000). Psychological Debriefing. Cambridge, England.

Rapoport, L. (1965). The state of crisis: Some theoretical considerations. In Howard J. Parad, (Ed.). *Crisis Intervention: Selected Readings.* New York: Family Service Association of America.

Ravenscroft, T. (1994). *Going critical: GMB/ Apex and T & G Unions 1994 survey of occupational stress factors in accident and emergency staff in the London Ambulance Service.* London: GMB/Apex and T&G Unions.

Reese, J.T. (1987). *A History of Police Psychological Services.* Washington, DC: U.S. Department of Justice, Federal Bureau of Investigation.

Reese, J.T. (Ed.). (1991). *Critical Incidents in Policing, Revised.* Washington, DC: U.S. Department of Justice: Federal Bureau of Investigation.

Reese, J.T., Horn, J.M. and Dunning, C. (Eds.) *Critical Incidents in Policing-Revised.* Washington, DC: US Government Printing Office, 1991.

Richards, D. (1999, April) A field study of CISD vs. CISM. Paper presented to the 5th World Congress on Stress, trauma, and Coping, Baltimore.

Robinson, R. (Ed.). (1986, August). "Proceedings from a conference on dealing with stress and trauma in emergency services", Melbourne, Australia.

Robinson, R. (Ed.). (1991). "Discussion paper, Australian Critical Incident Stress Association, Team accreditation". Melbourne, Australia.

Robinson, R. (1994). *Follow-up study of health and stress in ambulance services Victoria, Australia,* Part I. Melbourne, Australia: Victorian Ambulance Crisis Counselling Unit.

Robinson, R.C. and Mitchell, J.T. (1993). Evaluation of psychological debriefings. *Journal of Traumatic Stress,* 6 (3), 367-382.

Robinson, R.C. & Mitchell, J.T. (1995). Getting some balance back into the debriefing debate. *The Bulletin of the Australian Psychological Society,* 17 (10), 5-10.

Roemer, L. and Borkovec, T. (1994). Effects of suppressing thoughts about emotional material. *Journal of Abnormal Psychology,* 103, 467-474.

Rogers, O. (1992). "An examination of critical incident stress debriefing for emergency service providers". Unpublished doctoral dissertation, University of Maryland.

Rose, S. & Bisson, J. (1998). Brief early psychological interventions following trauma: A systematic review of literature. *Journal of Traumatic Stress,* 11, 697-710.

Rosenman, I. (1984). Cognitive determinants of emotion. In P. Shaver (Ed.), Human Stress (p.ix-xi). New York: AMS Press.

Roth, S. and Newman, E. (1993). The process of coping with incest for adult survivors. *Journal of Interpersonal Violence,* 8, 363-377.

Rubin, J. G. (1990). Critical incident stress debriefing: Helping the helpers. *Journal of Emergency Nursing,* 16 (4), 255-258.

Rueveni, U. (1979). *Networking families in crisis: Intervention strategies with families and social networks.* New York: Human Sciences Press.

Salmon, T.W. (1919). War neuroses and their lessons. *New York Medical Journal,* 109, 993-994.

Sapolsky, R., Krey, L. and McEwen, B. (1984). Stress down regulates corticosterone receptors in a site specific manner in the brain. *Endocrinology,* 114, 287-292.

Schnitt, J.M. (1993). Traumatic stress studies: What's in a name? *Journal of Traumatic Stress,* 6, 405-408.

Scurfield, R. M. (1985). Post trauma stress assessment and treatment: Overview and formulation. In C.R. Figley (Ed.), *Trauma and its Wake: The Study and Treatment of Post-traumatic Stress Disorder.* New York: Brunner/Mazel.

Seligman, M.E.P. (1995). The effectiveness of psychotherapy. *American Psychologist,* 109, 993-994.

Seligmann, Jean (1994, September 26). Cops who kill themselves. Newsweek, 124, 58.

Selye, H. (1956). *The Stress of Life.* New York: McGraw-Hill.

Selye, H. (1974). *Stress without Distress.* Philadelphia: Lippincott.

Selye, H. (1976). *Stress in Health and Disease.* Boston: Butterworth.

Selye, H. (1980). The stress concept today. In I.L. Kutash and L.B. Schlesinger (Eds.), *Handbook on Stress and Anxiety: Contemporary Knowledge, Theory and Treatment.* San Francisco: Jossey-Bass Publishers.

Shalev, A.Y. (1994). Debriefing following traumatic exposure. In R.J. Ursano, B.G. McCaughey and C.S. Fullerton (Eds.), *Individual and Community Responses to Trauma and Disaster: The Structure of Human Chaos.* Cambridge, UK: Cambridge University Press.

Silver, R.L., Boon, C. and Stones, M.H. (1983). Searching for meaning in misfortune: Making sense of incest. *Journal of Social Issues,* 39, 81-102.

Sinyor, D.S., Schwartz, S., Peronnet, F., Brisson, G., and Seraganian, P. (1983). Aerobic fitness level and reactivity to psychosocial stress. *Psychosomatic Medicine,* 45, 205-217.

Slaikeu, K.A. (1984). *Crisis Intervention: A Handbook for Practice and Research.* Boston, MA: Allyn and Bacon, Inc.

Sloan, I.H., Rozensky, R.H. Kaplan, L. and Saunders, S.M. (1994). A shooting incident in an elementary school: Effects of worker stress on public safety, mental health and medical personnel. *Journal of Traumatic Stress,* 7 (4), 565-574.

Small, R., Lumley, J., Donohue, L., Potter, A., & Waldenstrom, U. (2000). Randomised controlled trial of midwife led debriefing to reduce maternal depression after operative childbirth. *British Medical Journal,* 321, 1043-1047.

Smith, J.R. (1985). Rap groups and group therapy for Vietnam veterans. In A.S. Blank, S.M. Sonnenberg, and J. Talbott (Eds.). *Psychiatric Problems in Vietnam Veterans.* Washington, DC: American Psychiatric Press.

Smith, K.J. and Everly, G.S. (1992, Dec). "A structural model and configural analysis of the relationship between stressors and disease among accountants." Paper presented to the Second NIOSH/APA Conference on Occupational Stress, Washington DC.

Solomon, Z. (1986). Front line treatment of Israeli combat stress reaction casualties: An evaluation of its effectiveness in the1982 Lebanon War. *Israeli Defense Forces Journal,* 3(4), 53-59.

Staff report. (1984, July). Glenn Srodes, 79 dies, Chief of Staff of Hospital. *Pittsburgh Post*

Gazette. Pittsburgh, PA.
Sternbach, R. (1966). *Principles of Psychophysiology.* New York: Academic Press.
Swanson, W.C., & Carbon, J.B. (1989). Crisis intervention: Theory and Technique. In Task Force Report of the American Psychiatric Association. Treatments of Psychiatric Disorders. Wash. D.C.: APA Press.
Taplin, J.R. (1971). Crisis theory: Critique and reformulation. *Community Mental Health Journal,* 7, 13-23.
Taylor, A.J.W and Frazer, A.G. (1982). The stress of post disaster body handling and victim identification work. *Journal of Human Stress,* 8(12), 4-12.
Thompson, J. and Suzuki, I. (1991). Stress in ambulance workers. *Disaster Management,* 3(4), 193-197.
Tindall, J.A. and Gray, H.D. (1985). *Peer power: Becoming an effective peer helper.* Muncie, IN: Accelerated Development, Inc.
Trimble, M. (1981). Post-truamatic Neurosis. New York: Wiley.
Tritt, P. (1984). *Mayflower (Denver, CO) Critical Incident Stress Debriefing team protocols.* Denver Colorado Swedish Hospital System, Paramedic Training Program.
Tritt, P. (1986). *Considerations in developing a Critical Incident Stress Debriefing team* (handout material for team training). Denver Colorado: Mayflower CISD Team.
Tumbull, G., Busuttil, W., & Pittman, S. (1997). Psychological debriefing for victims of acute burn trauma. *British Journal of Psychiatry,* 171, 582.
Turner, S.W., Thompson, J., and Rosser, R.M. (1993). The kings cross fire. Early implications for organizaing a "phase-two" response. In J.P. Wilson and B. Raphael (Eds.), *International-Handbook of Traumatic Stress Syndromes.* New York: Plenum Press.
van der Hart, O., Brown, P. and van der Kolk, B. (1989). Pierre Janet's treatment of post-traumatic stress. *Journal of Traumatic Stress,* 2, 379-396.
Viney, L.L. (1976). The concept of crisis: A tool for clinical psychologists, *Bulletin of the British Psychological Society,* 29, 387-395.
Wagner, M. (1979). Airline disaster: A stress debriefing program for police. *Police Stress.* 2 (1), 16-20.
Wagner, M. (1979). Stress debriefing-Flight 191: A department program that worked. *Police Star,* 4-8.
Watchorn, J. (2000, August). Role of debriefing in the prevention of PTSD. Paper presented to the Inaugural Conference on Stress, Trauma, & Coping in the Emergency Services and Allied Professions. Melbourne, Australia.
Wee, D.F., Mills, D.M. & Koelher, C. (1999). The effects of Critical Incident Stress Debriefing on emergency medical services personnel following the Los Angeles civil disturbance. *International Journal of Emergency Mental Health,* 1, 33-38.
Weller, D. and Everly, G. (1985). Occupational health through physical fitness programming. In G. Everly and R. Feidmen (Eds.), *Occupational Health Promotion* (pp.127-146). New York: Macmillan.
Wessley, S., Rose, S., & Bisson, J. (1998). A systematic review of brief psychological

interventions (debriefing) for the treatment of immediate trauma related symptoms and the prevention of post traumatic stress disorder (Cochrane Review). *Cochrane Library*, Issue 3, Oxford, UK: Update Software.

Western Management Consultants. (1996). *The Medical Services Branch CISM Evaluation Report.* Vancouver, B.C.: Author.

Williams, T. (1993). Trauma in the workplace. In J.P. Wilson and B. Raphael (Eds.), *International Handbook of Traumatic Stress Syndromes.* New York: Plenum Press.

Wilson, J.P. and Raphael, B. (Eds.). (1993). *International Handbook of Traumatic Stress Syndromes.* New York: Plenum Press.

Wilson, J.P., Harel, Z., and Kahan, B. (Eds.). (1988). *Human Adaption to Extreme Stress: From the Holocaust to Vietnam.* New York: Plenum Press.

World Health Organization. (1992). *International Classification of Diseases*, Tenth edition. Geneva: United Nations.

Yalom, I. (1970). *The Theory and Practice of Group Psychotherapy.* New York: Basic Books.

Yandrick, R. (1990, January). Critical incidents. *EAPA Exchange*, pp.18-23.

訳者あとがき

　本書は Jeffrey T. Mitchell と George S. Everly, Jr. が著した「Critical Incident Stress Debriefing: An Operations Manual for CISD, Defusing and Other Group Crisis Intervention Services. 3rd Edition」(Chevron 社, 2001 年)の全訳である。

　現代社会に生きる私たちにとって，深いこころの傷を受ける事態が生じることはけっして他人事ではない。たとえば，自然災害，犯罪，交通事故，飛行機事故，テロなどが現実に起きている。わが国でも阪神淡路大震災，地下鉄サリン事件などはまだ記憶に新しい。これほどの緊急事態でなくても，地域を震撼させる事件がまったくない日が続くことはめずらしい。そのために，この種の緊急事態を経験した人々のメンタルヘルスに対してわが国でも社会的な関心が高まってきた。

　さて，それでは被害者（被災者）の救援に当たる人々のメンタルヘルスについてはどうかというと，残念ながら，専門家の間でさえまだ十分な関心が高まっていないというのが現状である。たとえば，救急隊員，消防士，警察官，自衛官，看護スタッフ，医師などが日常生活のストレスをはるかに超えた現場で活動することを私たちは当然のこととして期待しているのに，彼らのメンタルヘルスをどのようにして保つかという点についてはほとんど関心が払われてこなかったというのが現状である。この点について根本的な対策が立てられていないと，バーンアウトを早めてしまい，貴重な知識と経験のある人が職場から離れていくことにもなりかねない。また，長期的に見て，心身の健康を損なう事態も招いてしまう。

　消防士，警察官，医療スタッフなどは，仕事に就いて3カ月以内に，一般の人が人生で経験するほとんどすべての悲惨な出来事を目撃してしまうとさえ言われている。しかし，「そんな経験を自分の力で乗り越えてこそ，プロだ」「そ

のような事態に耐えられるようになるには，経験を積むしかない」といった風潮がわが国ではまだ根強い。

　たとえば，患者が自殺する現場を偶然目撃してしまった看護婦が，何ら心理的サポートも与えられずに，単に事故報告書を書かされたという例を訳者は個人的に知っている。そして，その看護婦は自責感にかられ，看護婦としての能力に自信を失い，しばらくして病院を去っていった。このような事態に何ら手を打たずに放置されていることが，わが国ではあまりにも多く起きている。

　近年，職業上のストレスやPTSD（心的外傷後ストレス障害）の治療に画期的な進歩が見られたため，その予防に多大な関心が払われるようになってきた。緊急事態ストレス・マネジメント（Critical Incident Stress Management: CISM）は，主として緊急要員の機能低下をもたらし，障害をきたしかねないストレスの悪影響を和らげ，PTSDの発生を予防することをとくに目的としている。本書は世界中で最も広く活用されている危機介入システムであるCISMを理解するためのマニュアルであり，CISMモデルを構成する各種の危機介入技法を段階的に示している。すなわち，危機前準備，ディモビリゼーション（demobilization），危機管理ブリーフィング（Crisis Management Briefing: CMB），ディフュージング（defusing），緊急事態ストレス・ディブリーフィング（Critical Incident Stress Debriefing: CISD），フォローアップなどについて詳しく解説している。

　なお，ディブリーフィングは他の研究者や臨床家によっても使われている用語であるが，しばしばあまりにも曖昧に使用されているので，本書の著者らはCISDという術語を用いている。そして，本書では，CISDこそが真のディブリーフィングという点を強調するために，ディブリーフィングとCISDをまったく同じ意味で，あえて両者を区別せずに用いていることがある点について，訳者の立場から注意を喚起しておきたい。

　米国では過去四半世紀にわたってCISMの活動が盛んになってきた。問題が生じたならば，それに直視して，解決手段はないかという点を探るところにいかにも米国ならではの活力を感じる。本書で取り扱っているCISMは本質的には，日常生活で遭遇するような事態をはるかに超えた緊急事態の中で救援活動に当たっている人々のこころの健康を保つためのグループを対象とした総合的な危機介入技法である。自然災害，大事故，テロなどといった緊急事態に

おいて，被災者や被害者の救援に当たる人々のこころの傷が広がることをいかに予防するかというのが CISM の本質である。

　2001 年 9 月 11 日に米国で同時多発テロが発生したことはまだ記憶に新しい。たとえば，この事件が起きた時に，被害者やその家族に対して，メンタルヘルスの観点から直ちに援助の手が差し伸べられたことはよく知られている。さて，それと同時に，救援活動に当たっている多くの人々（消防士，警察官，兵士，救急スタッフなど）に対しても，こころの健康を保つ活動が行われたことを知っている日本人はどれくらいいるだろうか。緊急要員もたとえこれまでにも多くの緊急事態を経験してきたからといって，生身の人間である。適切な援助が差し伸べられないと，バーンアウトしてしまう危険はむしろ一般人以上に高い可能性もある。
　これらの人々にストレスがもたらす悪影響を可能なかぎり予防しようとする試みが全体として CISM と呼ばれているのだ。CISM はさまざまな状況に適応するように多くの技法からなる。また，これらの技法は本質的にはグループを対象とした危機介入技法であり，精神療法とは一線を画し，また，精神療法の代用品にはならない点についても，本書の筆者たちは繰り返し警告を発している。緊急事態の大きさ，発生からの経過時間，事態に巻き込まれた人々の数など，各状況に応じて臨機応変に，適切な技法を用いることが肝心である。

　本書の第 1 版は 1993 年に出版されている。そして，1997 年には第 2 版が，1999 年には第 2 版の改訂版が，2001 年には第 3 版である本書が出版された。このように 1990 年代という激動の時代にわたって，本書が改訂を繰り返してきたのは，グループに対する危機介入活動が非常に大きな展開を見せたことと無関係ではない。とくに，CISM 活動が 20 世紀の最後の 10 年間に大きな発展を遂げている点を反映している。本書は，複雑な CISM のそれぞれのグループ介入法を実施するうえで必要とされる基本的知識，さらに上級の知識，要求される各種の技法を詳しく取り上げている。さまざまな状況で CISM を実施する者にとってもっとも重要かつ有用な本のひとつである。
　著者の Jeffrey T. Mitchell 博士はメリーランド大学救急医学部の臨床教授であり，国際緊急事態ストレス協会の創設者の一人でもある。また，現在，メリーランド州エミッツバーグにおいて，連邦緊急事態管理庁緊急管理研究所の非

常勤教授の職責も担っている。これまでに危機介入，災害心理学，危機管理ストレス・マネジメントの領域において，200編以上の論文と7冊の著書がある。

共著者のGeorge S. Everly, Jr.博士は，Mitchell博士とともに国際緊急事態ストレス協会の創設者の一人でもあり，心身医学会および米国ストレス学会の評議員である。10冊の本と100編以上の学術論文がある。著書の中には，Psychotraumatology（Plenum, 1995）やCritical Incident Stress Management（Chevron, 1999）が含まれる。災害精神保健の分野で米国赤十字社による訓練を受けた最初の臨床心理士のひとりでもある。その経験に基づき，多大な努力を払ってメリーランド州心理学会と米国赤十字社メリーランド州支部のために災害精神保健に関するネットワークを築き上げてきた。また，ハーバード大学医学部やジョンズ・ホプキンス大学においても教鞭を取っている。

日常的に緊急事態の救援活動に従事している人のメンタルヘルスに関心のあるすべての人々に本書を一読することを奨めたい。なお，本書を読んだうえで，読者が関与している現場において，本書の指摘のうちのどの点が実際に活用可能か深く検討する必要があるだろう。著者ら自身も指摘しているように，どの文化にもすべてそのまま適応できるCISM技法などあり得ず，一口に緊急事態と言っても，文化に適合した形で，その事態に臨機応変に対処していかなければならないのだ。

CISMをはじめディブリーフィングに対してさまざまな批判があることを訳者自身も承知している。もちろんディブリーフィングは万能ではない。たった1回短時間のディブリーフィングを行ったからといってそれだけでうつ病，不安障害，PTSDなどの発病を完全に予防できるはずがない。ディブリーフィングというのはあくまでもファースト・エイドであって，専門的な精神科治療の代用品ではない。ハイリスクの人を見つけてフォローアップにつなげるとともに，そこまで重症ではない人に対してはストレスの対処法を教育する絶好の機会と考えるのが現実的である。実際に緊急事態を経験した人々が何らかのこころのケアを求めていることは事実であって，その指針を本書が提示していると考えていただきたい。

最後に，本書の翻訳出版にあたり金剛出版の立石正信氏には数々のご尽力をいただいたことに対して心から感謝申し上げる。

2002年9月

高橋祥友

索　引

〈あ〉

悪玉ストレス　16, 32
アシスタント・チーム・コーディネーター
　　151
アフターケア　55
一対一のカウンセリング　23
一対一の危機介入　23
一対一のフォローアップ　191
一般的な問題点とその解決法　198
イメージの鎧　226
医療　67
うつ病　90
AA（アルコール依存症者互助会）　67
遅すぎる介入　211
オリエンテーション　54

〈か〉

回避　48
解離　49
過覚醒　48
過感受性理論　39
家族危機介入　23
カタルシス　73, 74
過労状態　285
感情の統合　35
危機　17
危機介入　18
　現場における——　55
危機管理ブリーフィング（CMB）　21, 127
　CMB 介入チーム　129
　CMB の 4 段階　128

危機における認知の障害　17
機能低下理論　39
逆転移　202
救急医学　67, 68
急性ストレス障害　48
教育　188, 275
緊急事態　17
緊急事態ストレス・ディブリーフィング
　（CISD）　21, 146, 176
　CISD チーム　150
　CISD の原則を守らない　202
　CISD の効果　81
　CISD の注意点　98
緊急事態ストレス・マネジメント（CISM）
　　15, 16, 19
　CISM 実施のためのガイドライン　271
　CISM 上級概念　206
　CISM チームの維持　275
　CISM に関する研究　94
　CISM の効果　90
　CISM の必要性　261
緊急事態ストレス対応共同チーム　26
緊急事態のストレス　17
クリニカル・ディレクター　150, 250
グループとの接触　168
グループの大きさ　193
グループワーク　77
軍隊への応用　123
警察　66
現場におけるサポート　27, 105
強姦　45
行動面での構造化　75

国際疾病分類第10版（ICD-10） 47
国連の平和維持活動 90
Cochrane 報告 87
ココナッツグローブ 63

〈さ〉

災害 63, 138, 221
災害後ディブリーフィング 224
再体験 47
再入 190
思考 184
事実 181
事前準備 19
実施報告書 193
指導組織 249
シニア・チーム・コーディネーター 150
従業員支援プログラム（EAP） 25
守秘義務 195, 230
殉職 217
症状 187
情報 140
消防 67
初期介入 72
触媒的連鎖 28
神経学的過敏性 52
神経系 36
神経内分泌系 36
身体的ストレス 30
心的外傷 15, 18
心的外傷学 44
心的外傷後神経症 46
心的外傷後ストレス障害（PTSD） 15, 18, 44, 50, 90, 98, 208
心的外傷後反応 44
心的外傷膜 73
心的外傷免疫プログラム 54
心理学的過感受性 53
心理社会的ストレッサー 34
心理的ストレス 30
心理面での構造化 75
スタッフに対する助言 21

ストレス 16, 30
——に対する教育 78
ストレス・マネジメント 40, 54
ストレス関連病 31
ストレス反応系 36
ストレッサー 16, 30, 34
脆弱器官理論 39
聖職者 25, 110, 136, 173, 247, 252
——による危機介入 23, 240
精神健康調査票（GHQ） 80
精神保健の専門家 25, 110, 136, 151, 247, 251
精神療法 227
——と CISD の比較 228
生理的過覚醒状態 18
世界保健機関 47
戦争 59
善玉ストレス 16, 32
戦闘 45
専門のサポート要員 247
相互領域の理解 276
訴訟の危機を減らす 272

〈た〉

第一次世界大戦 60
第二次世界大戦 61
多数の死者 221
多発緊急事態ディブリーフィング 212
多発災害 CISD モデル 234
探索 140
地域対応チーム 146, 151, 237
チーム・ミーティング 277
チーム・リーダー 170
チームによるアプローチ 227
チームの訓練 266
チームの評価 291
チームの編成 262
DSM-II 32
DSM-III 32
DSM-III-R 47
DSM-IV 18, 33, 47
ディフュージング 21, 132

ディブリーフィング　24, 89
　——後の活動　191
　——後のミーティング　192
　——の部屋　161
　——の目標　148
ディモビリゼーション　21, 113
ディモビリゼーション・センター　120
出来事インパクト尺度（IES）　80
ドア係　172
導入　140, 177
同僚の自殺　215
特別精神科救急介入チーム　62
トリアージ　243
鈍麻　48

〈な〉

内分泌系　36
二因子理論　52
認知の解釈　35

〈は〉

配偶者　27
パニック発作　50
反応　186
ピア　174
ピア・サポート　24, 67, 77
ピア・サポート要員　136, 247, 253
飛行機事故　65
秘密の保持　195
秘密を守る　230

標的器官　31, 36
　——の緊張　16
不安障害　90
フォローアップ　23, 27, 56, 79, 111, 126, 144, 195, 231, 287
複雑なCISM介入　210
複数の殉職　220
副リーダー　172
ベトナム戦争　46, 63
暴行被害者アクション・プログラム（ASAP）　91
方針決定会議　169
砲弾ショック　46, 60
ホメオスタシス破綻理論　39

〈ま〉

メタ分析　89
メンバーの資格の一時停止と取り消し　294
メンバーの選定　257, 268

〈や〉

薬物乱用　50
有機物的ストレッサー　34

〈ら〉

ライフイベント理論　38
リフレーミング　40, 75
リラクゼーション　41
連絡係　251

■訳者略歴
高橋祥友（たかはし　よしとも）
1953年，東京生まれ。1979年，金沢大学医学部卒業。東京医科歯科大学，山梨医科大学，カリフォルニア大学ロサンゼルス校（フルブライト研究員），東京都精神医学総合研究所を経て，2002年より防衛医科大学校・防衛医学研究センター・行動科学研究部門・教授。
医学博士，精神科医。

著書：「自殺の危険：臨床的評価と危機介入」「青少年のための自殺予防マニュアル」（以上，金剛出版），「自殺のサインを読みとる」「自殺の心理学」「仕事一途人間の中年こころ病」「英語力を身につける」（以上，講談社），「生と死の振り子：生命倫理とは何か」「老年期うつ病」（以上，日本評論社），「群発自殺」（中央公論新社），「中年期とこころの危機」（日本放送出版協会），「中高年の自殺を防ぐ本」（法研），「医療者が知っておきたい自殺のリスクマネジメント」（医学書院）他。

訳書：「シューラー著：認知療法入門」「フリーマン他著：認知療法臨床ハンドブック」「リッチマン著：自殺と家族」「ワインバーグ著：セラピストの仕事；心理面接の技術」（以上，金剛出版），「フェファー著：死に急ぐ子供たち：小児の自殺の臨床精神医学的研究」「ワイスマン著：死をどう受けとめるか：末期患者の否認と受容の心理」（以上，中央洋書），「マルツバーガー著：自殺の精神分析；臨床的判断の精神力動的定式化」（星和書店）他。

緊急事態ストレス・PTSD対応マニュアル
危機介入技法としてのディブリーフィング

2002年10月31日　発行
2006年2月25日　三刷

著　者　　J・T・ミッチェル
　　　　　J・S・エヴァリー
訳　者　　高　橋　祥　友
発行者　　田　中　春　夫

発行所　株式会社　金剛出版
印刷・新津印刷　製本・河上製本
〒112-0005　東京都文京区水道1-5-16
電話03-3815-6661　振替00120-6-34848

ISBN4-7724-0758-8 C3011　　Printed in Japan　©2002

新訂増補 自殺の危険
高橋祥友著　自殺の危険を評価するための正確な知識と面接技法の要諦を多くの症例を交えて解説。初版の約2倍の内容を収録した専門的研究の決定版。4,830円

セラピストの仕事
G・ワインバーグ著／高橋祥友監訳　米国で版を重ねている定評あるサイコセラピーの指導書。職業としてのセラピストに必須の技法を懇切に述べる。　4,620円

青少年のための自殺予防マニュアル
高橋祥友著　わが国初の青少年を直接の対象とした自殺予防プログラム。「実際の教育現場で何が実践できるのか」という視点から書かれた実際的指導書。3,360円

PTSD 治療ガイドライン
E・B・フォア他編／飛鳥井望他訳　治療効果において臨床的エビデンスの蓄積されたさまざまな治療技法を解説した専門職必携のハンドブック。　4,725円

サイコロジカル・トラウマ
ヴァンダーコーク編　飛鳥井望・他監訳　トラウマに関する臨床的研究の原点ともいえる著作として、現在に至るさまざまな問題提起を含んだ基本的文献。3,570円

薬物依存の理解と援助
松本俊彦著　最新の実態に関する知見を紹介し、その臨床実践についてわかりやすくまとめた。薬物乱用・依存者対策を考える上で必読の書。　3,780円

精神障害への解決志向アプローチ
ローワン、オハンロン著／丸山晋監訳／深谷裕訳　持つ健康な側面や能力、可能性を強調するアプローチにより、慢性の精神障害者に希望の光をあてる。2,730円

遺伝相談と心理臨床
伊藤良子監修／玉井真理子編集　事例レポートとともに医学的な解説がなされ、周産期、不妊、法的問題などについても解説する。　3,570円

シュナイドマンの自殺学
E・シュナイドマン著／高橋祥友訳　多くの要因からなる自殺の本質的原因を心理的要因に求めたシュナイドマンの研究の全貌を明らかにする。　2,940円

治療関係と面接
成田善弘著　著者長年の経験から、近年の若者の心理の変化を指摘した上で、現代の病理に対するプロとしての臨床技術をわかりやすく解説。　3,780円

ストレス・マネジメント入門
中野敬子著　ストレスを自分でチェックし、軽減するようにコントロールする技術をだれもが学べ、実践できるようにしたわかりやすい解説書。　3,360円

DVにさらされる子どもたち
L・バンクロフト、J・G・シルバーマン著／幾島幸子訳　加害者としての親が子どもたち、さらには家族機能に及ぼす影響を分析する。　2,940円

トラウマとジェンダー
宮地尚子編　トラウマをめぐる臨床にジェンダーの視点を導入し、臨床にすぐ役立つ、ジェンダー・センシティブなアプローチの要点が提示される。　3,990円

安全のサインを求めて
ターネル、エドワーズ著　白木孝二、井上薫、井上直美監訳　サインズ・オブ・セイフティ・アプローチの進め方を、詳細な実例に基づいて詳述する。　3,570円

統合失調症の語りと傾聴
加藤敏著　生物学的アプローチや操作的診断体系が興隆してゆく精神医学の知の限界を明らかにし、統合失調症治療にNBMの視点を導入する。　3,780円

電話相談の考え方とその実践
村瀬嘉代子・津川律子編　「いのちの電話」や被害者・被災者支援、産業臨床、子育て支援など、電話相談者のための実際的で具体的なテキスト。　2,940円

価格は消費税込み（5％）です